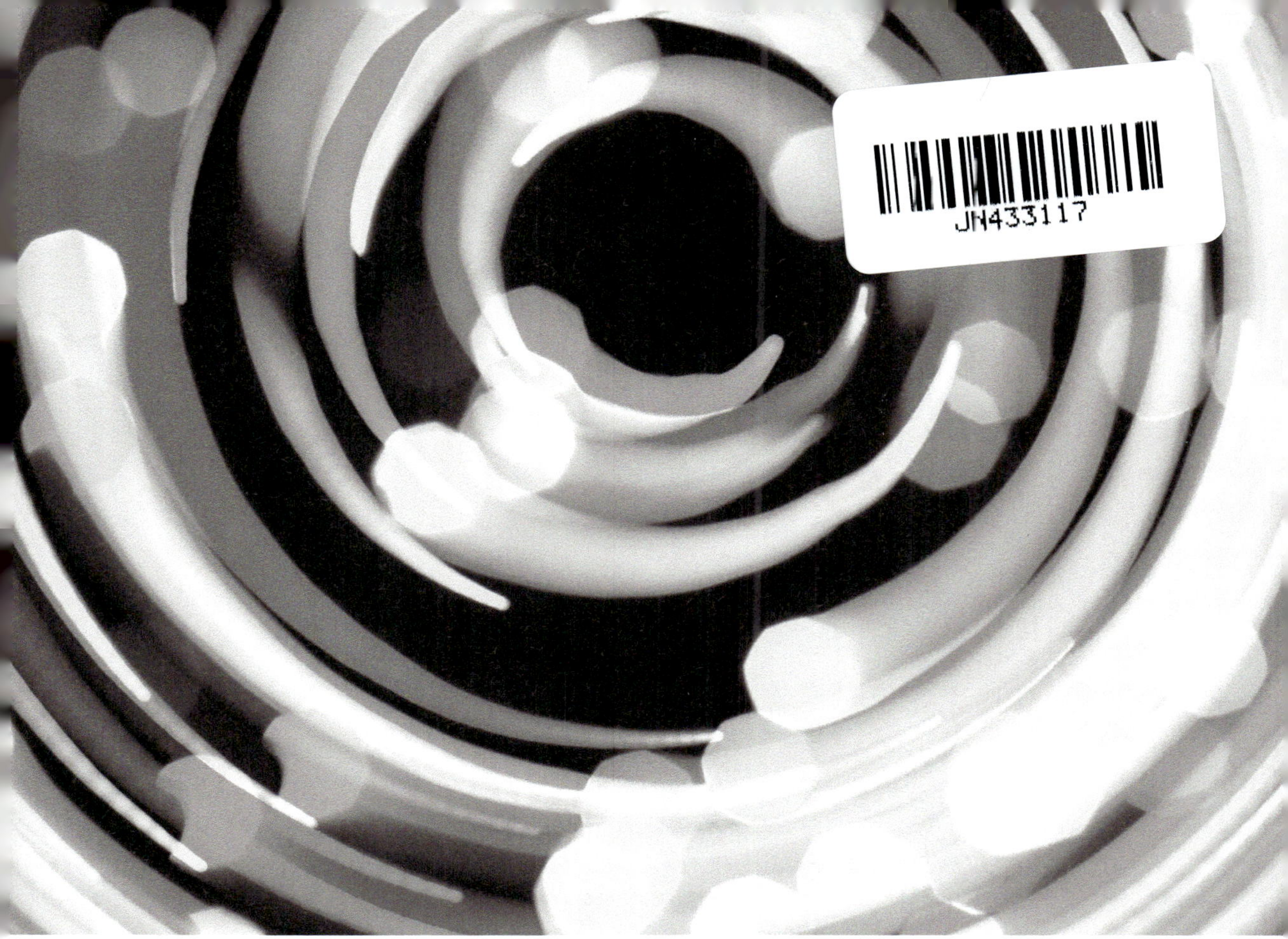

보건의료 연구방법론

Kathryn H. Jacobsen 지음 강형곤 옮김

군자출판사

보건의료 연구방법론

Introduction to Health Research Methods

첫째판 1쇄 인쇄 | 2015년 3월 6일
첫째판 1쇄 발행 | 2015년 3월 13일

지 은 이 Kathryn H. Jacobsen
옮 긴 이 강형곤
발 행 인 장주연
출판기획 석태회
편집디자인 박선미
표지디자인 김민경
발 행 처 군자출판사
등록 제4-139호(1991. 6. 24)
본사 (110-717) 서울특별시 종로구 창경궁로 117 (인의동 112-1) 동원빌딩 6층
전화 (02) 762-9194/5 팩스 (02) 764-0209
홈페이지 | www.koonja.co.kr

ORIGINAL ENGLISH LANGUAGE EDITION PUBLISHED BY
Jones & Bartlett Learning, LLC
5 Wall Street
Burlington, MA 01803
Introduction to Health Research Methods : A Practical Guide, Kathryn H. Jacobsen,

ISBN 978-89-6278-966-9
정가 20,000원

역자소개

강형곤

차의과학대학교 건강과학대학 보건복지정보학과 교수

차의과학대학교 의학전문대학원 예방의학교실 교수

연세대학교 대학원 응용통계학과 졸업(경제학 박사)

연세대학교 상경대학 응용통계학과 졸업

역자서문

보건의료 분야에서 연구방법론을 강의하면서 보건의료 연구과정을 체계적으로 정리한 교재를 접할 수 없었다. 「Introduction to Health Research Methods－A Practical Guide」의 내용을 살펴보면서 처음으로 연구를 접하는 보건의료 분야 전공자들에게 연구과정 전반을 설명하는 데 적합한 교재로 생각하여 「보건의료 연구방법론」을 번역하였다.

「보건의료 연구방법론」은 보건의료 연구로의 접근을 가능하게 하고 새로운 연구를 즐길 수 있도록 할 것이다. 이 책은 연구과정에 대한 실용적인 단계별 안내서이다.

이 책에서는 보건의료 연구를 수행하고자 하는 연구자들이 따라야 하는 연구과정을 다섯 단계로 나누어 자세하게 설명하고 있다. 첫 번째 단계는 일반적인 토픽 선정, 문헌고찰을 통한 연구 목표와 연구 목적 수립 등 연구 문제를 확인하는 것이다. 두 번째 단계는 연구 목적을 달성하기 위한 적절한 연구방법을 선택하는 것이다. 이 절에서 보건의료 연구에서 주로 사용되는 연구방법인 단면적 연구, 환자－대조군 연구, 코호트 연구 등 관찰 연구, 실험 연구와 기존 문헌에 대한 체계적 고찰과 메타분석에 대하여 자세히 설명하고 있다. 세 번째 단계는 상세한 연구 계획을 수립하고 자료를 수집하는 것이다. 연구제안서와 프로토콜을 어떻게 개발할 것이며, 1차, 2차, 3차 연구에서 누구를 대상으로 어떻게 자료를 수집할 것인가에 대하여 설명하고 있다. 또한 사람을 대상으로 하는 보건의료 연구에서 연구자들이 반드시 고려하여야 할 연구 윤리에 대하여도 논의하고 있다. 네 번째 단계는 전 단계에서 수립한 자료를 관리하고 분석하는 것이다. 기술통계량, 비교 통계량과 고급 보건의료 통계량에 대하여 소개하고 있다. 연구과정의 마지막 단계는 연구 보고서를 작성하고 발표와 출판을 준비하는 것이다. 이 절에서는 원고 작성 및 수정과 연구 결과물 보급을 위한 정보를 제공하고 있다.

저자가 서문에서 밝힌 바와 같이 보건의료 연구는 세심한 주의와 인내가 요구되는 과정이다. 이 책에서 설명하는 연구과정 단계에 따라 연구의 틀을 잡고 연구를 수행한다면 어렵지 않게 연구를 완성할 수 있을 것이다.

이 책이 나오기까지 도움을 준 모든 분들께 감사드리며, 이 책이 출판될 수 있도록 애써 주신 군자출판사 관계자 여러분께도 감사를 드립니다.

2015년 3월

역자 씀

저자서문

Preface

이 책의 목표는 보건의료 연구과정에 접근하고 관리할 수 있도록 만드는 것이고, 새로운 연구들을 즐길 수 있게 하는 것이다. 보건의료 연구에 참여하는 것에 만족하는 이유 중 하나는 연구가 임상 및 공중보건 실무에서 의미있는 증진을 위한 필요 기반이기 때문이다. 연구는 어떻게 더 건강하게 할 수 있는지, 우리의 가족, 동료와 지역사회들에서 어떻게 건강을 유지하고 증진시킬 것인가에 도움을 줄 수 있는 방법을 배우도록 한다.

보건의료 연구에 의해 제공되는 틀 없이는 장애의 위험요인에 대한 어떤 증거도 가질 수 없고, 새로운 백신이 감염을 예방하는지에 대한 확신을 가질 수 없으며, 질병들에 대한 높은 비율을 갖는 지역을 정의하고 나타낼 수도 없다. 어떤 치료가 가장 좋은 결과를 갖는지, 또는 생존률이 개선되는지에 대해 알 수 있는 방법도 없다. 가장 효과적으로 개인과 지역사회의 건강을 지원할 수 있는 도구를 선택하기 위한 과학적인 기반도 가지고 있지 않다.

그러나 이 점이 연구를 가치있게 만드는 결과물은 아니다. 연구 과정—알지 못하는 것을 탐구하고 이전에는 답하지 못했던 질문을 발견하는 과정—그 자체가 즐거운 일일 것이다.

이 책은 연구과정에 대한 실용적인 단계별 안내서이다.

모든 연구 프로젝트들은 동일한 단계를 따른다 : 초점이 되는 연구문제를 확인하는 것, 연구문제에 답할 자료를 수집하는 것, 축적된 증거를 분석하는 것과 결과를 보급하는 것이다. 임상시험을 행하는 것, 지역사회 조사를 조직하는 것, 기초 자료들을 분석하는 것이나 메타-분석을 통해 기존 문헌을 통합하는 연구하는 것과 관계없이 연구는 동일한 기본 단계를 통해 수행된다. 연구자가 의학, 간호학, 공중보건학, 물리치료학, 심리학이나 기타 임상 또는 사회과학 분야에서 훈련받았던 간에 동일한 단계를 따른다. 그리고 연구자가 학부생이든 경험이 많은 전문가이든 관계없이 연구단계는 동일하다.

보건의료 연구는 세심한 주의와 인내심이 요구되는 계획된 과정이다. 그러나 복잡하지는 않다. 이 책에서 제공하는 단계를 따르고자 하는 사람은 연구 프로젝트를 개념화할 수 있으며 프로젝트의 완성을 볼 수 있다. 그리고 모든 프로젝트는 보건의료 분야에 대한 잠재적 지적 기여를 한다. 그리고 결국에는 증진된 환자 치료, 풍부한 조직 효과와 향상된 지역사회 건강으로 옮겨진다. 세심한 연구를 수행할 수 있고 자신들의 결과를 다른 사람들과 정확하게 의사소통할 수 있는 활동적 연구자들이 증가하는 것은 우리 모두에게 혜택을 줄 것이다. 이 책은 연구자들의 기여가 질병을 예방하고 보건의료 자원을 할당하고 건강을 증진시키는데 있어서의 미래의 결정을 위한 증거를 만드는 것에 대한 초대이다.

차례

Contents

STEP 5 결과 보고

CHAPTER 1

보건의료 연구의 목적과 과정

The Purpose and Process of Health Research

보건의료 연구는 명확하게 정의된 육체적, 정신적, 사회적 행복의 측면을 체계적으로 조사하는 과정이다.

1.1 보건의료 연구의 형태

보건의료 연구자들은 다음과 같은 질문에 답하는데 도움을 준다.

- 8주 간의 물리치료 프로그램이 고등학교 육상 선수의 전방십자인대 파열의 위험을 줄이는데 효과가 있는가?
- 종합비타민제를 매일 복용하는 것이 대장암의 위험을 감소시키는 것과 관련이 있는가?
- 다발성 경화증과 관련있는 가장 흔한 징후와 증상은 무엇인가?
- 캘리포니아에 살고 있는 성인 중 피부암 환자는 얼마나 되는가?
- 스타틴(statin)이 남성에서와 같이 여성에게도 콜레스테롤을 낮추는데 효과적인가?
- 유방조영술(mammogram)을 받은 여성들이 정기적인 유방암 검사를 하는 결정에 가장 영향을 주는 요인은 무엇인가?
- 나이가 증가함에 따라 심각한 청력 손실의 위험은 얼마나 커지는가?
- 대학생에 있어 폭음 행동을 예측할 수 있는 요인은 무엇인가?
- 독감예방주사 접종을 촉진하기 위한 보건부의 캠페인이 주민의 의견과 행동을 변화시킬 수

있는가?

연구(*Research*)는 세계에 대한 새로운 정보를 배우고 발견하기 위한 주제를 체계적이고 세심하게 조사하는 과정이다. 대부분의 연구는 상대적으로 작은 모집단에 초점을 두고 있다. 그러나 연구자들—특히 연구결과를 학문적이고 전문 저널에 게재하고 싶은 연구자들—의 목표는 경향을 발견하는데 있다. 또한 일반화할 수 있거나 더 넓게 적용할 수 있는 새로운 이론이나 방법을 발전시키는데 있다.

건강(*Health*)은 육체적, 정신적, 사회적 행복의 모든 측면을 포함하는 구성체이다. **보건의료 연구자들**(*Health researchers*)은 건강, 질병, 장애, 그리고 죽음에 영향을 주는 생물학적, 사회경제학적 요인과 환경적 요인을 조사한다. **보건의료 연구**(*Health research*)는 실험실 연구(예, 분자생물학, 미생물학, 면역학과 유전학)에서 임상시험(예, 수술, 약과 물리치료에 대한 연구), 전반적인 건강과 공중보건 정책의 광범위한 조사까지를 포함한다. "실험실(laboratory)"이라는 단어를 포함하고 있는 것처럼 **실험실 연구**(*laboratory studies*)는 특별한 연구 시설을 갖는 통제된 환경에서 실행된다. 반면에 **모집단–기반 연구**(*population-based studies*)의 자료는 사람들을 대상으로 행해진다(그림 1–1).

이 책은 임상 연구와 공중 보건 연구를 포함하는 모집단 기반 보건의료 연구에 초점을 두고 있다(그림 1–2). 모집단 보건의료 연구의 목적은 다른 연구와 마찬가지로 다음의 내용을 포함한다.

- 새로운 보건의료 문제의 발견과 분류
- 질병에 대한 위험요인 결정
- 보건의료 결과(health outcomes)의 보건의료 정책에의 영향 평가

실험실 연구의 예	모집단 연구의 예
• 여러 대도시 지역에서 공기의 질을 비교하는 검사 • 선택된 음식의 생화학적 구성 요소의 분석 • 박테리아의 약물저항성 발견을 위한 생물학적 메커니즘의 발견 • 유방암의 위험을 증가시키는 것과 관련되어 있는 유전자의 발견 • 새로운 백신의 개발	• 여러 대도시 지역의 급성 폐질환의 발생률 비교, 질병 발생률과 공기의 질이 어떻게 관련되어 있는가에 대한 조사 • 선정된 모집단에서 식이 행동을 조사하기 위한 음식 빈도 설문지의 사용 • 약물저항성 박테리아 감염자에 대한 위험요인의 발견 • 유방암 진단에 따른 생존이 어떤 유전자의 출연과 연관되어 있는가에 대한 결정 • 백신에 대한 임상시험의 실행

■ 그림 1–1 연구실 연구와 모집단 보건의료 연구의 비교

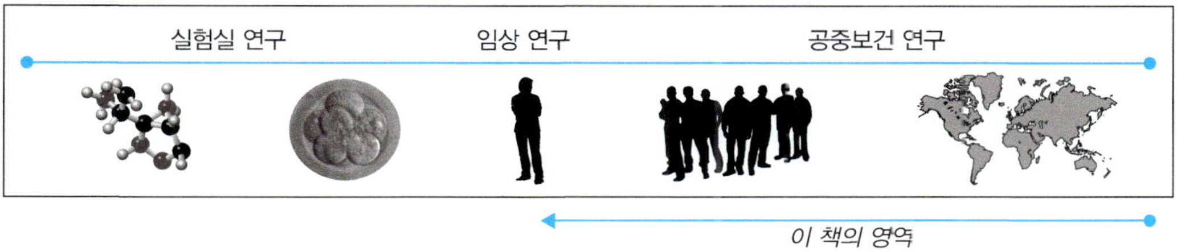

■ 그림 1-2 보건의료 연구의 범위

- 질병에 대한 예방과 치료를 위한 새로운 개입(intervention)에 대한 개발과 실험

1.2 보건의료 연구의 목표

모집단에 초점을 둔 보건의료 연구의 목표는 전반적으로 사회에 이익을 줄 수 있는 발견을 하는 것이다. 예를 들면:

- 출현하거나 현존하는 보건의료 문제의 발견
- 질병의 예방과 치료를 위한 새로운 개입에 대한 실험
- 연구자나 정책 입안자가 새로운 계획이나 정책을 세울 때 사용한 과학적 문헌의 소개를 통한 기여
- 다른 분야에서 적용할 수 있는 기존 지식의 통합

한 연구 프로젝트의 목표는 일반적으로 대단하지 않다: 작은 정보의 기여는 다른 연구자의 정보와 통합될 때 변화를 위한 근거의 토대를 제공할 것이다. 연구는 연구자를 부자로 만들거나 유명하게 만들지는 않는다. 최초 연구에 대한 아이디어부터 결과 보급(dissemination)까지의 진행에는 수개월 또는 수년이 걸리기 때문에 연구는 즉각적인 만족감을 주지는 않는다. 결과가 출판된 후에도 보건의료의 상황이나 실무에 바로 변화를 줄 수 있는 연구는 거의 없다. 연구자들은 여전히 많은 긍정적인 결과를 즐길 수 있다.

- 새로운 기술의 습득
- 개인적 호기심에 대한 만족
- 학위 또는 연구 요건의 실현
- 출판된 저가가 될 기회

사회적 이익(Societal Benefits)	개인적 이익(Personal Benefits)
• 건강에 대한 인식, 건강을 증진시키고 질병과 장애를 예방하기 위한 방법의 발견 • 임상 및 공중보건 실무와 정책을 증진시키기 위한 증거의 습득 • 미래 연구, 정책과 실무를 위해 기초가 되는 과학적 문헌의 확대	• 체계적으로 주제를 조사하기 위한 새로운 지식의 성취 • 새로운 기술의 발전과 개선(교육 프로그램이나 고용주의 요구에 대한 실천) • 관심이 있는 분야를 탐구하는 것과 프로젝트를 완성한 것에 대한 만족

■ 그림 1-3 보건의료 연구의 사회적, 개인적 이익

- 미래의 관점에서 연구자의 연구는 적어도 건강한 한 사람을 만드는데 조금은 기여할 것이라는 가능성(그림 1-3)

이 마지막 결과는 보건의료 연구를 행하는 기본적인 이유를 설명하고 있다.

보건의료 연구는 가치-중립적 활동(value-neutral activity)은 아니다. 많은 보건의료 연구자들이 개인 및 인구 모집단 전체에 대한 건강 증진과 질병 예방에 대하여 열정적이다. 보건의료 연구는 조사하고자하는 주제에 대한 객관성을 요구하지 않는다. 보건의료 연구자들은 새로운 발견을 한 것과 사람들에게 도움을 주었다는 것에 대하여 적절하게 열정을 표현하고자 할 것이다. 개인적인 열정은 선택된 연구 주제와 연구를 실행하는 방법—연구 설계(study designs), 연구 참여자들에 대한 상호 작용, 심지어는 자료 분석(data analysis)과 작성된 보고서(written paper)—에 영향을 줄 수 있다.

이는 가치가 과학을 능가한다는 것을 말하는 것은 아니다. 보건의료 연구자들은 여러 방법으로 연구에 영향을 받을 수도 있는 사람들에게 경의를 표현해야만 한다. 보건의료 연구자는 방법론적으로 건전하고, 과학적으로 엄격한, 그리고 문화적으로 적절한 연구를 행하여야 한다. 또한 사용한 방법과 관찰된 결과를 정직하게 보고하여야 한다. 심지어 결과가 연구 시작 시점에서 기대했던 결과가 아니더라도 마찬가지다. 개인적 가치와 전문적 윤리는 보건의료 연구의 구성 요소이기 때문에 이 책에서는 연구윤리(research ethics)와 선행(virtues)을 포함하고 있다. 이 책은 이 주제에 대하여 연구윤리와 연구윤리위원회를 다룬 특정 장으로 제한하지 않는다.

새롭고 타당한 프로젝트를 완성한 사람은 건강과학(health science)을 발전시키는데 기여할 수 있을 것이다. 보건의료 연구는 면허를 요구하지 않는다. 또한 박사학위나 석사학위를 요구하지도 않는다. 심지어는 연구에 확실한 도움을 줄 수는 있지만, 연구방법에 대한 수업을 듣는 것도 요구하지 않는다. 보건의료 연구를 배우는 가장 좋은 방법은 실제적으로 연구를 실행하는 것이고, 연구과정이 어떻게 진행되고 무엇을 필요로 하는지 직접 배우는 것이다. 보건의료 연구는 다음을 필요로 한다.

- 참을성(Patience)
- 신중함
- 세부적인 내용에 대한 관심
- 인내심(Perseverance)
- 요구되는 모든 배경 지식과 기술을 배우고자하는 의지
- 자신의 연구와 논문을 비평하고 수정할 수 있는 능력

1.3 연구과정

이 책은 모집단을 기반으로 하는 보건의료 연구자들을 위한 안내서로 고안되었다. 각 장은 연구과정의 다섯 단계에 따라 구성하였다. 연구 프로젝트의 목적과 목표를 달성하기 의한 방법과 관계없이 연구의 단계는 아주 동일하다(그림 1-4). 첫째, 연구문제 확인하기, 둘째, 일관적인 연구방법의 선택이다. 이 두 단계는 선택된 방법이 연구문제의 개선을 요구할 수도 있으며 생각을 오락가락하게 할 수도 있다. 연구목적과 연구방법이 정해지면 나머지 세 단계는 연구 설계, 자료 수집, 자료 분석과 결과에 대한 보고서를 작성하는 것이다. 이러한 단계는 도든 보건의료 연구 프로젝트에 적용된다. 연구 프로젝트가 런던에서 회사 야유회 후 위장염 발생 조사이든 벽내장과 관련한 환경적 위험요인에 대한 출판된 문헌의 체계적 고찰이든 약물 임상시험에 참여한 수천 명의 자료를 분석하든지 마찬가지이다.

이 책은 보건의료 연구자가 연구 설계, 자료 수집과 통계분석에 대하여 알아야하는 모든 것에 대한 개요서는 아니다. 대신에 이 책은 전체 연구과정의 종합적인 개요를 제공한다. 연구 프로젝트가 진행될 때, 대부분의 연구자들은 전공 참고문헌을 통해서 도움을 받는다. 이러한 참고문헌들은 고급 교재와 도서관 자료 또는 교수, 관리자, 동료, 공동저자, 사서와 통계 상담자와 같은 전문

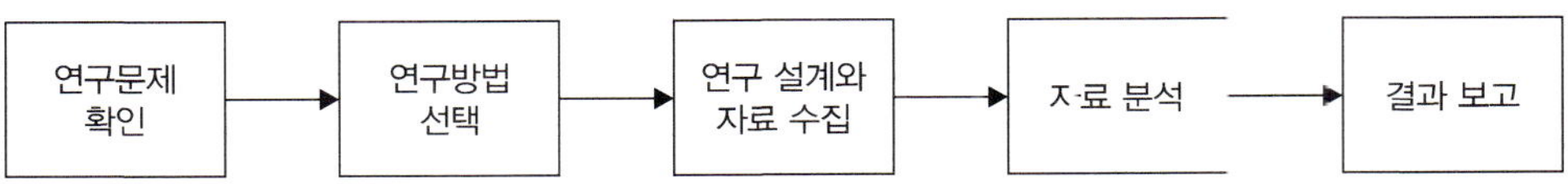

▪ 그림 1-4 연구과정

가로부터 얻을 수 있다. 제 5장에서는 연구 지원팀을 어떻게 모집하는가에 대한 제안을 할 것이다. 또한, 많은 훌륭한 도서와 온라인 자료들은 복잡한 연구 설계와 분석기법이 요구하는 고급 기술 정보를 포함하고 있다.

보건의료 연구는 과학적이고 사회적인 과정이다. 대부분의 연구 프로젝트는 독립적인 연구에 많은 시간을 필요로 한다. 그러나 보건의료 연구는 개인과 지역사회에 영향을 주는 건강과 관련한 이슈가 그 핵심이다. 이슈는 고립되어 있지 않다. 보건의료 연구자는 출판된 논문, 그리고 작은 각도에서는 전문적인 컨퍼런스의 발표를 통하여 우선적으로 서로 의사소통을 한다. 출판되지 않거나 전달하지 못한 연구는 건강한 사람을 만들기 위한 정책이나 실무에 영향을 주지 못한다. 그러므로 새로운 연구 프로젝트를 개시하는 연구자는 결과를 작성하고 전문 저널에 연구결과를 게재하여야 한다. 이것은 모든 연구가 게재되어야 한다는 것을 말하는 것은 아니다. 게재를 위해서는 다음의 내용이 필요하다.

- 많은 청중을 위한 연구 주제는 적절한가?
- 연구가 잘 설계되었으며 타당한 방법이 사용되었는가?
- 얼마나 설득력이 있으며 원고는 잘 작성되었는가?

이 책의 마지막 절에서는 평가와 게재를 위한 원고를 준비하기 위한 단계적 안내 뿐 아니라 논문 작성과 편집을 위한 전략을 제공한다. 목표가 연구결과를 출판하는 것이라면 연구자는 연구의 모든 과정에서 출판을 위한 준비를 하여야 한다.

STEP

1

연구문제 확인

Identify Study Question

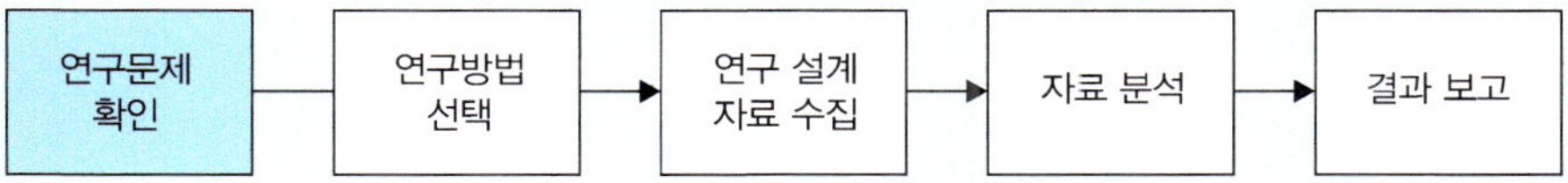

연구과정에서 첫 번째 단계는 연구의 초점이 되는 토픽을 선정하는 것이다. 이 절에서는 어떻게 일반적인 토픽을 선정하고 문헌 고찰, 프로젝트의 영역에 초점을 맞추고, 연구 지원팀을 어떻게 모집할 것인가에 대하여 기술하였다.

- 일반적 토픽의 선정
- 문헌 고찰
- 연구문제의 초점 맞추기
- 지원팀 모집

CHAPTER 2

일반적 토픽의 선정

Selecting a General Topic

실행 가능한 연구 토픽을 확인하는 것은 아마도 연구 프로젝트의 가장 도전적인 부분이다. 연구 가능한 수없이 많은 토픽도 그 자체적으로 장점과 단점을 가지고 있다. 토픽의 선정은 연구에서 창의성이 허용되지는 않지만 필요로 하는 과정 중 하나이다. 연구 설계, 자료 수집과 자료 분석은 받아들일 수 있는 제한된 방법을 따라야만 하지만, 연구 토픽을 선정하는 것은 개인적 관심의 표현을 필요로 한다.

2.1 브레인스토밍과 토픽 매핑

브레인스토밍(Brainstorming)에 대한 절은 연구 토픽을 정의하는데 좋은 시작점이 될 수 있다. 개인적 관심 분야를 찾기 위하여 그림 2-1의 범주를 이용하라. 가능한 연구 분야를 정하는데 하루, 며칠, 심지어는 몇 주가 걸린다. 동료들과 아이디어를 나누어보라. 잠재적 연구 주제에 관한 아이디어를 얻기 위하여 초록에 대한 데이터베이스를 검색하고, 저널과 책을 훑어 봐라.

목표는 가능한 연구 토픽들의 목록을 생각하고, 가급적 그 목록을 만드는 것이다. 이는 아이디어가 실현가능할 것 같지 않기 때문에 아이디어를 없애기 위한 단계는 아니다. 크게 생각하라! 아이디어는 잘 갖추어질 필요는 없다. 관심이 있는 연구의 여러 질병 또는 인구 집단에 대하여 단순하게 나열하는 것부터 시작하라. 어떤 연구 분야가 목록에 여러 번 나타났으며 중심 주제를 보여주고 있는가? 이러한 토픽을 집단화하고 보여줄 수 있는가? (관련성을 명확하게 하기 위하여 관련된 집단을 시각적으로 집단화하기 위하여 원과 화살표를 이용하는 것이 유용할 수 있다.) 어떤 광범위한 분야가 탐구할 만한가?

분야	질문
가치	• 나의 관심과 개인적 가치는 무엇인가? • 연구 주제가 개인적으로 의미가 있는가? • 나와 가족, 동료에게 유의하게 영향을 주는 탐구를 할 수 있는 조건을 갖추고 있는가? • 이슈들은 내가 부당하다고 생각하는 무언가에 영향을 줄 수 있기 때문에 건강에 대한 어떤 이슈가 나의 열정을 불러일으키는가?
기술	• 가지고 있는 지식과 기술은 무엇인가?
개인적 성장	• 발전시키기 원하는 새로운 기술은 무엇인가?
관계	• 교수, 연구 관리자, 동료와 전문가를 통해 이용할 수 있는 인구 집단과 자료는 무엇인가?
직업/요구사항	• 연구 관리자나 교수는 연구에서 무엇을 하기를 원하는가?
문헌에서의 차이	• 보건의료 실무와 정책의 규율이나 증진에 기여할 때 현실적으로 사용할 수 없는 정보는 무엇인가?(제 3장에서 문헌 검색을 어떻게 하는가에 대하여 소개하고 있다.)

■ 그림 2-1 브레인스토밍 질문(Brainstorming Questions)

2.2 핵심어

다음 단계는 브레인스토밍을 통하여 확인된 관심이 있는 분야를 정제하는 것이다. 도움이 되는 방법은 관련된 핵심어(key words)의 목록을 작성하는 것이다. 연구문제들의 초점을 정하는데 도움을 줄 수 있는 단어들의 긴 목록을 적어라. 예를 들면, 아프리카의 아동 건강에 관심이 있는 사람은 다음과 같은 단어 목록의 브레인스토밍을 통하여 핵심어를 적는다. "말라리아(malaria)... 아동(children)... 아프리카(Africa)... 침상그물(bednets)... 우간다(Uganda)... 홍역(measles)... 예방접종(vaccination)... 취학 전 아동(preschool children)... 영양실조(malnutrition)... 비타민 A 결핍(vitamin A deficiency)." 고령화(aging)에 관심이 있는 사람은 다음과 같은 단어 목록을 핵심어로 적는다. "골다공증(osteoporosis)... 낙상(falls)... 욕창(bedsores)... 물리치료요법(physical therapy)... 칼슘(calcium)... 골밀도(bone density)... 가정 안정(making homes safe)... 재활(rehabilitation)... 예방(prevention)." 목표는 관심이 있는 주요 분야에서 특정의 잠재적 연구 주제를 광범위하게 확인하는 것이다.

미국 국립 의학도서관 협회(U.S. National Library of Medicine)에서 개발한 MeSH 데이터베이스(Medical Subject Heading database)는 연구 분야의 영역을 줄이고 규모를 확인하는데 도움을 줄 수 있다. 예를 들어 관심이 있는 잠재 분야가 감염(infection)이라고 하자. MeSH 데이터베이스는 심혈관계 감염(cardiovascular infection), 패혈증(sepsis), 감염성 피부질환(infectious skin disease)과 외상 감염(wound infection)과 같이 감염과 관련한 여러 가지 좁은 주제를 제시한다. 피부병의 범주 안에서 MeSH 데이터베이스는 세포염(cellulitis), 피부진균병(dermatomycoses)(곰팡이에 의한 피부 감염, fungal skin infection)과 박테리아성 피부병(bacterial skin disease)과 같은 다양하고 좁은 주제를 제공한다. 피부진균병 범주 안에서 MeSH 데이터베이스는 분아균증(blastomycosis), 피부 칸디다증(cutaneous candidiasis), 백선(tinea)과 같은 주제로 좁혀 목록을 제시한다. MeSH 데이터베이스는 계속적으로 하위 범주 내에서 더욱 정제된 내용을 제공한다.

MeSH 데이터베이스를 통한 검색은 연구자에게 여러 면에서 도움을 줄 수 있다. 연구자는 감염 또는 피부 감염의 애매모호한 관심에서 곰팡이에 의한 피부 감염으로 심지어는 백선 감염(ringworm infection)으로까지 관심의 초점을 움직일 수 있다. 대안적으로 MeSH 데이터베이스는 광범위하고 관련된 연구 아이디어를 검색하는데 사용될 수 있다. 예를 들어 전자간증(pre-eclampsia)에 대한 검색은 전자간증이 임신 합병증의 한 형태라는 것을 알려준다. 이 병은 동일하게 관심이 있는 연구 주제인 HELLP 증후군과 같은 임신성 고혈압(pregnancy-induced hypertension)과 관련이 있다.

한번 핵심어의 목록이 완성되면 연구자는 핵심어로부터 나올 수 있는 주제를 찾아야 한다. 어떤 토픽이 연구자의 개인적 관심(그림 2-1)과 맞지 않기 때문에 쉽게 버려질 수 있는가? 어떤 핵심어가 특히 관심이 있는가?

2.3 노출, 질병, 모집단

여러 가능한 주제가 확인되면 주제들은 정제되어야 한다. 대부분의 모집단 보건의료 연구의 토픽들은 다음과 같은 공식의 형태로 표현할 수 있다[모집단(population)]에서 [노출(exposure)]과 [질병/결과(disease/outcomes)]. 노출(그림 2-2)과 질병(그림 2-3)은 다음과 같은 다양한 특성을 포함할 수 있다.

- 사회 환경적 지표(Social and environmental indicators)
- 영양 상태(Nutritional status)
- 감염(Infections)
- 만성 질환(Chronic diseases)
- 정신건강 상태(Mental health status)
- 삶의 질 측정치(Quality-of-life measures)

사회경제적 상태	건강-관련 행동	건강 상태	환경 노출
• 수입 • 재산 • 교육 수준 • 직업 • 연령 • 성별 • 종족/인종 • 국적 • 이민 상태 • 결혼 상태	• 식습관 • 운동 습관 • 음주 • 흡연 • 성행위 • 피임약 복용 • 위생 습관 • 종교 습관 • 보건의료 서비스의 이용	• 영양 상태 • 면역 상태 • 유전학 • 스트레스 • 해부학와 해부학적 결함 • 임신력 • (건강 문제가 있는) 동반 이환	• 식수 • 오염 • 방사능 • 소음 • 고도 • 습도 • 계절 • 자연 재앙 • 인구 밀도 • 여행

■ 그림 2-2 노출의 형태

상해	전염병/감염병	비감염성/만성 질환	신경정신 장애
• 골절 • 화상 • 압착 손상 • 동상 • 총상 • 익사 • 중독	• 식습관 • 콜레라 • 대장균 • 십이지장충 • 말라리아 • 매독 • 결핵	• 천식 • 암 • 백내장 • 당뇨병 • 고혈압 • 골다공증 • 뇌졸중	• 치매 • 자폐증 • 우울 장애 • 외상 후 스트레스 장애 • 정신분열증

■ 그림 2-3 질병의 형태

- 보건의료 서비스 이용(Health service use)

모집단(*population*)은 조사하고자 하는 개인, 지역사회, 또는 조직의 집합체이다. 전 단계에서 완성한 핵심어는 노출, 질병, 그리고 모집단 범주에서 맞춰져야 한다.

연구자는 이들 핵심어를 다음 세 가지 목록으로 나누어야 한다.

- 노출 또는 노출 범주에 대한 핵심어
- 질병 또는 결과에 대한 핵심어
- 특정 모집단에 대한 핵심어

노출, 질병/결과와 모집단은 연구문제를 형성하기 위하여 결합될 수 있다. 예를 들면:

- 운동 습관[노출]이 당뇨병을 가지고 있는 성인[모집단]의 골절[질병] 위험과 관련이 있는가?

- 5세 미만의 호주의 어린이
- 온타리오 지역에 거주하고 있는 여성
- 당뇨병을 가지고 있는 성인
- 10년 이상의 교육 경력을 가지고 있는 선생님
- 뉴캐슬 지역의 성모병원에서 인플루엔자로 새롭게 진단된 사람
- 우간다에서 HIV/AIDS와 관련된 일을 하는 민간 조직

■ 그림 2-4 모집단의 형태

- 임신력[노출]이 온타리오 지역에 거주하고 있는 여성[모집단]의 뇌졸중[질병] 위험과 관련이 있는가?
- 가구의 재산[노출]이 호주의 5세 미만 어린이[모집단]의 천식으로 인한 입원의 위험과 관련이 있는가?

다음 단계는 제한된 수의 잠재적 연구문제와 관련이 있는 문헌에 대한 고찰이다. 목록은 표준화된 서식에서 약 3개에서 5개의 문장으로 구성한다: 모집단[pcpulation]에서의 [노출]과 [질병/결과]. 목적은 토픽과 관련하여 이미 알려져 있는 것을 확인하고 새로운 연구에 기여할 수 있는 새로운 정보가 무엇인가 결정하는 것이다.

문헌 고찰

Reviewing the Literature

CHAPTER

3

일반적인 연구 분야가 한 번 정해지면, 다음 단계는 토픽에 대한 연구 배경을 살펴보는 것이다. 통상적으로 연구자들은 처음에 관심이 있는 질병에 대한 기본 정보를 얻을 수 있는 비공식적인 자료들을 이용한다. 그리고 연구의 목적과 영역이 잘 정리되었을 때 더 많은 공식적 보고서를 활용한다. 대체적으로 이러한 과정을 "문헌고찰(reviewing the literature)"이라고 부른다.

3.1 자료표, 웹사이트와 비공식적 자료들

주요 관심 분야에 대하여 배우기 위한 시작점은 기본 연구배경에 대한 정보를 얻기 위하여 인터넷(Internet)을 검색하는 것이다. 세계보건기구(WHO, World Health Organization)와 미국 질병통제예방센터(U.S. Center for Disease Control and Prevention)와 같은 중요한 공공보건기구는 여러 질병과 질병의 위험요인(risk factors)에 대한 보고서를 가지고 있다. 또한 증앙 정부나 (미국과 같은) 국제 정부 조직은 국가와 지역에 대한 기본적인 인구학적, 정치학적, 경제학적, 지리학적, 그리고 건강과 관련한 정보를 제공하는 자료표(factsheets), 브로슈어(brochures)와 웹사이트(websites)를 가지고 있다. 신문이나 인기가 있는 잡지는 노출, 질병과 모집단에 대한 비전문적이지만 주목하지 않을 수 없는 기사를 가지고 있을 수 있다. 토픽에 대하여 무엇을 아는 것이 흥미롭고 중요한가를 많은 사람들이 관심을 기울일 수 있도록 강조한다. 질병관련 단체의 웹사이트, 개인 웹사이트와 대중 매체 또한 중요하고 의미가 있는 연구문제를 확인하고 정제하는데 도움을 줄 수 있다.

그러나 연구자들은 많은 공식적인 자료를 부인하는 주장에 대하여 주의하여야 한다. 전문가 평가를 받지 않은 자료는 관심이 있는 분야를 탐색하기 위하여 읽는 연구 개시를 위한 자료들로 도움을 줄 수 있다. 통상적으로 이러한 자료들을 공식적인 연구보고서에서 인용하는 것은 적절하지 않다.

3.2 통계 보고서

관심 있는 특정 노출, 질병과 모집단이 정의되면, 통계 보고서는 전 세계에서 노출의 추정된 유행(prevalence), 연간 세계의 질병발생 정도(incidence) 또는 특정 인구집단의 크기와 같이 관련된 통계를 확인하는데 도움을 줄 수 있다.

- 지역적, 국가적 수준의 모집단 측정과 비교를 위하여, 국제 은행의 세계 개발 지표 데이터베이스는 광범위한 토픽에 대하여 국가가 보고한 정보를 제공한다.
- 추가적인 통계 추정치는 국제보건기구(WHO, *World Health Report*), 유엔개발계획(UNDP, *Human Development Report*)과 유엔아동기금(UNICEF, *State of the World's Children*)과 같은 국제연합 기구에서 발행하는 연차보고서에서 찾을 수 있다.
- 인구통계국(Population Reference Bureau)과 미국 암학회(American Cancer Society)와 같은 민간조직의 연차 보고서는 최신의 통계 추정치와 예측치를 포함하고 있다.
- 국가(states), 주(provinces), 자치주(counties)와 더 작은 정부 구성 단위에 대하여 적절한 공중보건부서와 접촉하라.
- 건강과 관련한 노출과 질병에 대한 구체적인 정보를 찾기 위한 최고의 방법은 출판된 과학 논문일 것이다.

통계를 인터넷에서 찾을 수 있지만, 원자료(original data)를 누가 수집하였는지, 정보가 어떻게 수집되었는지, 심지어는 언제 수집되었는지에 대한 인용과 정보를 가지고 있는 것은 거의 없다. 가능하다면, 2차 보고서(second-hand report)에 의존하기보다는 원자료에서 구한 통계를 추적하라. 자료원이 명확하지 않다면, 통계는 믿을 수 있는 것이 아닐 수도 있다.

3.3 초록 데이터베이스

초록(*abstract*)은 논문, 장, 또는 책의 단락 분량의 요약이다. 보건의료 **연구의 초록**은 연구모집단(표본크기와 연구 지역 등), 연구 설계, 연구의 핵심 결과에 대한 간단한 내용을 제공한다. **초록 데이터베이스**(*abstract databases*)는 연구자들이 핵심어나 다른 검색 용어에 대한 수천 편의 초록을 정리할 수 있도록 한다. 적어도 하나의 주요한 초록 데이터베이스에 대한 세심하고 종합적인 검색은 문헌 검색의 가장 중요한 요소이다.

구독료를 지불하고 많은 보건의료 관련 초록 데이터베이스 들을 도서관에서 이용할 수 있다. CINAHL(Cumulative Index to Nursing and Allied Health), Embase, ISI Web of Science, MEDLINE과 PsycINFO와 같은 초록 데이터베이스가 있다. 공공으로 이용 가능한 가장 주요한 보건의료 데이터베이스는 PubMed이다. PubMed는 1,500만편 이상의 초록(대부분은 MEDLINE의 형태)을 제공한다. PubMed는 핵심어 또는 MeSH 용어를 가지고 검색할 수 있다. 이때 AND, OR와 NOT과 같은 논리연산자를 이용한다. 제한점은 결과에 특정 출판년도, 언어와 다른 선택된 값에 대한 초록 만 포함한다는 것이다. 또한 PubMed는 논문 제목, 저자("Baker JD" 또는 "Patel AR"과 같이 성과 이름의 첫 자를 사용), 논문 명과 발행년도에 따라 초록을 검색할 수 있다.

엄격한 문헌고찰 과정은 저널이 MEDLINE에 수록되었을 때 사용할 수 있다. MEDLINE에 모든 저널이 포함되는 것은 아니며 저널이 MEDLINE에 등재를 신청했을 때 수록되는 것이다(색인된 저널의 목록은 온라인에서 이용할 수 있다). 그 결과로써 MEDLINE이나 PubMed 데이터베이스에 포함되지 않은 많은 전문가 평가 저널이 있다. 그러므로 Google Scholar와 같은 일반 검색 엔진을 이용한 추가적인 검색은 부가적인 관련 초록을 확인하는데 도움을 줄 수 있다. 관심이 있는 토픽이 조회 수가 적을 만큼 좁다면 추가적인 검색이 매우 중요하다. 이러한 검색 엔진의 또 다른 이점은 공공으로 이용할 수 있는 전문(full-text)을 볼 수 있는 곳과의 연계를 제공한다는 것이다.

3.4 전문 논문

초록은 논문의 내용을 간략하게 요약한 것이다. 그러나 연구를 완전하게 이해하는 유일한 방법은 논문의 전문을 읽는 것이다. 몇몇의 논문은 전체 내용을 저널 웹사이트, PubMed Center와 같은 디지털, 또는 저자 자신의 개인 웹사이트에서 공동이용이 가능한 논문의 전문을 온라인에서 이용할 수 있다. 대부분의 대학 도서관에는 고객이 전자 논문을 볼 수 있는 수백 또는 수천 개의 온라인 저널을 구독하고 있다. 또한 대부분의 대학 도서관에서는 제한된 수이기는 하지만 서고에 이용이 가능한 제본된 저널을 보유하고 있다. 그러나 제본된 논문에 대한 검색은 논문이 상대적으로 오래되지 않았다면 필요할 것 같지는 않다. 대학에서는 가끔 제휴를 통한 도서관 상호대출 서비스(interlibrary loan service)를 무료 또는 적은 비용으로 제공한다. 저널 논문의 "대출(Loans)"은 반납할 필요가 없는 전자 파일이나 복사물의 형태로 제공된다.

이러한 방법으로 관심 있는 논문의 복사본을 구하지 못했다면, 마지막 선택은 저자와 직접 접촉하여 복사본을 요청하는 것이다. PubMed의 앞부분에는 논문 저자의 이메일(e-mail) 주소가 포함되어 있으며, 많은 저널이 웹사이트에 논문의 초록과 마찬가지로 연락을 위한 정보를 제공한다. 최소한, PubMed의 앞부분과 대부분의 저널 논문은 저자의 소속 기관을 적어 놓고, 이들 기관의 인터넷 검색을 통하여 연락할 수 있는 정보를 얻을 수 있도록 하고 있다. 대부분의 연구자들은 어떤 사람이 자신들의 연구 분야에 관심을 갖는 것에 대하여 자신이 잘났다고 착각한다. 질문하는 것에 대한 위험은 없다. 최악의 경우 연구자는 요구한 것에 대한 응답을 받지 못할 수 있다. 가장 좋은 것은 저자가 논문의 전자 복사본을 보내주는 것이고, 요청한 자료에 대한 추가적인 도움을 주는 것이다.

연구자가 논문 전문의 복사본을 구하면, 실제적인 행동 계획은 다음과 같다.

- 초록 다시 읽기.
- 표와 그림을 주의 깊게 살펴보기. 대부분의 중요한 결과는 대체적으로 표와 그림에 나타나있다.
- 그리고 난 후 논문의 전문 읽기(적어도 훑어보기).

조사한 연구에서의 노출, 질병과 모집단에 대하여 정리하고, 제안하고자 하는 새로운 연구 프로젝트에서 어떻게 관련되어 있는가를 알아보는 것은 유용한 일이다. 추가적으로 가장 관련 있는 논문의 참고문헌 목록에 대한 철저한 검토는 확인된 연구 분야에서 일 하는데 필요하다.

3.5 연구를 독창적으로 만드는 것은 무엇인가?

모든 연구자들은 "독창적인(original)" 토픽을 찾는다. 이 점이 독창성이란 이전에는 인식되어지지 않은 외딴 섬에 사는 인구집단에서 새롭게 나타난 질병의 발견이라고 생각하는 사람에게서 가능성을 마비시킬 수 있다. 그런 놀랄만한 발견은 때때로 뉴스에 나오지만, 독창적인 연구의 대부분은 그렇게 드라마틱하지 않다. 독창적으로 생각되어 지는 연구 프로젝트는 이전 연구와 단지 하나의 실제적인 차이를 갖는 것을 필요로 한다. 이는 관심이 있는 새로운 노출, 관심이 있는 새로운 질병, 새로운 모집단, 연구를 진행하는 새로운 시점 또는 탐구하려는 분야에서의 새로운 관점 등이다.

그림 3-1은 이러한 점을 설명한다. 독창적인 연구 프로젝트는 이미 연구가 진행된 모집단(P_1)에서 질병(D_1)에 대한 새로운 잠재적 위험요인(E_2)을 살펴보는 것 일 수 있다. 모집단(P_1) 내에서

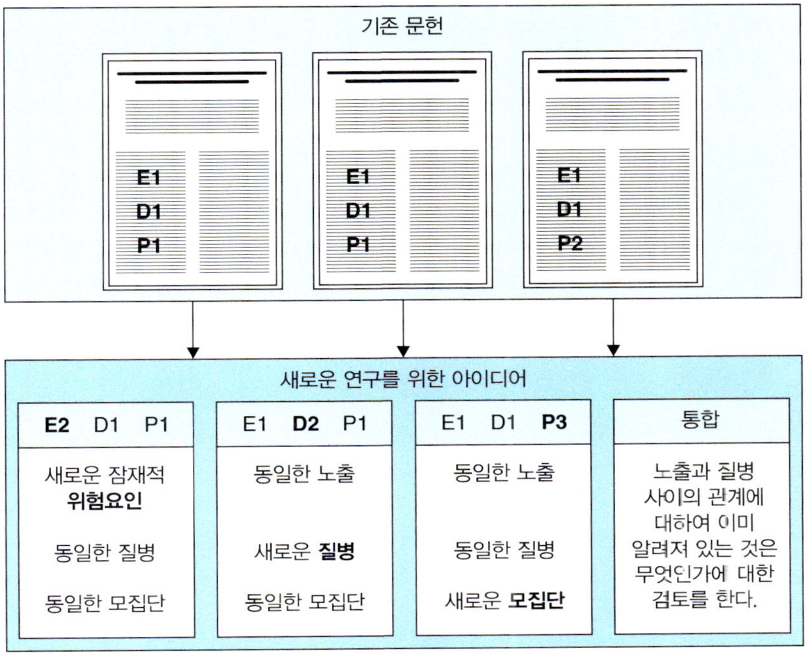

■ 그림 3-1 새로운 연구를 위한 아이디어

질병(D_1)의 위험을 증가시키는 것으로 알려진 노출(E_1)이 다른 질병(D_2)의 위험을 높이는지를 알아볼 수도 있다. 또는 세계의 여러 지역(P_1과 P_2)에서 관찰된 노출(E_1)과 질병(D_1)사이의 관련성이 다른 지역(P_3)에서도 사실인가를 볼 수도 있다. 연구 프로젝트가 문헌고찰을 통하여 얻은 노출(D_1)과 질병(D_1) 사이의 관련성에 대하여 이미 출판된 모든 것에 대한 통합이 목표일 수도 있다.

예를 들면, 문헌고찰을 통하여 일주일에 여러 차례 30분 걷기(노출)를 한 노인(모집단)이 규칙적으로 운동하지 않는 노인에 비해 기억력 검사 점수(질병 또는 결과)가 높다는 결과를 보여주는 여러 연구를 찾을 수 있다. 제안할 수 있는 새로운 연구는 다음과 같다.

- 탁구(새로운 노출)가 노인의 기억력을 향상시키는데 똑같이 효과적인가(동일한 질병과 동일한 모집단)?
- 수 주일동안 걸은 노인(동일한 노출과 동일한 모집단)은 균형 감각(새르운 질병 또는 결과)이 향상되는가?
- 걷기는 어린이(새로운 모집단)에게도 기억력(동일한 노출과 동일한 질병)을 향상시키는가?

새로운 연구 아이디어가 정해지면, 연구자들은 연구 분야가 이미 조사되지 않았다는 것을 확인하기 위하여 추가적이고 철저한 문헌 고찰을 하여야 한다.

그러므로 문헌을 검토하고 연구문제를 선정하는데 있어 진정한 도전은 사전에 탐구되지 않은 토픽을 찾는 것이 아니다. 가장 중요한 도전은 연구 프로젝트를 많은 가능성 중에서 하나의 확고한 아이디어로 국한하는 것이다. 아주 극소수의 연구만이 완전히 새로운 연구 분야에서 진행된다. 거의 모든 연구 프로젝트의 목표는 해당연구 분야에서 앞으로 축적되는 단계에 기여하는 것이다. 목표는 문헌 내에서의 차이(*gaps*)를 발견하고 설명하는 것이고 사전 연구의 기반을 쌓는 것이다.

CHAPTER 4

연구문제의 초점

Focusing the Research Question

일반적인 연구 토픽이 정해진 후에 연구자는 구체적이고 실행 가능한 연구문제로 발전시킬 필요가 있다.

4.1 연구방법

정확한 연구문제에 대한 결정은 사용할 수 있는 연구방법(study approaches)에 대한 결정과 결합하여야 한다. 최소한, 선택은 어떻게 새로운 자료를 모을 수 있는가에 대하여 연구과정의 초기에 이루어져야 한다(그림 4-1).

- 1차 연구(*Primary study*): 자료는 개인들로부터 모아질 것이다.
- 2차 연구(*Secondary study*): 이미 존재하는 자료가 분석되어질 것이다. 또는 이미 있는 기록으로부터 추출된 자료가 통계적으로 분석될 것이다.
- 3차 연구(*Tertiary study*): 기존 문헌이 검토되어 질 것이다.

연구방법	연구 계획
1차	새로운 자료를 모으고 분석한다.
2차	기존 자료를 분석한다.
3차	문헌을 검토하고 통합한다.

■ 그림 4-1 1차, 2차와 3차 연구

연구방법	핵심 질문
새로운 자료의 수집과 분석	• 자료를 모을 가능한 모집단이 있는가? • 충분한 연구참가자들을 모으는 것이 가능한가?
기존 자료의 분석	• 사용가능한 자료 파일을 구하는 것이 가능한가? • 이용할 수 있는 자료로 연구할 수 있는 문제는 무엇인가?
문헌 고찰	• 연구자가 충분한 도서관 자료를 얻을 수 있는가? • 연구자가 필요로 하는 논문의 모든 것을 합리적으로 습득할 수 있는가?

■ 그림 4-2 핵심 고려사항

세 가지 중요한 연구방법은 각각 비평적으로 고려할 점을 가지고 있다(그림 4-2).

- 새로운 자료를 모을 수 있으면, 연구자는 연구 토픽을 선정하는데 큰 자유를 갖지만 적절한 수의 연구 참여자들을 모으는 능력에 의해 제한될 수 있다. (제 16장과 제 17장은 왜 표본크기(sample size)가 중요한지 그리고 표본크기가 적절한가를 어떻게 추정하는지 설명한다.)
- 이미 존재하는 자료를 분석할 수 있다면, 자료 파일(또는 현재 존재하는 환자 기록과 같은 또 다른 자료)이 확인되어야 한다. 연구자는 자료 파일의 내용과 변수에 기초하여 다른 사람들이 아직 탐구하지 않은 연구문제를 선정하기 위한 준비를 하여야 한다.
- 계획이 문헌고찰을 통하여 기존의 지식을 통합하는 것이라면, 연구자는 관련된 모든 논문의 전문(full text)을 찾을 준비를 해야 한다. 대학에 소속된 연구자들은 대학에서 가지고 있지 않는 논문을 얻기 위한 도서관의 정책(그리고 이용 요금)을 점검할 필요가 있다. 대학에 소속되지 않은 연구자들은 필요한 모든 논문에 접근하기 위하여 포함되는 비용을 고려하여야 한다.

4.2 연구목표와 구체적인 목적

문헌고찰과 연구방법에 대한 고려는 하나의 대단히 중요한 연구목표와 연구문제에 대하여 시작할 수 있는 매우 구체적인 연구 토픽 하나를 선정하도록 해준다. 그림 4-3은 보건의료 분야에서의 일반적 연구목표의 형태를 보여주고 있다. **연구목표**(*study goal*)는 종종 연구의 초점이 될 수 있는 특정 노출, 질병과 모집단을 포함하고 있다.

중요한 연구목표를 확정한 후에 연구자는 중요한 연구목표로부터 나올 수 있는 세 개 이상의 구체적인 목적 또는 **가설**(*hypotheses*)을 정의하여야 한다. 이러한 구체적인 목적은 각각 측정 가

- 하나의 잘 정리된 모집단에서의 특정 노출, 질병의 발생이나 유행을 기술하기는 것
- 지역 사회의 지각된 보건의료 관련 수요를 평가하는 것
- 둘 이상의 모집단에서 노출과 질병의 수준을 비교하는 것
- 모집단에서 특정 질병의 가능한 위험요인을 확인하는 것
- 새로운 진단 또는 평가 방법, 새로운 치료나 처치의 효과를 검증하는 것
- 한 모집단에서 성공적으로 밝혀진 개입이 다른 모집단에서도 동일하게 성공적인가를 평가하는 것
- 프로그램이나 정책의 효과를 조사하는 것
- 이미 존재하는 지식을 통합하거나 집적하는 것

■ 그림 4-3 연구목표의 예

능한 질문 또는 "to"문장의 형태로 이루어져야 한다. 그리고 활용성 동사(action verbs)를 사용할 수 있다. 각각의 목적은 주요한 연구문제를 해결하기 위한 논리적인 단계로 표현되어야 한다. 예를 들면, 연구목표가 "남동 미시간 주에 있는 유치원생에서 학업성취도에 대한 납중독을 평가하는 것"일 수 있다. 이 연구에 대한 세 가지 구체적인 목적은 다음과 같을 것이다.

1. 남동 미시간 주에 있는 유치원생들의 무작위 표본(random sample)으로부터 고 혈중 납 수준의 유병률을 추정하는 것
2. 고 혈중 납 수준을 갖는 어린이들이 저 혈중 납 수준을 갖는 어린이들에 비해 시험성적이 더 낮은가를 결정하는 것
3. 지역 전체 인구집단으로부터 추출한 표본모집단에서의 비율을 적용하여 남동 미시간 주의 유치원 학업성취도에 대한 고 혈중 납 수준의 전체 영향을 추정하는 것

세 가지 구체적인 목적은 모두 전체적인 연구목표와 관련되어 있으며 주요한 목표를 달성하기 위한 명확한 경로를 제공한다. 대부분의 출판된 과학 논문은 서론의 마지막 문단에 연구목표와 구체적인 목적을 제시한다. 토픽과 관련하여 이미 출판된 논문의 구체적인 목적은 새로운 연구의 연구 목적을 개선하는데 유용한 자료가 된다.

4.3 성공을 위한 점검표

초점을 좁히고 새로운 연구 프로젝트의 목표를 명확히 했을 때 고려하여야 할 사항은 프로젝트가 실제적으로 성공할 수 있는가 하는 점이다. 그림 4-4는 특정 프로젝트를 실행하기 전에 물어야 할 중요한 질문을 요약하였다.

분야(Area)	질문(Question)
목적(Purpose)과 유의성(Significance)	• 연구는 무엇에 기여할 수 있는가? • 연구에서 새롭고 주목할 만한 것은 무엇인가? • 이 프로젝트의 중요성과 필요성이 타당한가? • 연구가 학문 분야에서의 지식을 어떻게 향상시킬 수 있는가? • 연구자 외에 연구로부터 혜택을 받는 사람은 누구인가? • 연구가 개인과 지역사회가 더 건강한 삶을 사는데 어떻게 도움을 줄 수 있는가? • 연구가 보건의료 실무와 정책을 증진시키는데 어떻게 기여할 수 있는가?
영역(Scope)과 가능성(feasibility)	• 고안한 프로젝트의 영역이 합리적이며 관리 가능한가? 너무 광범위하거나 협소하지는 않는가? • 제안된 연구문제가 실제적으로 해결 가능한가? • 연구자가 제안한 연구문제를 해결할 수 있는가?
능력(Capacity)과 동료(Collaborators)	• 연구자가 연구를 행하기 위해 필요한 지식과 기술을 가지고 있는가? • 연구자가 프로젝트를 수행하는데 필요한 전문 기술을 가진 동료에게 접근할 수 있는가?
비용 또는 자원 (Money or materials)	• 연구를 수행하기 위한 적당한 재정적 자원은 있는가? • 연구자는 장비, 공간과 (통신/컴퓨터와 같은) 물리적 필수품을 가지고 있는가? • 주어진 자료를 이용할 수 있다면, 연구자가 합리적이고 과학적으로 철저하며 타당한 연구를 수행하는 것을 기대할 수 있는가?
시간(Time)	• 연구자가 연구를 수행할 시간을 가지고 있는가? • 연구자가 자원을 낭비하지 않고 훌륭한 연구로 만들 충분한 시간이 있는가?
모집단(Population) 또는 자료(data)	• 새로운 자료를 모으는 것이 계획이라면, 연구자는 타당성이 있는 연구가능 모집단과 충분한 수의 연구 참여자들에게 접근할 수 있는가? • 기존 자료를 분석하거나 종설 논문(review article)을 쓰는 것이 계획이라면, 연구자는 타당성이 있는 기존 자료 또는 대규모의 문헌 자료에 접근할 수 있는가?
윤리(Ethics)	• 연구자가 활용할 수 있는 자료를 잘 사용할 수 있는가? • 연구자는 특히 개인 자료에 대한 수집과 이용에 관련된 윤리적 이슈를 고려했는가? • 연구자는 문화적으로 적절하고 과학적으로 엄격한 연구를 준비하였는가?
목표 청중 (Target audience)	• 결과에 대하여 관심을 갖는 사람은 누구인가? • 결과를 게재할 만한가?

■ 그림 4-4 프로젝트를 성공하기 위한 필수적인 질문

CHAPTER 5

지원팀 모집

Assembling a Support Team

연구 프로젝트들은 기술적 문화적 전문가의 투입으로부터 도움을 받는다. 연구자들은 연구과정의 초기에 공동 연구를 위한 팀을 구성해야만 한다.

5.1 공동 연구자, 상담자와 동료

과학적 연구는 한 사람이 홀로 작업을 진행하여 완성하기는 거의 어렵다. 보건의료 분야에서 단독저자인 몇몇의 논문이 있기는 하지만, 대부분의 논문은 네 명의 공동저자가 있으며, 심지어는 공동저자가 수십 명인 논문도 있다. 따라서 대부분의 프로젝트들은 연구의 대부분을 수행하는 연구자로 정의되는 주 연구자에 의해 이끌어진다. [때때로 주 연구자는 새로운 조사자의 연구에 대하여 안내할 수 있는 경험 있는 연구자인 **수석 연구자**(*senior researcher*)로 불리기도 한다.] 주 연구자가 한번 연구 프로젝트를 수행하기로 하면, 지원팀(support team)을 모집하는 것이 도움이 된다(그림 5–1).

지원팀의 구성원 중 일부는 핵심 공동 연구자이며 결과 보고서의 공동 저자일 것이다. 지원팀에는 다음과 같은 사람이 포함된다:

- 연구과정 동안 멘토(mentor)로써 그리고 조언자로써 도움을 줄 수 있는 연구 관리자 또는 경험 있는 연구자
- 연구 토픽 또는 연구모집단에 대한 전문가

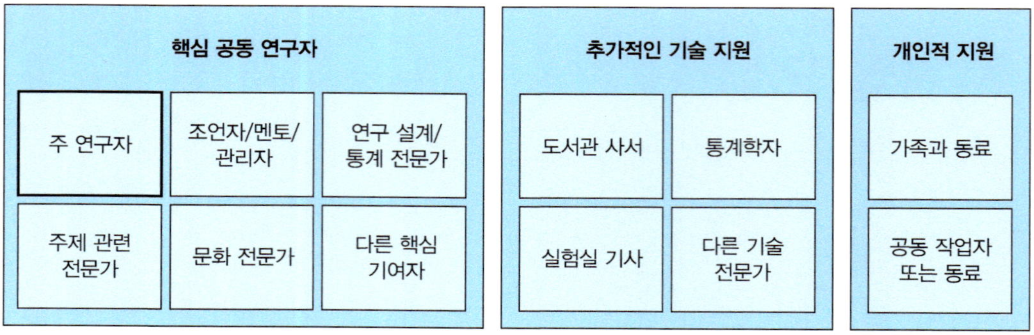

■ 그림 5-1 지원 팀 구성원

- 연구 설계 또는 연구에서 사용하는 방법에 대한 전문가
- 통계학자
- 연구를 설계하고 실행하는데, 그리고 원고를 수정하고 다듬는데 기여할 수 있는 다른 핵심적인 연구자

국제적인 연구 프로젝트에 대하여 적어도 한 명의 지역 연구자는 연구문제의 정의, 연구 설계와 자료 수집 등 연구과정의 모든 단계 참여할 수 있는 공동 조사자여야 한다.

더불어, 연구는 여전히 다른 사람들의 도움을 필요로 한다. 연구자는 매우 제한된 부분에서 프로젝트에 기여하지만 공동 저자로써 참여할 수 없는 기술자와도 상담하여야 한다. 이러한 잠재적 기여자가 프로젝트에 참여하기 전에, 저자에 대한 기여자의 기대에 대하여 대화할 필요가 있다. 예를 들면 통계 상담자는 분석을 통해 연구자를 도와주는 시간에 대해 비용을 받기를 원할 수도 있고 자료 분석 계획을 발전시킨데 대하여 저자로 참여하기를 요구할 수도 있다. 프로젝트에 기여하는 도서관 사서, 통계 상담자, 실험실 기사와 다른 전문가 모두를 접촉하여야 한다. 원고의 감사의 글에서 기여자들에게 감사를 표해야 한다.

마지막으로 중요한 지원자 집단은 연구에 대해서보다는 연구자에 대하여 관심을 기울여줄 수 있는 가족과 동료들이다. 더불어, 연구자는 연구를 집필하는 집단 또는 연구를 진행하는 동안 충고와 동기 부여를 해 줄 수 있는 새로운 연구자들로 구성된 연구지원 집단과 연결되기를 원할 것이다.

5.2 저자 기준

국제 의학저널 편집위원회(International Committee of Medical journal Editors, ICMJE)는 보건 의료 분야의 대부분 저널에서 채택하고 있는 저자에 대한 기준을 설정하고 있다.

ICMJE의 생의학 저널에 투고된 원고에 대한 요건(Uniform Requirements for Manuscripts Submitted to Biomedical Journals)에 따르면, 각각의 공동 저자는 다음의 세 가지 조건을 모두 갖추어야 한다.

- 연구 구상과 설계, 자료의 수집 또는 자료의 분석과 해석에서의 상당한 기여
- 논문을 기안하고 중요한 지적 내용에 대하여 논문을 비평적으로 수정하기
- 출판될 논문에 대한 최종 승인

가이드라인(guideline)은 "자금의 확보, 자료의 수집, 연구 집단의 일반적 관리 자체만으로는 저자로 여겨지지 않는다."를 특별히 추가하였다. 프로젝트에 대한 자금을 확보하고 관리하는 사람은 저자에 대한 자격을 가질 수 있다. 그러나 기준 자체는 충분하지 않다. 다른 기여자와 마찬가지로 스폰서와 관리자가 저자의 지위를 얻기 위해서는 프로젝트에 의미있는 지적 기여를 하여야 한다.

연구 기여자는 공동 저자가 되기 위하여 연구의 모든 분야—연구 설계, 자료 수집과 자료 분석—에 참여할 필요는 없다. 이 들 연구 분야 중 한 부분에 의미있는 참가를 하는 것으로 첫 번째 조건을 충족하는 것이다. 그러나 연구 설계, 연구 수행과 분석에 참가한 것 만으로는 저자가 되기에 충분하지 않다. 저자가 되기 위해서는 연구 보고서를 작성하는데 참여하여야 한다. 두 번째 ICMJE 저자 요구 사항은 모든 공동 저자는 연구 프로젝트를 수행하여 얻은 출판물에 대하여 지적 기여를 하여야 한다. 그 내용은 논문의 기안 부분이 될 수도 있고 논문에 대한 비평적인 수정이 될 수도 있다. 세 번째 조건은 저자로 이름을 올리지 못한 사람들에게는 그들이 의지가 없거나 지적 기여를 하지 않았다는 것에 대한 확신을 주어야 한다는 것이다. 원고는 모든 공동 저자가 게재에 동의할 때까지 저널에 보내서는 안된다.

이러한 가이드라인에 따라 예를 들어 보자.

- 프로젝트에서 면접을 진행하였지만 더 이상의 기여를 하지 않은 사람은 저자의 지위를 갖지 못할 것이다. 그러나 고찰(discussion section)에서 문장을 작성한 면접자는 저자 기준을 충족한다.

- 임상 연구에 참여하여 환자의 혈액 표본을 분석한 병원 실험실 기사가 더 이상의 기여를 하지 않았다면 저자에 대한 자격을 갖지 못한다. 그러나 표본을 분석한 기사가 연구방법(methods section)의 한 부분에 연구 기법을 기술하였다면 공동 저자가 될 수 있다.
- 프로젝트에 더 이상의 기여가 없는 자료 입력 보조원은 저자로 고려될 수 없다. 통계 검정을 수행하고 원고에 필요한 표를 만든 자료 관리자는 저자 기준을 충족한다.
- 원고에 있는 내용에 대하여 문법과 철자를 정화한 편집 기술자는 저자가 될 수 없다. 연구의 결과와 의미에 대한 해석에서 중요한 질문을 한 편집 기술자는 저자의 지위를 얻을 수도 있을 것이다.

목적은 "저자로 지정된 모든 사람들은 저자에 대한 자격을 갖추어야만 한다는 것이고, 자격을 갖춘 모든 사람들은 저자로 이름을 올리 수 있어야 한다는 것이다."연구에 대한 의미가 있는 기여를 하지 않은 어떤 사람에게 주어진 명예 공동저자(honorary coauthorship)인 소위 **선물 저자**(*gift authorship*)가 있어서는 안된다.

5.3 저자 순서

보건의료 연구에서 대부분의 규칙에 따르면, **제 1저자 또는 주 저자**(*first author or lead author*)는 원고를 작성하는데 가장 많은 역할을 한 사람이다. 제 1저자는 연구 설계부터 분석, 원고 작성까지 전체 연구과정을 이끌었던 사람일 수도 있지만, 항상 그런 것은 아니다. 때때로 연구를 설계하고 자료를 수집한 사람이 분석을 행하거나 결과를 작성하는 것이 가능하지 않을 수 있다. 또는 원고를 작성하는 책임을 갖는 사람(종종 수석 연구자)이 나중에 제 1저자로 이름을 올릴 수도 있다. 때로는 여러 사람이 연구를 설계하고 자료를 모으는데 포함될 수 있고, 한 사람이 논문의 초고를 작성하는 것을 주도하도록 집단에서 요청받을 수도 있다. 때로는 기관에서 연구자가 분석을 위해 이용하는 자료를 만들 수도 있지만, 기관은 연구 설계나 자료 수집에 참여한 어느 직원에 대해서도 저자로 해 줄 것을 요구할 수 없다. 왜냐하면 그 직원 중 어느 누구도 원고를 작성하는데 참여하지 않았기 때문이다. 이러한 모든 상황에서, 원고의 대부분을 작성한 사람이 제 1저자로 지정될 수 있다. 가장 의미가 있는 기여를 한 사람이 확실하지 않을 때는, 누구를 제 1저자로 할 것인가에 대한 결정은 연구를 수행하는데 있어 중요한 역할을 한 모든 사람들과 상의하여 결정할 수도 있을 것이다.

나머지 저자는 보통 연구에 대한 기여 정도에 따라 순서를 정한다. 기여 정도는 프로젝트에 전

념한 시간과 지적인 기여에 대하여 정의된다. 프로젝트에 두 번째로 많은 시간과 에너지를 쓴 사람이 제 2저자로 이름을 올린다. 이러한 방식으로 진행된다. 많은 공동 저자가 포함되면, 제 7 또는 제 8저자의 상대적인 기여 정도를 수량화하는 것이 어렵다. 이러한 경우에 공동 저자들이 우선순위에 대하여 서로 논의할 수 있다. 그러나 가장 좋은 해결 방안은 동일한 기여를 한 저자를 이름순(alphabetical order)으로 적는 것이다.

기여 정도에 따라 저자의 순서를 매기는 규칙에 대한 하나의 예외는, 수석 연구자는 프로젝트에 의미있는 기여를 한 사람이 없거나 기여의 정도에 따라 또 다른 위치에 이름을 올리기를 원하는 사람이 없는 한, 보통 맨 마지막에 이름을 적는다. 모든 논문에 수석 연구자가 있는 것은 아니다. 그러나 학생들은 교수나 다른 공인된 관리자로부터 연구에 대한 감독과 관리를 받을 필요가 있다. 논문에서 수석 저자로써 도움을 줄 수 있는 성숙한 연구자를 찾는 것은 상대적으로 경험이 없는 연구자에게 도움이 될 것이다. 수석 저자는 연구에 매일 세심하게 참여할 수도 참여하지 않을 수도 있다. 연구 진행에 대한 명확성과 방향을 제공하고 원고에 대한 비평적인 피드백(feedback)을 줌으로써 저자의 기준을 충족할 수 있다. 또한, 수석 저자는 저자에 대한 분쟁이나 다른 이슈가 일어났을 때 중재자로써 도움을 줄 수 있다. 경험이 있는 연구자는 징계 기준(disciplinary standard)에 대한 통찰력을 제공할 수 있을 것이며, 새로운 연구자들을 어리둥절하게 만드는 많은 이슈를 예방하고 해결할 수 있다.

5.4 저자에 대한 결정

때때로, 프로젝트에서 가장 중요한 지적 기여할 한 사람을 결정하는 것은 도전적인 일이다. 이러한 경우에 각자의 역할을 행할 잠재적 기여자들과 논의를 통하여 빨리 결정하는 것이 도움이 된다. 프로젝트의 마지막 시점에서 누구를 저자로 포함할지 배제할지에 대하여 결정하는 것은 놀라운 일은 아니다. 면접자, 실험실 기사, 자료 관리자와 감독자의 기대에 대하여 점검하라. 이러한 대화는 어떤 누구와도 프로젝트와 관련된 일을 시작하기 전에 해야 한다. 모든 사람이 작은 기여로는 공동 저자가 될 수 없다는 것에 동의한다면, 이 사람들에게는 논문의 어떤 부분을 작성하고 초안에 대한 비평적인 피드백을 제공하는 것을 요청해서는 안 된다는 것을 확실하게 하라. 어떤 사람이 공동 저자가 될 것이라는 것에 모든 사람들이 동의한다면, 논문에 중요한 지적 기여를 할 수 있는 기회를 주어야 한다는 것도 확실히 해라.

보고서, 포스터와 논문에 공동 저자로 이름을 올릴 사람과 저자 순위에 대한 결정은 연구과정에서 가능한 한 빨리 하여야 한다. 출판(publication)은 과학과 아카데미에서 성공의 중요한 혜택이고 저자가 되는 것은 프로젝트에 투입한 시간에 대한 유일한 보답이다. 그 결과로써 저자의 결정은 매우 스트레스 받는 일이다. 저자가 되는 것은 강력한 감정적 반응의 방아쇠일 수 있으며, 때로는 연구자들 사이의 관계에 해를 입히기도 한다. 그러므로 주 연구자들은 공동 저자 혜택을 얻는 과정에서 누가 기여를 했는지 기여하지 않았는지 뿐 아니라 실제로 수행한 각 사람의 역할에 대하여 프로젝트에 참여한 모든 사람들과 투명하게 할 필요가 있다. 각각의 공동 저자가 기여한 것이 무엇이며 어떻게 저자 기준을 충족했는가를 요구하는 논문 들이 늘고 있다. 초안을 작성하는 사람은 각각의 공동 저자에게 무엇을 기대할 수 있는지를 알 수 있으므로 논문의 일부분을 작성하기 전에 서술에 대한 기안을 하는데 도움을 줄 것이다.

때때로, 기대되는 기여자의 목록은 프로젝트 진행 중에 바뀔 수 있다. 아마도, 새로운 공동 연구자는 고급 통계를 실행하거나 연구의 함축된 정책에 대한 전문가적인 시각을 제공하는 것이 요구될 것이다. 이러한 경우에 모든 공동 저자에게 추가 연구자에 대한 즉각적인 동의를 받을 필요가 있다. 새로운 공동 연구자가 추가되면, 종종 저자 순에서 기여자의 위치를 의미있게 바꿀 수 있다. 아마도 제 2저자에서부터 제 4저자의 순서를 바꿀 수도 있다. 새로운 공동 저자에게 어떤 약속을 하기 전에, 순서에 영향을 받는 사람들과 논의하고 동의를 받아야 한다.

저자 기준과 저자 순서에 대한 논쟁은 논문의 수석 저자와 가장 관련되어 있다. ICMJE, 전문 조직 또는 목표 저널(target journal)로부터 저자에 대한 채택 가이드라인이 도움이 될 것이다.

STEP

2

연구방법 선택

Select Study Approach

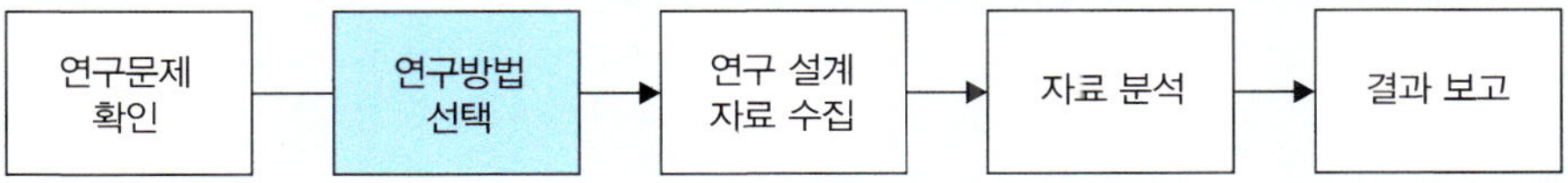

연구과정의 두 번째 단계는 일반적인 연구방법을 선택하는 것이다. 이 절은 일반적인 8가지 연구 설계에 대한 개요를 설명한다.

- 체계적 고찰과 메타 분석(Reviews and Meta-analysis)
- 상관성(생태학적) 연구(Correlational(ecological) studies)
- 환례군 연구(Case series)
- 단면적 연구(Cross-sectional surveys)
- 환자 대조군 연구(Case control studies)
- 코호트 연구(Cohort studies)
- 실험 연구(Experimental studies)
- 질적 연구(Qualitative studies)

연구방법의 개요

Overview of Study Approaches

CHAPTER 6

모집단에 기초한 보건의료 연구를 위한 많고 좋은 연구 설계 방법이 있다. 이 장에서는 가장 흔하게 사용하는 8개의 연구 설계 방법의 개요를 소개할 것이다.

6.1 연구방법의 형태

그림 6-1에서 보여주는 8개의 연구방법이 자세하게 논의될 것이다. 그림이 모든 형태의 연구에 대한 종합적인 목록을 표현할 수는 없다. 많은 연구들이 이러한 연구방법 중 하나를 이용하고 일부의 연구는 두 가지 연구방법을 혼합하기도 한다. 이 책은 새로운 자료의 수집과 분석, 기존 자료의 분석과 문헌고찰을 포함한 연구방법에 대하여 광범위하게 다루고 있다. 이러한 내용들은 보건의료 연구에서 타당하고 도움을 줄 수 있는 연구방법이기 때문이다.

선택된 연구방법은 연구의 목표에 대하여 적절하여야 한다. 예를 들면, 연구의 목표가 개입(intervention)이 효과적이었는지를 보는 것이라면, 실험 설계가 유일하고 알맞은 연구방법일 것이다. 만약 연구의 목표가 인구집단에 대하여 아는 것, 경향을 기술하는 것, 그리고 인과관계(causality)에 초점을 두고 있는 것이 아닌 연구문제를 묻는 것이라면, 가장 좋은 설계는 단면적 연구(cross-sectional study)나 코호트 연구(cohort study)와 같은 관찰 연구방법일 것이다. 가끔 가장 좋은 연구방법은 개인 연구 참여자들로부터 새로운 자료를 모으기보다는 기존의 통계 자료를 분석하는 것이다. 때때로 가장 좋은 연구방법은 체계적 고찰(systematic review) 또는 메타-분석

연구방법	목표
체계적 고찰과 메타 분석 (Reviews and Meta-analysis)	기존하는 지식을 통합한다.
상관성(생태학적) 연구 (Correlational(ecological) studies)	여러 모집단에서 노출과 질병의 평균 수준을 비교한다.
환례군 연구(Case series)	질병을 갖는 개인의 집단을 기술한다.
단면적 연구 (Cross-sectional surveys)	모집단에서 노출과 질병의 상태를 기술한다.
환자 대조군 연구 (Case control studies)	질병을 가지고 있는 사람(환자군, cases)과 질병을 가지고 있지 않은 사람(대조군, controls)의 노출 병력을 비교한다.
코호트 연구(Cohort studies)	서로 다른 노출 병력을 가진 사람들에서 새로운 질병의 비율(발생률)을 비교한다. 또는 질병 발생을 찾기 위하여 모집단을 추적한다.
실험 연구(Experimental studies)	개입군(intervention group)과 대조군(control group)에 할당된 연구 참여자들의 결과를 비교한다.
질적 연구(Qualitative studies)	개인이나 지역사회가 세상과 그들의 경험에 대하여 어떻게 인식하고 이해하는가를 찾는다.

■ 그림 6-1 연구방법의 요약

(meta-analysis)이다. 여러 다른 연구방법이 노출과 질병 사이의 관계를 탐구하는데 적절할 수 있다. 이러한 상황에서는 기존 자료의 이용 가능성, 기대되는 연구기간과 연구에 포함될 수 있는 가능한 모집단을 포함한 여러 가지 다른 요인들을 고려하는 것이 도움이 될 수 있다.

6.2 1차, 2차, 3차 연구

첫 번째 중요한 결정은 개인으로부터 새로운 자료를 수집하는 것(1차 분석, primary analysis), 기존 자료를 이용하는 것(2차 분석, secondary analysis) 또는 문헌을 고찰하여 정리하는 것(3차 분석, tertiary analysis) 중 하나를 선택하는 것이다(그림 6-2). 1차 연구는 연구 참여자로부터 새로운 자료를 수집하는 것이 필요하기 때문에 많은 시간이 필요하다. 그러나 1차 연구는 연구자가 연구 가능 모집단(source population)의 선택이나 설문지의 내용과 작성에 대하여 통제할 수 있다. 2차 분석과 3차 분석의 명백한 이점은 연구자가 연구문제의 정의로부터 관련된 자료의 분석까지 아주 빨리 진행할 수 있다는 것이다. 그러나 한정된 수의 자료와 출판물만을 분석을 위해 이용할 수 있

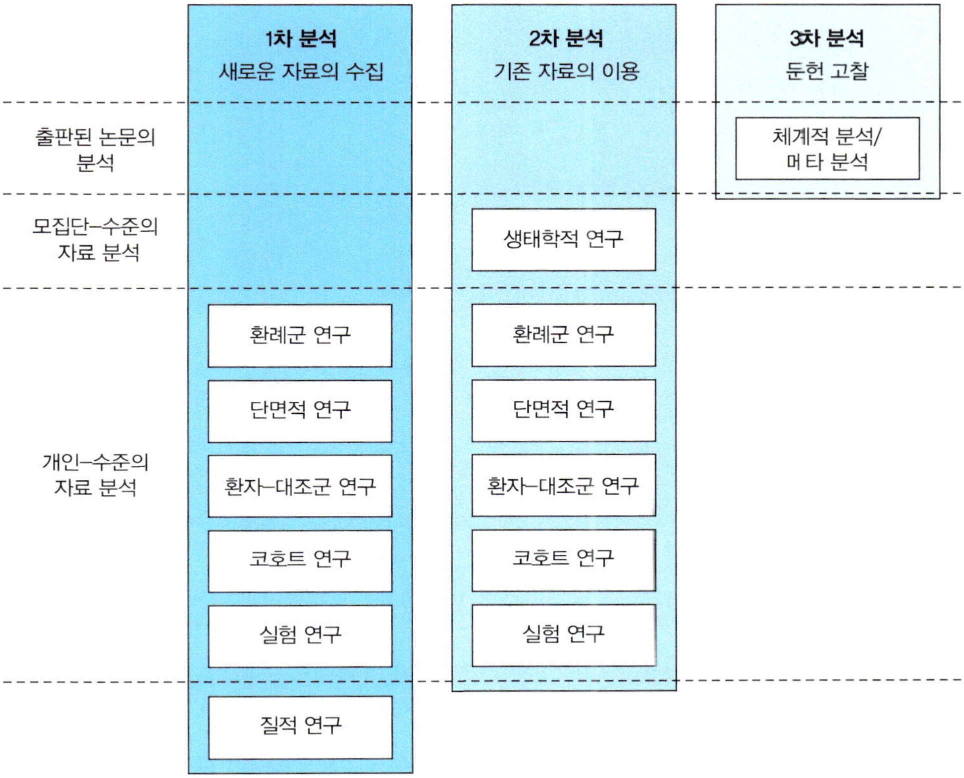

■ 그림 6-2 1차, 2차, 3차 연구방법

다. 또한, 연구에서 큰 관심이 있는 정확한 변수나 인구집단 등이 포함되지 않을 수 있다.

6.3 연구기간

자료를 수집하고 분석하는데 요구되는 시간은 연구에 따라 다르다. 몇몇의 1차 연구는 연구 참여자들로부터 한 시점에서 모든 필요한 정보를 수집할 수 있다. 다른 연구들은 몇 주, 몇 달, 심지어는 몇 년 동안 연구 참여자들을 추적 관찰하여야 한다(그림 6-3). 2차 연구에 대한 시간표(timeline)는 전체 자료 파일을 웹사이트에서 내려 받을 수 있다면 아주 짧을 것이다. 반면에, 2차 자료의 수집은 오래된 병원 차트를 수집하고, 내용을 읽고, 코드화하여 데이터베이스에 입력한다면 노동집약적인 일이 될 수도 있다. 3차 연구의 기간은 도서관 접근성과 읽고 요약할 필요가 있는 출판

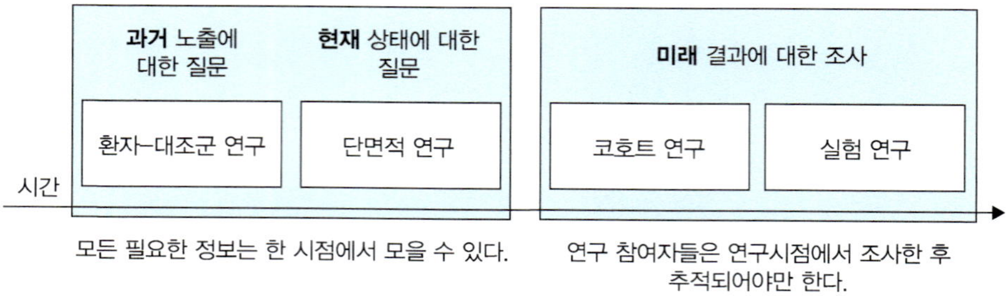

■ 그림 6-3 기본적인 자료 수집에 대한 시간 틀

물의 수에 크게 의존한다.

6.4 주요 관점: 노출, 질병, 모집단

모든 연구방법은 특정 모집단에 맞추어져 있다(그림 6-4). 예를 들면, 환례군 연구(case series)와 환자-대조군 연구(case-control study)는 둘 다 특정 질병을 갖고 있는 개인에게 초점이 맞추어져 있다. 반면에 코호트 연구(cohort study)는 특정 노출을 갖고 있는 개인에게 초점이 있다. 단면적 연구(cross-sectional study)는 잘 정의된 큰 인구집단을 대표할 수 있는 연구모집단(study population)을 찾을 것이다. 특정 질병이나 노출을 갖는 개인의 집단인 관심있는 모집단에 쉽게 접근할 수 있는 연구자들은 이용 가능한 연구 참여자들에게 적절한 연구방법을 선택한다.

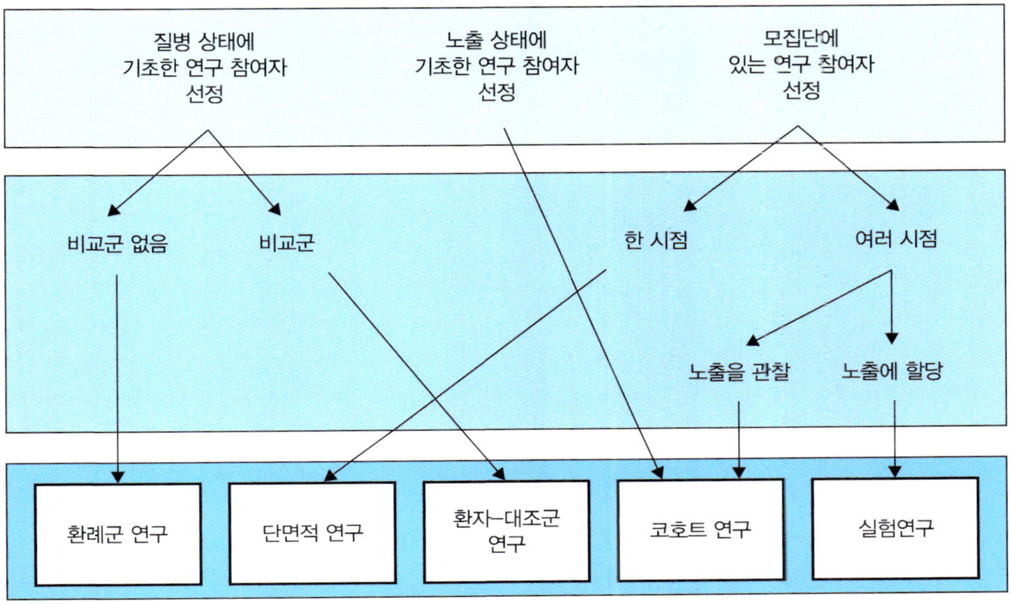

■ 그림 6-4 각 연구방법에 대한 모집단 선택

CHAPTER 7

체계적 고찰

Reviews

문헌의 체계적 고찰(systematic review) 또는 메타-분석(meta-analysis)은 특정 토픽에 대하여 이전의 모든 출판물들을 세심하게 모으고 커다란 그림의 분석(big-picture analysis)을 제공하기 위하여 출판물을 요약하는데 사용될 수 있다.

연구방법	서술적 고찰	체계적 고찰	메타-분석
목적	기존 지식의 통합	기존 지식의 통합	기존 지식의 통합
주요 연구문제	토픽에 대한 결론이 이전 연구에 의해 지지되는 것은 무엇인가?	토픽에 대하여 이전에 출판된 모든 연구를 조사했을 때, 구슨 결론을 이끌어낼 수 있는가?	토픽에 대하여 이전에 출판된 모든 연구의 결과를 합했을 때, 요약 통계량(summary statistics)은 무엇인가?
모집단	출판된 문헌	출판된 문헌	출판된 문헌
연구방법을 사용할 때	목표는 기존 문헌에 의해 지지될 수 있는 토픽에 대한 새로운 관점을 기술하는 것이다.	목표는 잘 정의된 토픽에 대한 이전 연구의 결과물들을 비교하는 것이다.	목표는 합동 통계량(pooled statistics)을 이용하여 이전 연구의 결과물들을 요약하는 것이다.
필요 조건	연구자는 뛰어난 도서관 접근성을 가지고 있어야 한다. 연구자는 토픽에 대한 독창적인 관점을 가지고 있어야 한다.	연구자는 뛰어난 도서관 접근성을 가지고 있어야 한다. 연구자는 관련된 모든 논문을 구할 수 있어야 한다.	연구자는 뛰어난 도서관 접근성을 가지고 있어야 한다. 연구자는 강력한 양적 분석 기술을 가지고 있어야 한다.

그림 7-1 체계적 분석과 메타-분석의 핵심 특성

연구방법	서술적 고찰	체계적 고찰	메타-분석
첫 번째 단계	1. 논문이 말하고자 하는 내용이 무엇인가 결정한다.	1. 고찰을 통해 구체적인 목적을 결정한다. 2. 잠재적으로 관련있는 논문을 찾기 위하여 사용할 수 있는 조사 방법을 선택한다. 3. 논문의 포함 기준과 배제 기준을 선택한다.	1. 고찰을 통해 구체적인 목적을 결정한다. 2. 잠재적으로 관련있는 논문을 찾기 위하여 사용할 수 있는 조사 방법을 선택한다. 3. 논문의 포함 기준과 배제 기준을 선택한다. 4. 연구의 질을 어떻게 평가할 것인가를 결정한다. 5. 연구의 결과를 하나의 요약 통계량으로 어떻게 결합할 것인가를 결정한다.
주의하여야 할 점	한정된 출판 장소	출판 바이어스 (publication bias)	공정하게 비교되지 않은 연구
핵심 통계 측도	통계량이 요구되지 않는다.	통계량이 요구되지 않는다. 그러나 연구에 포함되어 있는 결과를 제공하는 것은 도움이 된다.	연구에 포함되어 있는 요약 측도가 보고되어야 한다.

■ 그림 7-1 체계적 분석과 메타-분석의 핵심 특성 (계속)

7.1 개요

많은 과학적 연구가 어떤 새로운 것을 확인하는 것이지만, 문헌을 고찰하는 목표는 학문의 통합을 위하여 모으는 것이다: 이전 연구와 연결된 토픽에 대하여 이미 알려진 것에 대한 통합과 과학적 지식에 대한 논문들의 기여에 대한 새로운 해석을 하는 것이다. 보건의료 연구에서 문헌고찰은 다음의 사항들을 필요로 한다:

- 문헌에 대한 광범위한 조사
- 관련된 논문으로부터 핵심 정보의 추출
- 추출된 정보에 대한 명확하고 간결한 제시

서술적 고찰(narrative reviews), 체계적 고찰(systematic reviews), 또는 메타-분석(meta-analysis)이던 간에 문헌을 고찰하는 것은 잘 정의된 토픽에 대한 문헌에 대하여 전문가가 되는 것이다(그림 7-1). 이 결과는 그 자체로도 좋지만, 미래의 1차 또는 2차 분석을 준비하는 데 도움을 줄 수 있는 단계가 될 수 있다. 잘 작성되고 종합적인 종설 논문(review article)은 연구 분야에서 이미 알려져 있는 것들을 요약한 것이기 때문에 새로운 연구를 위한 초석이 된다. 종설 논문들은 많은 원저 논문(original research articles)의 내용을 통합한 논문이므로 개인의 연구 보고서보다 더 많이 인용되기도 한다.

그러나 종설 논문은 한계를 가지고 있다. 모든 저널이 종설 논문을 출판하는 것은 아니다(특히, 편집자가 얻으려고 하지 않은 저널). 그러므로 종설 논문의 출판 가능성은 다른 연구방법을 사용한 논문보다 낮다. 좋은 고찰은 정보의 주의 깊은 수집과 해석 등 세심한 도서관 작업이 요구된다. 아직도 고찰은 새로운 자료를 수집하고 통계적 분석을 포함하는 프로젝트보다 철저하지 않은 연구 형태로 인식되어지기도 한다. 그러므로 고찰은 다른 형태의 연구보다 가치가 떨어지는 것으로 여겨지기도 한다.

7.2 토픽 선정

문헌 고찰을 시작할 때, 가장 중요한 결정은 관련된 모든 출판물을 습득할 수 있을 만큼 충분히 좁은 토픽(Topic)을 선정하는 것이다. 토픽은 예비 조사 후에 수정되어질 필요가 있을 수 있다. 이는 이용할 수 있는 논문의 수에 의존한다. 초록 데이터베이스에서 단지 8개의 논문만을 찾았다면, 아마도 토픽은 확장될 필요가 있다. 만약 조사에서 352개의 논문을 찾았다면, 좀 더 특정 질병 상태, 좀 더 좁은 지리학적 지역 또는 축소된 영역으로 토픽을 좁힐 필요가 있다.

예를 들어, 심혈관 질환(cardiovascular disease)의 위험요인에 대한 고찰은 다루기 힘들 것이다. 확인된 모든 위험요인을 다 포함하려면 아주 많은 책 들이 필요할 것이다. 논문 길이의 원고(article-length manuscript)는 실제적인 고찰을 할 수 없는 피상적인 수준의 정보를 제공한다. 비만(obesity)과 일본계 미국인 2세의 고혈압, 또는 폐경 후의 흡연과 심방 세동(atrial fibrillation)의 위험에 대한 문헌 고찰이 성공할 가능성이 더 크다. 따라서, 검토자(reviewer)는 위험요인의 형태, 특정 심장 질환과 조사될 수 있는 모집단을 제한하는 것이 도움이 된다.

7.3 도서관 접근

종설 논문(review article)은 모든 논문들을 확인하고 습득할 수 있어야 하기 때문에 뛰어난 도서관 접근성이 없이는 작성될 수 없다. 많은 도서관 간 상호대차를 지원할 수 있는 대학 도서관에 접근하는 것이 필요하다. 고찰을 통한 프로젝트를 수행하기 전에 연구자는 도서관의 정책과 도서관

간 상호대차를 이용하기 위하여 지불해야 하는 비용에 대하여 대학 도서관 사서에게 확인해야 한다. 연구자는 이미 습득한 논문, 요청하였으나 아직 받지 못한 논문과 요청할 필요가 있는 논문을 추적할 수 있는 꼼꼼한 체계를 유지해야 한다.

7.4 서술적 고찰

서술적 고찰(*Narrative review*)은 문헌으로부터 지지하는 "구상(plot)"까지의 증거를 이용하여 토픽에 대한 이야기를 만드는 것이다. 서술적 고찰은 질병의 중요한 임상적 측면을 요약하고 질병에 대한 역학적 프로필(epidemiological profile)을 나타내거나 새로운 이론을 제안할 수 있다. 서술적 고찰은 단순히 사실을 편집하는 것이 아니라 관점을 전달하는데 목적이 있기 때문에, 주제(theme), 방법(methodology), 연대(chronology)와 다른 지침 원칙에 대하여 세심하게 정리하여야 한다.

서술적 고찰은 독자와 편집자가 체계적 방법의 사용을 계속적으로 요구할 만큼 일반적이지 않다. 이는 연구자들이 이 방법의 선택을 정당화할 수 있도록 준비해야 한다는 것을 의미한다. 서술적 고찰은 연구자가 체계적인 조사 전략을 사용하지 않고 결과를 이끌어 낼 수 있는 분야에서 토픽에 대한 독창적인 관점 또는 특정 전문 지식을 가지고 있을 때 가장 좋은 방법이다. 또한 서술적 고찰은 연구자가 독창적이고 조직화된 체계를 발전시키고자 할 때 적절하다.

7.5 체계적 고찰

체계적 고찰(*systematic reviews*)은 관련된 논문들을 선택하는데 확정된 방법을 사용한다. 이 과정은 종설 논문에 대하여 저자가 강조하기 원하는 논문을 자신에 맞추어 고를 때 일어날 수 있는 바이어스(bias)를 최소화하기 위하여 고안되었다. 그러므로 체계적 고찰에서 연구문제를 정의한 후에 가장 중요한 결정은 핵심어(key words)와 포함 기준(inclusion criteria)을 정하는 것이다. 목표는 고찰에 의하여 협의적이고 잘 정의된 분야를 포함하는 이미 출판된 모든 논문을 확인할 수 있는 조사 전략을 세우는 것이다. 논문이 하나 이상의 초록 데이터베이스로부터 확인되면, 각 논문이 포함 기준에 적절하가를 알아보기 위한 조사를 하여야 한다. 관련된 정보는 모든 적합한 논문으로부터 추출되어 지고 표 형태로 표현된다. 추세(trends)와 핵심 관찰(key observation)이 요약되어 진다. 제 24장에서 체계적 고찰 과정에 대하여 좀 더 자세히 기술할 것이다.

7.6 메타-분석

메타-분석(*meta-analysis*)의 목표는 자료를 수집하고 하나의 요약 통계량으로 자료를 분석하기 위하여 유사한 방법을 사용한 수준있는 여러 논문의 결과를 결합하는 것이다. 연구문제가 정의된 후에, 메타-분석은 이용 가능한 모든 관련성이 있는 논문을 확인하기 위하여 문헌에 대한 세심한 체계적 고찰을 시작한다. 이러한 논문들은 포함 기준이 충족되었다는 것이 확신되어질 때 읽는다. 포함 기준은 체계적 고찰보다도 훨씬 더 제한적이다. 메타-분석에 포함되는 모든 연구는 노출과 결과에 대하여 매우 유사한 정의, 유사한 연구 설계와 방법, 그리고 유사한 모집단을 가지고 있을 때에 요약 통계량이 의미가 있기 때문에 이러한 제한은 중요하다.

메타-분석의 단계는 다음과 같다.

- 관련된 논문을 확인하기 위하여 체계적 조사 전략을 사용한다.
- 각각의 연구를 세심하게 읽는다.
- 각각의 연구의 질과 비교 가능성을 평가한다.
- 메타-분석에 대한 포함 기준을 충족한 모든 연구의 통계 결과를 추출한다.
- 이러한 통계 결과들을 하나의 요약 통계량으로 합성한다.

요약 통계량은 기여한 통계 측도의 다양한 표본크기(sample size)와 신뢰구간(confidence interval)에 대하여 보정하여야 한다. 제 24장에서 메타-분석에 대한 추가적인 정보를 제공하고 있다.

CHAPTER 8

상관성(생태학적) 연구

Correlation(Ecological) Studies

상관성(생태학적) 연구는 노출률(exposure rates)과 질병률(disease rates) 사이의 관계를 조사하기 위하여 모집단-수준의 자료를 사용한다.

목적	여러 모집단에서 노출과 질병의 평균 수준을 비교한다.
주요 연구문제	노출률이 높은 모집단이 더 높은 질병률을 갖는가?
모집단	기존의 모집단-수준 자료가 이용된다. 개인 연구 참여자는 없다.
연구방법을 사용할 때	목적은 모집단-수준 자료를 이용하여 노출과 질병 사이의 가능한 관련성을 찾는 것이다.
필요 조건	토픽은 이전에 개인-수준 자료를 이용하여 조사되지 않았어야 한다.
첫 번째 단계	1. 사용될 수 있는 자료를 선택한다. 2. 분석에 포함될 변수를 결정한다.
주의하여야 할 점	생태학적 오류(The ecological fallacy) 한정된 출판 장소(Limited publication venues)
핵심 통계 측도	상관계수(Correlation)

■ 그림 8-1 상관성(생태학적) 연구의 핵심 특성

8.1 개요

- 경화증(multiple sclerosis)을 갖는 성인의 비율이 적도로부터 멀리 떨어진 나라에서 더 높은가?
- 당뇨병(diabetes)에 대한 유병률이 비만이 많은 지역에서 더 높은가?
- 천식(asthma)의 비율이 공기 오염 수준이 높은 도시에서 더 높은가?

이러한 문제들은 상관성 연구를 이용하여 조사할 수 있다. “생태학적 연구(ecological study)” 또는 “집단 연구(aggregate study)”라고 불리기도 하는 **상관성 연구**(*correlational study*)는 두 개 이상의 집단 특성 사이의 연관성을 찾기 위하여 모집단-수준의 자료(population-level data)를 이용한다(그림 8-1).

거의 대부분의 경우 기존의 자료들이 상관성 연구를 위해 사용될 수 있기 때문에 성공을 위한 열쇠는 관심이 있는 변수들에 대한 비교 가능한 정보를 포함하고 있는 자료들을 확인하는 것이다. 모든 관심이 있는 변수들에 대한 정보는 장소와 시간에 따라 집단화될 수 있는 적정한 수의 모집단에 대하여 이용할 수 있어야 한다. 예를 들어, 장소에 기초한 모집단은 국제 연합(United Nations)에 속해 있는 모든 나라, 미국의 50개 주, 영국에서 가장 큰 20개 대도시 지역, 미시간 주에 있는 모든 카운티, 또는 뉴욕시에서 임의로 추출한 인구조사 표준지역(census tracts) 등으로 구성되어야 한다. 시간에 기초한 모집단은 하나 이상의 장소에 기초한 모집단으로부터 과거 수십년의 역사적 자료(historical data)를 사용할 수 있어야 한다.

8.2 상관성 연구를 위한 자료

대부분의 연구에서 조사되어지는 적어도 하나의 모집단의 특성은 **노출**(*exposure*)로 지정되거나 **결과**(*outcome*) 또는 질병(disease)으로 지정된다. 상관성 연구에서 사용되는 대부분의 노출과 결과는 각각의 모집단에서 특정 특성을 갖는 비율 또는 모집단에서의 변수에 대한 평균값과 같이 자료를 종합한 형태이다. 예를 들어, 노출은 적어도 12년의 교육을 받지 않은 30세 이상 성인의 비율, 모집단에서의 평균 수입, 또는 연령의 중위수(median age)일 수 있다. 그렇지 않으면, 노출 변수는 전체 모집단에 대하여 아주 일관적인 환경적 측도를 나타낼 수도 있다. 환경적 측도는 주어진 연도에 비가 온 날의 수 또는 일 년 중 가장 더운 달의 한낮동안의 평균 자외 복사 지수(ultraviolet radiation level) 등이 될 수 있다. 성인에 있어 비만의 유병률 또는 천식에 의한 연간 사망률(annual mortality)과 같이 질병에 대하여 측정될 수도 있다.

모집단	노출 1	결과 1
A	48.2	14.1
B	65.1	17.0
C	37.8	14.9

■ 그림 8-2 표본 자료 표

생태학적 자료(ecological data)에 대한 통계 분석을 시행하기 전에, 자료는 스프레드쉬트(spreadshhet)에 입력되어야 한다. 각각의 모집단은 스프레드쉬트의 각 행(row)에 배정되어 진다. 노출과 질병은 각 열(column)에 배정된다. 자료는 각 열의 칸(cell)에 채워진다. 그리고 자료를 정확한 모집단에 대하여 정렬한다(그림 8-2).

분석은 자료가 한 시점에서 비교 가능할 경우에만 타당성이 있을 것이다. 여러 개의 자료들이 사용되거나 자료가 긴 시간동안 수집되었다면, 노출과 질병에 대한 정의가 모집단에 따라 다를 수 있다. 일부 모집단에서는 다른 모집단과 비교되어야 할 노출과 질병이 일관성있게 낮게 측정되거나 일관적으로 과-진단(over-diagnosed)되기도 한다. 잠재적 비교가능성의 부족 때문에 연구자들은 생태학적 상관성을 아주 보수적으로 해석하여야 한다.

8.3 분석: 상관성

산점도(scatter plot)는 상관성을 설명하기 위하여 사용된다. 각 점은 연구에서 한 모집단을 나타낸다. 노출은 *x*축에 표시하고, 결과 또는 질병은 *y*축에 표시한다(그림 8-3).

- 모든 점들이 직선에 가깝게 위치하고 있을 때, 상관성은 아주 강하다.
- 점들이 정확하게 선형은 아니지만 경향에 대한 직선을 그릴 수 있을 때, 상관성은 보통 또는 중간이다.
- 점들이 임의적으로 위치하고 있으며 명백한 직선을 그릴 수 없을 때, 상관성은 약하거나 존재하지 않는다.
- 높은 수준의 노출이 높은 수준의 질병 비율과 연관되어 있다면, 직선의 기울기는 양의 값(positive)을 갖는다.
- 높은 수준의 노출이 낮은 수준의 질병 비율과 연관되어 있다권, 직선의 기울기는 음의 값(negative)을 갖는다.

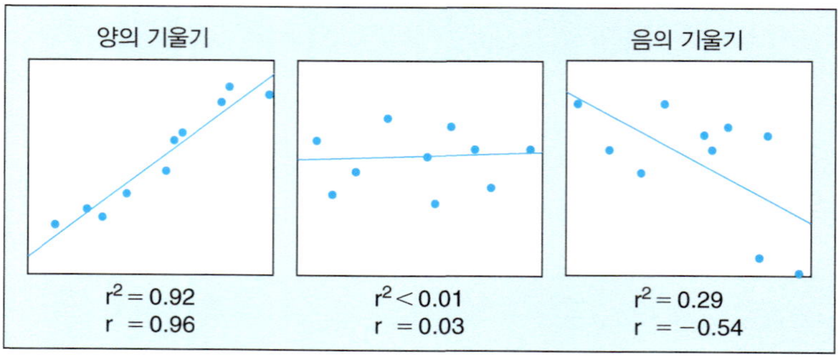

■ 그림 8–3 상관성

연속형 변수(continuous variables)와 수를 직선에 표시할 수 있는 응답 값을 갖는 변수에 대해서는 피어슨 상관계수(Pearson correlation coefficient, *r*)를 이용하여 상관성을 계산할 수 있다. 응답 값에 대해 순위를 할당하거나 순서화된 범주를 갖는 변수에 대해서는 스피어만 순위 상관계수(Spearman rank-order correlation coefficient)를 이용한다(대부분의 통계 프로그램에서는 문자 *r* 또는 그리스 문자 ρ로 나타낸다). 두 검정 방법 모두에 대하여, *r*은 −1부터 1 사이의 값을 갖는다. $r=-1$은 모든 점 들이 음의 기울기를 갖는 직선 위에 정확하게 위치하고 있는 경우이다. $r=1$은 모든 점 들이 양의 기울기를 갖는 직선 위에 정확하게 위치하고 있는 경우이다. 상관계수 *r*이 0일 때, 노출과 결과 사이에는 아무런 연관성도 가지고 있지 않다. [제 27장에서 피어슨 상관분석과 같은 **모수 검정**(*parametric tests*)과 스피어만 순위 상관분석, 켄달의 순위상관(Kendall's rank correlation, *r*)과 같은 **비모수 검정**(*nonparametric tests*)의 차이를 설명한다.]

두 개 이상의 변수 들 사이의 연관성은 r^2로 보고되어 질 수 있다. r^2은 연관성의 방향을 나타내지 않고 상관성이 얼마나 강한가를 보여준다. r^2은 0부터 1사이의 값을 갖는다. 상관성이 없다면 r^2는 0이고 완벽한 상관성은 가지면 r^2은 1이다.

때때로 세 개 이상의 변수 들을 비교하거나 목표가 다른 변수의 영향을 통제하거나 보정한 상태에서의 두 변수 사이의 관계를 알아보기도 한다. 이러한 경우에 연관성을 평가하기 위하여 선형회귀모형(linear regression model)이 사용된다(제 28장).

상관성의 측도는 내적상관성에 대한 검정과는 차이가 있다. **내적상관성**(*intercorrelation*)에 대한 검정은 조사도구의 일부인 두 개 이상의 관련된 변수들이 동일한 값에 대한 다양한 측면을 어떻게 측정하는가를 조사한다. 예를 들면, 크론바 알파(Cronbach's α)와 KR−20(Kuder−Richardson Formula 20)은 설문지의 문항들 사이의 내적 일치도(internal consistency)의 측도이다. 내적상관성의 검정은 조사 도구의 신뢰도(reliability)를 조사하며, 두 개 이상의 독립변수들 사이의 상관성 검정과 동일하지 않다. 생태학적 연구에서는 내적 상관성이 아니라 상관성으로 평가되어진다.

8.4 연령 보정

때로는 비교하여야 할 모집단들이 아주 다른 연령 구조를 가지고 있을 수 있다. 예를 들어, 하나 이상의 모집단들이 다른 모집단보다 아주 어리거나 많은 나이를 갖고 있을 수 있다. 그렇다면, 모집단들 간의 명확한 비교를 위하여 연령 보정(age adjustment)이 필요할 것이다. **직접 연령보정**(*Direct age adjustment*)을 위해서는 각 모집단에서의 연령 집단에 따른 노출과 질병의 비율을 알아야만 한다. 노출과 질병의 비율은 표준화 모집단(standardized population)에 적용되고, 연령이 보정된 요약 모집단 비율이 비교하고자 하는 모든 모집단에 대하여 계산되어진다. 간접 **연령보정**(*Indirect age adjustment*)은 연령 분포(age distribution)는 알지만, 노출과 질병에 대한 연령-특수 비율(age-specific rates)은 알지 못하는 모집단을 비교할 때 사용될 수 있다.

8.5 생태학적 오류 피하기

상관성 연구는 개인을 비교하는 것이 아니라 집단을 비교한다. 분석에는 개인-수준의 자료는 포함되지 않으며, 단지 모집단-수준의 자료만이 포함된다. 모집단-수준의 연관성을 개인에게 잘못 귀속시키는 것을 **생태학적 오류**(*ecological fallacy*)라고 부른다. 이러한 오류는 피해져야만 한다. 어떤 것에 대한 노출 비율이 높은 **모집단**(*population*)이 노출 비율을 낮은 모집단(population)보다 질병의 비율이 높다고 하더라도, 모집단에서 높은 수준의 노출을 갖는 **개인**(*individuals*)이 반드시 질병을 갖는다는 것은 아니다. 모집단에서 개인의 경험은 모집단의 평균으로부터 유의하게 차이가 있을 수 있다. 예를 들면, 평균 체질량 지수(average body mass index, BMI)가 높은 지역에 속해 있는 어떤 개인은 비만할 것이다 또는 평균 체질량 지수가 낮은 지역에 속해 있는 개인은 비만하지 않다라고 가정하는 것은 옳지 않다. 그러나 모집단에서 경향을 확인하고 개인에서 관심이 있는 특성들 사이의 관련성을 검정하기 위한 개인-수준 연구의 가설을 정립하기 위하여 이러한 관찰치를 이용하는 것은 적절하다. 상관성 연구는 연관성에 대한 가설을 정립하기 위한 유용한 시작점이기는 하지만 질병에 대한 위험요인을 최종적으로 확인할 수는 없다.

CHAPTER 9

환례군 연구

Case Series

환례 보고(case report)는 한 명의 환자를 기술한다. 환례군 연구(case series)는 동일한 질병 상태나 동일한 절차를 경험한 두 명 이상의 환자에 대하여 기술한다.

목적	질병을 가진 개인 집단을 기술한다.
주요 연구문제	연구모집단에서 환례의 핵심 특성은 무엇인가?
모집단	연구에서 모든 사람은 동일한 질병을 가지고 있거나 동일한 절차를 경험해야만 한다.
연구방법을 사용할 때	환례의 자료를 이용할 수 있지만, 비교 집단이 요구되지 않거나 이용할 수 없을 때
필요 조건	적절한 환례의 자료를 이용할 수 있어야 한다.
첫 번째 단계	1. 분석에서 제공할 수 있는 새롭고 중요한 정보가 무엇인가를 경시하여야 한다. 2. 환례 자료를 확인한다. 3. 환례 정의를 부여한다. 4. 기술하려고 하는 연구모집단의 특성을 결정한다.
주의하여야 할 점	일반화의 결여
핵심 통계 측도	기술통계량(descriptive statistics) 만이 요구된다.

■ 그림 9-1 환례군 연구의 핵심 특성

9.1 개요

환례군 연구(*case series*)는 특정 질병을 갖는 개인 집단을 기술한다(그림 9–1). 환례군 연구는 연구자가 환례의 적절한 자료에 접근할 수 있을 때, 그리고 이러한 환례들에 대하여 기술하는 것에 주목하지 않을 수 없는 이유가 있을 때만 가능하다. 이 연구방법은 다음의 경우에 유용하게 사용될 수 있다:

- 동일한 질병의 징후(signs)와 증후군(syndromes)을 갖는 집단의 특성과 유사성을 기술하고자 할 때
- 새로운 증후군을 확인하고 환례 정의(case definition)를 정제하고자 할 때
- 전형적인 질병의 진행과정을 명확하게 하고자할 때
- 추후 연구를 위한 가설을 개발하고자 할 때

몇몇의 환례군 연구는 단지 몇 명의 연구 참여자들이 요구되어지지만. 수 백명의 사람들이 포함된 환례군 연구도 있을 수 있다.

9.2 환례 정의

환례 연구를 수행하는 연구자는 관심이 있는 하나의 질병을 선택하고 연구에서 새롭고 관심이 있는 것이 무엇인지 결정하고 적절하게 이용 가능한 환례들에 대한 자료를 확인하여야 한다. 다음 단계는 포함 기준과 배제 기준을 판독할 수 있는 명확한 환례 정의(case definition)를 하는 것이다. 연구 참여자들은 ICD 코드(즉, 국제질병분류(International Classification of Disease)에 기초한 진단)를 사용하는 병원으로부터 선정할 수 있다. 그렇다면, ICD 번호(ICD number)는 환례 정의의 한 부분일 수 있다. 그러나 코드 자체만으로 포함 기준과 배제 기준 모두를 정하기는 충분하지 않다. 좀 더 포괄적인 환례 정의는 병명 기술(disease description)과 관련된 사람, 장소, 시간의 특성이 포함될 것이다(그림 9–2). 또한 환례 정의는 연구방법이 유행(epidemic)을 조사하는데 사용되지 않더라도 질병 발생의 조사에서는 필수적이다.

9.3 특정 고려사항

환례군 연구는 설문지나 질적 기법을 사용하여 환례의 경험에 대하여 환례 면접한 자료를 기본으로

범주	예 1	예 2
질병/절차 (Disease/Procedure)	백일해(Whooping cough) (ICD-10 코드 A37)	간 이식 (Liver transplantation)
사람 (Person)	백일해로 확진된 사람, (병원 시료로부터 백일해균(Bordatella pertussis) 격리를 받은 급성 기침이나 발작성의 기침을 동반한 2주 이상의 기침으로 정의된 백일해) 또는 후에 기침하고 구토하는 사람, 실험실에서 백일해로 확진된 환례와 접촉한 사람	첫 번째 간이식이 아닌 사람과 여러 장기를 이식받은 사람을 제외한 성인 환자(이식을 받았을 때 18세 이상)
장소 (Place)	환자의 진단이 (모든 백일해의 진단을 신고를 요구하는) Big City Health Department에 보고되는 Big City에 거주하는 사람	Okaville Regional University Medical Cenetr의 이식외과에서 수술받은 환자
시간 (Time)	2011년 1월 1일부터 3월 31일 사이에 병원 진료를 위해 처음 병원에 내원한 환자	2000년 1월 1일부터 2008년 12월 31일 사이에 간이식을 받은 사람으로 간이식 후 최소 2년 이상 추적관찰된 환자

■ 그림 9-2 표본 사례 정의

한다. 자료는 연구 참여자들의 진료기록을 검토함으로써 보충하고 확정할 수 있다. 대안적으로 환례 연구는 단지 환자의 진료 차트를 검토하여 얻은 2차 자료(secondary data)에 기초할 수도 있다.

진료기록이 자료 수집 과정의 한 부분으로 협의 되었다면, 진료기록으로부터 정보를 추출하는 것을 안내할 수 있는 설문지를 만드는 것이 도움이 될 수 있다. 환자 차트에 의존하는 것에 대한 제한점 중 하나는 진료기록이 조사 시점에서 임상과 관련된 정보만을 포함하고 있다는 것이다. 환자 파일에서의 진료 정보는 연구 목적으로 기록된 것이 아니므로, 기록들은 연구자들이 알고 싶은 모든 정보를 포함하지 않는다. 관련된 징후나 증후군, 환자에 대한 언급이나 임상적 관찰이 적으면 적을수록 내용이 기록되지 않는다. 그 결과로써, 증후군이나 병력(history)에 대한 특정 내용의 결여가 반드시 노출되지 않았다는 것을 의미하지는 않는다. 단지 기록되지 않았을 뿐이다. 연구 프로젝트의 분석과 해석 단계에서 연구자는 결측 정보(missing information)의 양과 형태에 대하여 주의깊게 고려하여야 한다.

환례군 연구는 특정 요구사항이 있다. 모든 환례군 연구는 연구윤리위원회(research ethics committee)의 승인 뿐 아니라 연구 참여자들의 사전 동의(informed consent)와 기존 기록의 조심스러운 사용을 요구한다. 환례군 연구를 하는 연구자들은 연구 참여자들의 신분을 보호하는데 특별한 주의를 기울여야 한다. 이 점은 질병이나 절차가 상대적으로 드문 경우와 지역사회에 친분이 있는 사람이 연구 참여자들을 알 수 있을 만큼 매우 협소한 경우에 중요하다. 대부분의 상황에서는 모든 신분에 대한 잠재적 정보는 출판 전에 삭제되어야 한다. 예를 들어, 영상물(image)은 연구 참여자들의 신분을 밝힐 수 있는 어떤 확인된 흔적도 포함해서는 안 된다. (몇몇의 경우에, 환자들은 잠재적 신분에 대한 정보나 영상이 출판되어지는 것을 허락할 수도 있다.)

9.4 분석

대부분의 환례군 연구들은 단순한 셈(counts)이나 빈도(frequency) 이상의 값을 요구하지 않는다. 그러나 일부의 연구는 이환률(morbidity)이나 사망률(mortality)과 같이 잘 정의된 측도를 사용하는 것이 유익할 수 있다. 예를 들어 **치명률**(*case fatality rate*)은 특정 질병을 가진 사람 중 사망한 사람의 비율이다. (이 값은 일반 모집단에서 특정 기간 동안에 어떤 조건으로 사망한 사람의 비율인 **조 사망률**(*crude mortality rate*)과는 다르다. 또한 모집단에 속한 사람 중에서 특정 원인으로 사망한 사람으로 인해 감소한 모집단 수의 비율을 나타내는 **비례 사망률**(*proportionate mortality rate*)과도 다르다.) 환례 모집단 내의 부모집단들(subpopulations)을 비교할 때 또는 동일한 개인 연구 참여자들에 대하여 사전 사후 측정을 비교할 때 비교 통계 검정이 가능할 수 있다.

많은 환례군 연구가 시차를 가지고 있지는 않지만, 몇몇 환례군 연구는 환자들을 수일, 수개월 또는 수년 동안 추적 관찰한다. 이러한 형태의 연구방법에서는 모든 연구 참여자들이 질병 상태에 대하여 확정되었을 때 코호트 연구(cohort study)가 된다. 제 12장에서 코호트 연구방법에 대하여 설명한다.

CHAPTER 10

단면적 연구

Cross-Sectional Surveys

단면적 연구(cross–sectional surveys)는 한 시점에서 인구집단의 건강 상태에 대한 짧은 정보를 제공한다. 때로는 "유병률 연구(prevalence studies)"라고 불리는 단면적 연구는 "보건의료 분야에서 가장 인기가 있는 연구방법 중 하나이다. 왜냐하면 이 방법은 상대적으로 빠른 시간에 새로운 자료를 모을 수 있기 때문이다."

목적	모집단에서 노출과 질병의 상태를 기술한다.
주요 연구문제	모집단에서 노출과 질병의 유병률은 얼마인가?
모집단	연구 참여자들은 모집단을 대표할 수 있어야 한다.
연구방법을 사용할 때	시간이 한정되어 있거나 예산이 적을 때
필요 조건	노출과 결과는 상대적으로 흔하다. 수백 명의 연구 참여자들을 모을 수 있는 가능성이 높다.
첫 번째 단계	1. 연구가능 모집단을 정의한다. 2. 대표할 수 있는 표본을 모으기 위한 전략을 수립한다. 3. 자료 수집을 위해 사용될 수 있는 방법을 결정한다.
주의하여야 할 점	연구모집단의 대표성이 없다.
핵심 통계 측도	유병률(Prevalence)

■ 그림 10–1 단면적 연구의 핵심 특성

10.1 개요

유병률 연구(prevalence study)라고도 불리는 **단면적 연구**(*cross-sectional surveys*)는 모집단에서 특정 노출이나 질병을 갖는 비율을 측정한다. 측정은 모집단을 대표할 수 있는 표본에 대하여 한 시점에서 이루어진다(그림 10–1). 단면적 연구는 다음과 같은 경우에 사용된다:

- 지역사회를 기술할 때
- 인구집단의 욕구를 평가할 때
- 프로그램을 평가할 때
- 장기관찰 연구 시작 전 기초 자료를 수집할 때

10.2 대표 모집단

어떤 방법이던 간에 단면적 연구는 가장 간단한 연구 설계를 사용한다. 연구자는 수백 명의 사람들에게 간략한 설문지를 조사하고 자료를 분석한다. 그러나 매우 중요한 필요 조건이 있다: 연구 참여자들은 모집단을 대표할 수 있는 타당성을 가지고 있어야 한다. 연구자들은 조사를 완성하기 위해 단순히 친구, 축구 경기를 보러온 팬이나 척추지압병원에 온 사람들을 대상으로 질문할 수 없으며, 이러한 조사로부터 얻은 결과를 모든 주민으로 일반화해서는 안된다. 만약 결과가 모든 지역 또는 다른 모집단의 프로필(profile)을 반영하는 것이 목적이라면 연구의 표본추출 전략은 다양한 도시를 대상으로 모집단을 모아야 한다.

제 16장에서 단면적 연구를 위한 모집단에 대한 자세한 정보를 제공할 것이며, 제 17장에서 얼마나 많은 수의 표본이 필요한가에 대하여 설명할 것이다.

10.3 분석: 유병률

단면적 연구는 한 시점에서 잘 정의된 모집단의 다양한 인구학적 특성, 노출 경력과 질병 상태의 유행을 측정한다. 단면적 연구의 결과를 보고하는 가장 일반적인 방법은 단순하게 유병률(prevalence rate)을 보고하는 것이다. 유병률은 조사 시점에서 주어진 속성을 갖는 모집단의 비율이다.

비교 가능한 측도를 사용할 수도 있다. 예를 들면, 유병률 비(prevalence ratios)는 두 모집단에서의 유병률의 비를 계산하여 두 모집단에서의 특성에 대한 유병률을 비교한다.

단면적 연구는 시차(time dimension)를 가지고 있지 않기 때문에, 인과관계(causality)를 평가하는데 사용할 수는 없다. 단면적 연구는 노출이 질병과 "연관된(associated)" 또는 "관련된(related)"이라고 말할 수는 있지만, 노출이 질병의 원인이라는 것을 보여줄 수는 없다.

CHAPTER 11

환자-대조군 연구

Case-Control Studies

환자-대조군 연구(case-control studies)는 질병에 대한 위험요인(risk factors)을 규명하기 위하여 특정 질병을 갖는 사람과 갖지 않는 사람의 과거 노출력(history)을 비교한다.

목적	질병을 갖는 사람(환자군, cases)과 갖지 않는 사람(대조군, control)의 과거 노출력을 비교한다.
주요 연구문제	환자군과 대조군은 서로 다른 과거 노출력을 갖는가?
모집단	환자군과 대조군은 질병 상태를 제외하고는 비슷한 특성을 가져야 한다.
연구방법을 사용할 때	질병이 비교적 흔하지 않을 때, 또는 환자군에 대한 자료를 이용할 수 있을 때
필요 조건	환자군의 자료를 이용할 수 있어야 한다.
첫 번째 단계	1. 환자군의 자료를 확인한다. 2. 환자군 정의를 부여한다. 3. 어떤 형태의 대조군이 연구에 적절한지 결정한다. 4. 환자군과 대조군을 짝지을 것인가를 결정한다.
주의하여야 할 점	회상 바이어스(Recall bias)
핵심 통계 척도	비차비(odds ratio, OR)

■ 그림 11-1 환자-대조군 연구의 핵심 특성

11.1 개요

환자 대조군 연구(*case-control study*)에서 개인 연구 참여자들은 질병 상태에 기초한 연구의 포함 기준에 따라 선정된다. 관심이 있는 질병을 가진 연구 참여자들은 **환자군**(*cases*)으로 분류된다. 질병을 갖지 않은 연구 참여자들은 **대조군**(*controls*)으로 분류된다. 환자군과 대조군 모두 과거 노출에 대한 동일한 질문에 답하게 된다(그림 11-1, 그림 11-2). 환자-대조군 연구는 질병에 대한 위험요인을 확인하는데 가장 좋은 연구방법이다. 환자-대조군 연구는 질병이 상대적으로 흔하지 않고 일반 모집단 연구에서 환자군이 많지 않은 경우에 특히 좋다. 특별한 형태의 통계량—비차비(odds ratio)—이 위험요인인가를 확인하는데 사용되어 진다.

11.2 환자군과 대조군 찾기

환자-대조군 연구는 상당한 규모의 환자군을 필요로 하기 때문에, 첫 번째 단계는 관심이 있는 질병을 갖는 적절하고 이용가능한 개인 자료를 확인하는 것이다. 병원, 전문병원, 내과의원, 공공보건기관, 질병 등록기관과 질병관련 단체들은 연구자가 연구에서 환자 정의를 충족하는 사람들을 확인하는데 도움을 줄 수 있을 것이다.

(자료와 상관없이, 대부분의 상황에서 이러한 기관들은 연구 프로젝트가 적절한 윤리감독 위원회(ethics oversight committee)로부터 승인을 받기 전에는 개인에 대한 어떤 정보도 알려주지 않을 것이다. 정보에 대한 내용이 밝혀졌을 때, 연구자는 연구 참여자들의 잠재적 사생활 보호(privacy)과 개인 정보에 대한 비밀보장(confidentiality)에 최선의 노력을 하여야만 한다.)

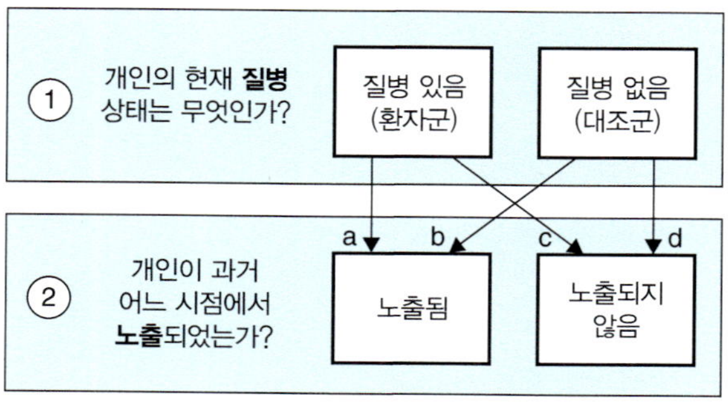

■ 그림 11-2 환자-대조군 연구의 틀
(문자 a, b, c와 d는 그림 11-4에서 보여준 식에 대응한다)

환자군을 선정하는 것과 관련해서는 제 16장에서 더 자세히 설명할 것이다.

모든 환자군은 질병, 불구 또는 건강과 관련된 상태가 동일하여야 한다. 그러므로 환자-대조군 연구에서 다음 단계는 환자군으로 생각되어지는 사람들이 가지고 있는 특성과 가지고 있지 않은 특성이 무엇인가를 정확하게 명시할 수 있는 실제적인 환자 정의(working case definition)를 개발하는 것이다.

이전 연구로부터의 구해진 대상 질병에 대한 진료 지침서와 출판물들은 포함 기준과 배제 기준을 초안하고 개선하는데 유용한 참고문헌이 될 것이다. 환자 정의(case definition)는 사람(person), 장소(place)와 시간(time)의 특성이 포함되어야 한다(그림 9-2).

다음으로, 대조군에 대한 적절한 자료원을 선정하여야 한다. 연구의 목표에 의존하여, 대조군은 다음과 같은 자료원을 대상으로 모을 수 있다:

- 환자군의 친구나 친척
- 관심있는 질병을 갖지 않는 병원 또는 의원의 환자
- 일반 모집단

대조군은 반드시 질병 상태를 제외하고는 모든 면에서 환자군과 유사하여야 한다. 그러므로 질병과 특별하게 관련되어지지 않은 환자군의 포함 기준과 배제 기준이 대조군에서도 적용되어야 한다. 예를 들면, 환자군의 연령대가 25세부터 29세 사이의 남자 성인이라면, 대조군도 반드시 이 연령 집단에서 선정하여야 한다.

환자-대조군 연구에서 대조군 선정에 대한 좀 더 자세한 설명을 제 16장에서 할 것이다.

11.3 짝짓기

설계 과정 초기에, 환자군과 대조군을 어떻게 짝지을 것인가에 대한 결정을 하여야 한다. 짝짓기(*matching*)에 대한 기본적인 세 가지 선택이 있다: 짝짓기하지 않음, 빈도(집단) 짝짓기 [frequency(group) matching]와 짝지은 쌍의 (개인) 짝짓기[matched pair(individual) matching].

일부 연구는 짝짓기를 하지 않는다. 환자군과 대조군에 대한 포함기준과 배제기준이 성별, 연령 집단, 사회경제적 상태와 다른 특성들에 따라 유사하게 분포하는 환자군과 대조군 모집단에서의 결과일 것이라는 것을 단순히 가정한다.

몇몇의 연구는 비교하는 환자군과 대조군 모집단을 확실하게 하기 위하여 몇 개의 변수에 대해 빈도(집단) 짝짓기[*frequency(group) matching*]를 이용한다. 예를 들어, 연구가 병원에 입원한 환자군과 대조군을 이용한다고 하자. 연구자는 각 환자에 대하여 환자와 동일한 기간 동안 입원한 사람, 환자와 동일한 성별을 갖는 사람, 또는 환자와 연령이 ±3세 이내인 사람을 환자 등록 파일로부터 한 명의 대조군으로 선택할 수 있다. 단지 한 명의 유사한 환자를 확인하는 것 이상으로 빈도 짝짓기는 환자군에 대하여 둘, 셋, 또는 많은 대조군을 확인하는데 사용될 수 있다. (환자군과 대조군에 대하여 다른 비를 얻기 위하여 요구되는 표본크기를 추정하는 것은 제 17장에서 설명하고 있다.) 이와 같은 집단 짝짓기에 대하여, 목표는 환자군 모집단과 유사한 대조군 모집단을 모으는 것이다. 분석을 할 때 환자군의 생활은 대조군의 사람들과 동일하지 않다. 그러므로 분석은 짝짓지 않은 환자-대조군 연구에서 사용되는 연구방법과 동일하게 이용된다.

일부 연구들은 짝지은 쌍의 (개인) 짝짓기[*matched-pairs(individual) matching*]를 사용한다. 각 환자는 대조군의 특정 사람과 개인적으로 연결된다. 이 방법은 유전학 연구(genetic study)에서 아주 흔하게 사용된다. 이때 환자는 분석을 위하여 형제자매나 유전적으로 아주 밀접한 친척들과 연결된다. 이러한 종류의 쌍에 대한 방법은 이 장의 마지막에서 논의될 특수한 형태의 분석을 필요로 한다.

빈도 짝짓기와 짝지은 쌍의 짝짓기에 대하여, 과도한 짝짓기(overmatch)를 하지 않는 것이 중요하다. 짝짓기에 사용되는 변수들은 분석하는 동안에 노출로 고려되는 변수로는 고려될 수 없다. 예를 들어, 입원일수, 성별, 그리고 연령에 기초하여 빈도 짝짓기를 했다고 하자. 환자군과 대조군 모집단은 아마도 인위적으로 4월의 동일한 입원 비율, 동일한 성인 남자의 비율과 동일한 평균 연령을 가지게 될 것이다. 이렇게 강제적으로 유사하게 만든 결과로 연구는 환자군이 대조군보다 입원기간, 성인 남성 또는 80대 이상인 사람의 비율에 차이가 있는가를 조사할 수 없다. 짝짓기를 위한 특성들이 많아질수록 짝짓기의 모든 범주를 충족하는 대조군을 찾는 것은 어려울 것이다.

11.4 특정 고려사항

연구 설계에 대한 핵심 결정이 이루어지면, 자료 수집을 위한 계획이 수립되어야 한다(이 책의 3절에서 기술하고 있다). 연구자들은 환자-대조군 연구를 위한 조사 도구를 고안할 때 두 가지 점을 고려해애만 한다.

첫째, 환자-대조군 연구에서 모든 연구 참여자들은 환자군인지 대조군인지 또는 둘 다 아닌지에 대해 확인하는 질문에 답하도록 하여야 한다. 질문은 반드시 확정된 환자군과 대조군만이 분석에 포함될 수 있다는 것을 확인하여야 한다. 환자군과 대조군으로 생각되어 지는 것이 무엇인가에 대한 엄격한 정의를 충실히 지키는 것이 **분류오류**(*misclassification bias*)의 위험을 최소화한다.

둘째, 연구자들은 환자군과 대조군이 과거에 대한 기억을 하는 것이 어려울 때 나타나는 **회상 바이어스**(*recall bias*)의 위험을 알아야 한다. 이러한 형태의 위험은 환자-대조군 연구에서 특히 중요하다. 연구 참여자들은 노출이 언제 일어났는지에 대하여 서류로 확인되지 않는 아주 먼 과거의 사건을 기억해야하는 질문을 받는다. 환자군은 왜 아팠는가에 대한 질문에 대한 답을 찾을 것이다. 그 결과로, 환자군에서는 참여한 것에 대해 좀 더 생성한 기억을 갖거나 또는 위험하거나 이익이 될 수 있는 것으로 인식되는 행동에 대해 기억하지 못할 수도 있다. 예를 들어, 야맹증(night blindness)에 대한 연구에서 성인 환자군은 어렸을 때 당근을 거의 먹지 않았다는 것을 보고할 수 있다. 이렇게 말하는 것은 당근을 절대 먹지 않았기 때문이 아니라 어렸을 때 비타민 A의 함유가 높은 채소를 많이 섭취했다면 성인에 되었을 때 좋은 시력을 가지고 있었을 것이라고 가정하기 때문이다. 환자군은 어린 시절의 당근 섭취를 과 추정(overestimate)할 수드 있다. 반대로 환자군은 초등학교 시절 점심시간에 매일 당근을 즐겁게 먹었다는 기초적인 기억을 가지고 있을 때 왜 야맹증이 생겼는지에 대해 궁금해 할 수 있다. 현실은 한 달에 한 번만 당근을 먹었을지도 모른다. 반면에 대조군은 나쁜 시력에 대한 위험요인에 대해 많은 것을 생각하지 않을 것이다. 아마도 대조군은 거의 또는 가끔 이라기보다는 자주 당근을 먹었다고 기억할 것이다.

회상 바이어스 때문에, 이 연구는 환자군과 대조군에서 보고된 어린이들의 당근 소비량에 유의한 차이를 발견할 수도 있을 것이다. 이러한 차이는 실제적으로 두 집단의 평균 식이에 차이가 없을 때조차 나타날 수 있다. 반대로, 조사는 과거 식이력의 실제적인 차이를 찾아내지 못할 수도 있다. 회상 바이어스가 일어나는 것을 증명할 수 있는 방법은 없지만, 환자-대조군 연구에서의 결과는 차별화된 기억이 결과에 영향을 줄 수 있다는 가능성을 고려하여 조심스럽게 해석되어야 한다.

11.5 분석: 비차비

연구자들은 환자-대조군 연구에서 오즈(odds)와 비차비(odds ratios)의 개념에 친숙해지고 편안해져야 한다. 비차비는 환자-대조군 연구에서 보고되어지기 기대하는 연관성의 측도(measure of association)이다. **오즈**(*odds*)는 베팅(betting)과 관련되었을 때 가장 친숙하다. 경주에서 이길 가능성(이기는 것이 약 50%)과 질 가능성(지는 것이 약 50%)이 같은 말이 “동일 오즈(even odds)” 또는 “오즈=1(odds of 1(50%/50%)”을 갖는다고 말한다. 비슷하게 환자-대조군 연구는 특정 노출을 가질 기회와 갖지 않을 기회를 비교한다(그림 11–3). 연구 참여자의 50%가 노출력(history of exposure)을 갖고 50%는 노출력을 갖지 않는다고 보고된다면, 노출에 대한 오즈는 50%/50%, 또는 1이다. 노출력을 갖는 연구 참여자가 25%이고 노출력을 갖지 않는 연구 참여자가 75%라면, 오즈는 25%/75%, 또는 0.33이다. 만약 과거에 노출되었다고 보고된 사람이 2%이고 노출되지 않았다고 보고된 사람이 98%라면 오즈는 2%/98%, 또는 0.02이다.

환자–대조군 연구는 주요한 연관성의 측도로 환자군에서의 노출의 오즈와 대조군에서의 노출의 오즈의 비를 사용한다. 이 값을 **비차비**(*odds ratio, OR*)라고 부른다. 그림 11–4는 환자–대조군 연구에 대한 2×2 표를 보여주고 있다. 2×2 표는 두 개의 이분형(즉 예/아니오) 변수(dichotomous variables)를 비교한다. 짝짓지 않은 환자–대조군 연구에 대한 2×2 표에서, 열(column)은 질병 상태(환자군=예, 대조군=아니오), 행(row)은 노출 상태(노출됨=예, 노출되지 않음=아니오)를 나타낸다. 이 연구에서 모든 연구 참여자들은 네 개의 결과 칸 중 하나에 할당된다: (a) 노출력

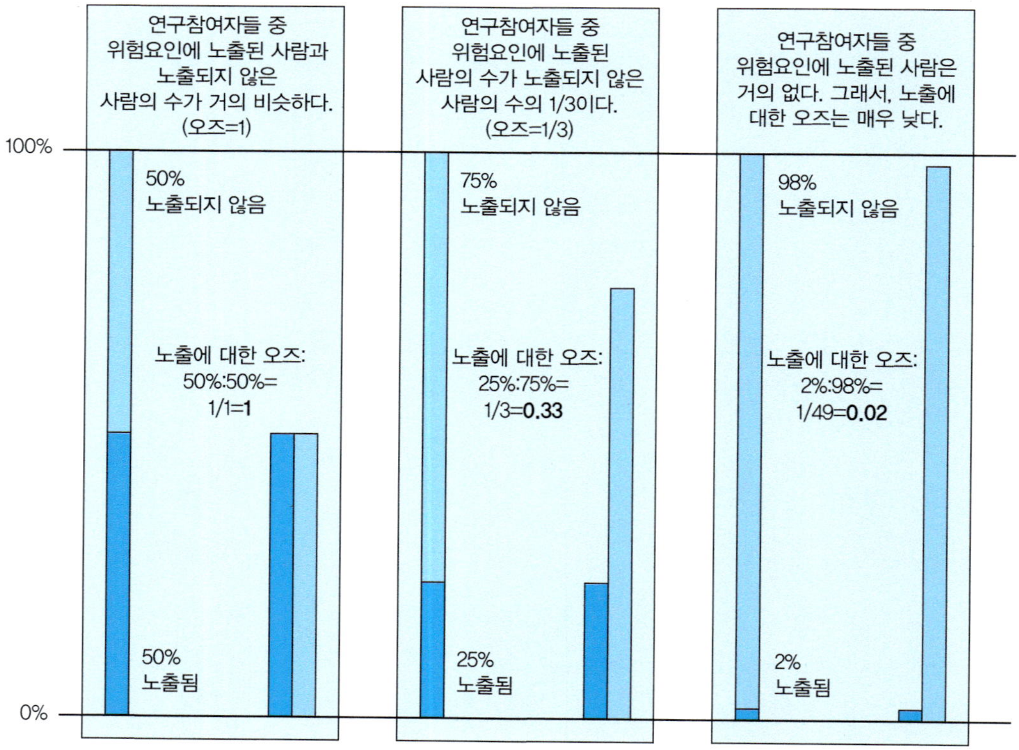

■ 그림 11–3 오즈(odds)

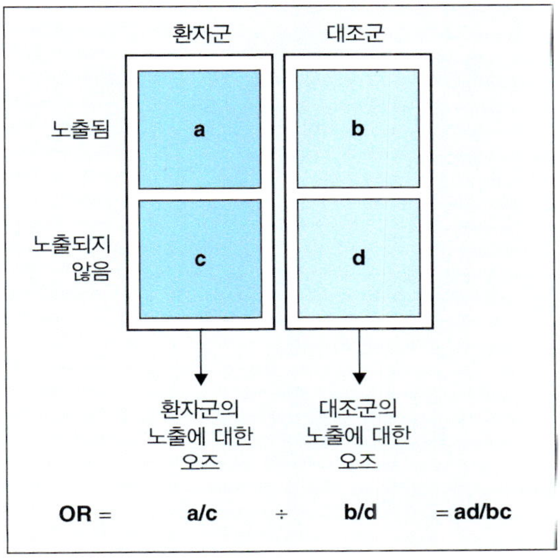

■ 그림 11-4 비차비(Odds Ratio)

을 가진 환자군, (b) 노출력을 가진 대조군, (c) 노출력을 갖지 않는 환자군, 그리고 (d) 노출력을 갖지 않는 대조군. 이 연구에서 환자군의 총 수는 a+c이고 대조군의 총 수는 b+d일 것이다.

환자군에 있어 노출에 대한 오즈는 노출된 환자군의 수(a)를 노출되지 않은 환자군의 수(c)로 나눈 값이다. 대조군에서 노출에 대한 오즈는 노출된 대조군의 수(b)를 노출되지 않은 대조군의 수(d)로 나눈 값이다. (a÷c)/(b÷d)의 비차비에 대한 식은 다음과 같이 간단하게 표현할 수 있다.

$$OR = \frac{ad}{bc}$$

- 노출에 대한 오즈가 환자군과 대조군에서 같다면, 비차비(OR)=1이다.
- 비차비(OR)가 1보다 크다면, 환자군에서의 노출의 오즈가 대조군보다 더 크다는 것이고, 노출이 위험하다는 것을 의미한다.
- 비차비(OR)가 1보다 작다면, 환자군에서의 노출의 오즈가 대조군보다 더 작다는 것이고, 노출이 보호적이라는 것을 의미한다.

95% 신뢰구간(confidence interval)은 비차비(OR)가 통계적으로 유의한가를 보여준다(그림 11-5).

- 95% 신뢰구간이 비차비 OR=1을 포함하고 있다고 하자. 이러한 값은 신뢰구간의 하한(lower

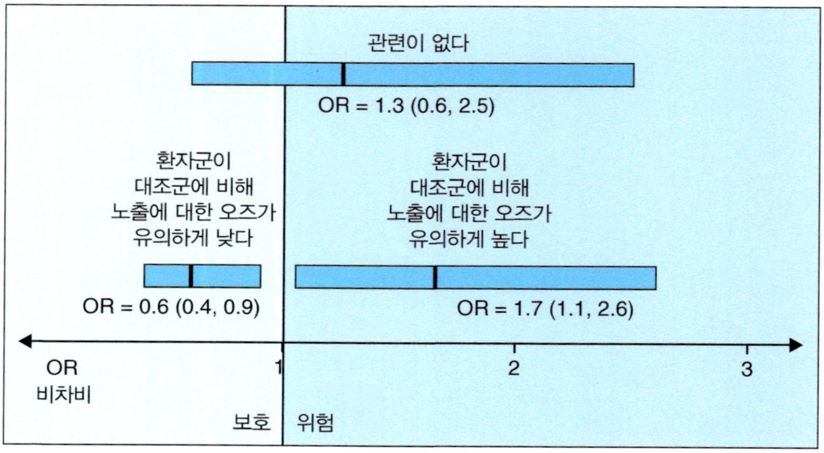

■ 그림 11–5 95% 신뢰구간에 기초한 비차비에 대한 해석

end)이 1보다 작고(노출이 보호적이라는 것을 나타낸다), 상한(higher end)이 1보다 큰 경우(노출이 위험하다는 것을 나타낸다)에 나타난다. 이러한 상황에서는 비차비(*OR*)는 통계적으로 유의하지 않다고 말하며, 노출과 질병 사이에는 어떤 연관성도 존재하지 않는다고 생각할 수 있다.

- 95% 신뢰구간이 모두 1보다 작은 범위에 있다면, 비차비(*OR*)는 통계적으로 유의하며 노출이 질병에 대해 예방적이라고 생각할 수 있다.
- 95% 신뢰구간이 모두 1보다 큰 범위에 있다면, 비차비(*OR*)는 통계적으로 유의하며 노출이 질병에 대해 위험하다고 생각할 수 있다.

a, b, c, d에 대한 값이 입력되면 비차비 *OR*(값 *ad/bc*)에 대한 점 추정치(point estimate)와 이에 대응하는 95% 신뢰구간을 계산하는데 컴퓨터와 인터넷에 기반한 통계 프로그램을 이용할 수 있다. 그림 11–6에서 결과물의 표본을 보여주고 있다. 하나의 예는 비차비가 1.588이고 95% 신뢰구간이 (1.027,2.453)이다. 이는 노출이 위험하다는 것을 내포하고 있다. 다른 예에서 비차비는 1.158이고 95% 신뢰구간은 (0.650,2.066)이었다. 95% 신뢰구간이 1을 포함하고 있기 때문에 연관성은 통계적으로 유의하지 않다. 이 예에서 올바른 결론은 노출과 질병 사이에는 연관성이 없다는 것이다.

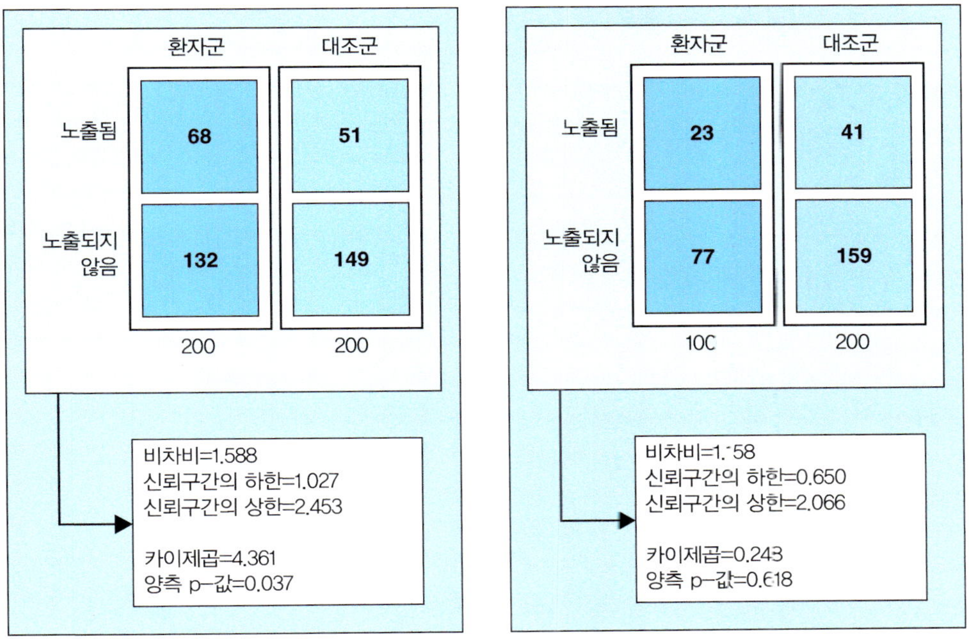

■ 그림 11-6 비차비 계산의 예

환자-대조군 연구에 대해서, "노출된 군이 노출되지 않은 군에 비해 질병의 비율이 더 높다(또는 더 낮다)."라고 말하는 것은 옳지 않다. 왜냐하면 노출군과 비노출군에서의 질병의 비율은 알려져있지 않기 때문이다. 환자-대조군 연구에서 연구 대상자들은 질병을 가지고 있거나 가지고 있지 않기 때문에 모집된다. 통상적으로 환자-대조군 연구는 환자군이 연구모집단으로부터 지역사회에서 1% 미만이 추출되었더라도 연구 참여자들의 50%가 환자군이다. 그 결과로써, 연구 참여자들이 추출된 지역사회 내에서 노출된 사람 중 질병을 가진 사람이 1% 미만인 경우에도 **연구모집단**(*study population*) 내의 노출된 사람 중 질병을 가진 사람이 70%일 수 있다. 일반적으로 연구모집단이 전체 지역사회를 대표할 수 없기 때문에, 환자-대조군 연구는 노출군과 비노출군에서의 질병의 비율을 계산할 수 없다.

그러나 환자-대조군 연구는 질병을 가진 사람과 갖지 않은 사람들 사이의 오즈를 조사할 수 있다. 환자-대조군 연구에 대하여, 목표로 하는 방향은 질병 상태로부터 노출력까지, 그리고 위험도(risks) 또는 비율(rates)보다는 오즈(odds)라는 것이다. 그러므로 결과를 적는 것은 "환자군이 대조군보다 더 높은(또는 더 낮은) 노출에 대한 오즈를 가지고 있다."이다.

11.6 짝지은 환자-대조군 연구

개인적으로 짝지은 환자-대조군 연구들은 짝지은 쌍에 대한 비차비의 계산을 필요로 한다. 이 경우 동일한 노출력이나 다른 노출력을 갖는 환자군과 대조군의 쌍이 얼마나 되는가를 보여주는 특별한 종류의 표를 사용한다(그림 11-7). 짝지은 쌍에서 환자군과 대조군이 모두 노출력을 갖거나 갖고 있지 않을 때, 이러한 경험을 갖는 쌍을 **일치 쌍**(*concordant pair*)(칸 a와 d)이라고 부르며, 이 값들은 노출과 질병 사이의 잠재적 관계에 대한 유용한 정보를 제공하지 못한다. 그러나 쌍에 대한 노출력이 **불일치**(*discordant*)(칸 b와 c)한다면, 이 값들은 노출이 질병에 대해 위험한지 보호적인지에 대한 의미를 제공한다.

환자군에서는 노출되고 대조군에서는 노출되지 않은 쌍의 수(b)와 대조군에서는 노출되고 환자군에서는 노출되지 않은 쌍의 수(d)의 비(ratio)를 이용하여 특별한 형태의 비차비에 대한 추정치를 제공한다.

- *b/c*가 1보다 크고 95% 신뢰구간(일치 쌍을 포함하여 그림에 있는 모든 네 범주를 이용하여 계산한다)이 1을 포함하지 않는다면, 환자군에서의 노출이 대조군에서의 노출보다 더 많을 것이다. 이는 노출이 위험하다는 것을 의미한다.
- *b/c*가 1보다 작고 95% 신뢰구간이 1을 포함하지 않는다면, 환자군에서의 노출이 대조군에서의 노출보다 더 적을 것이다. 이는 노출이 보호적이라는 것을 의미한다.

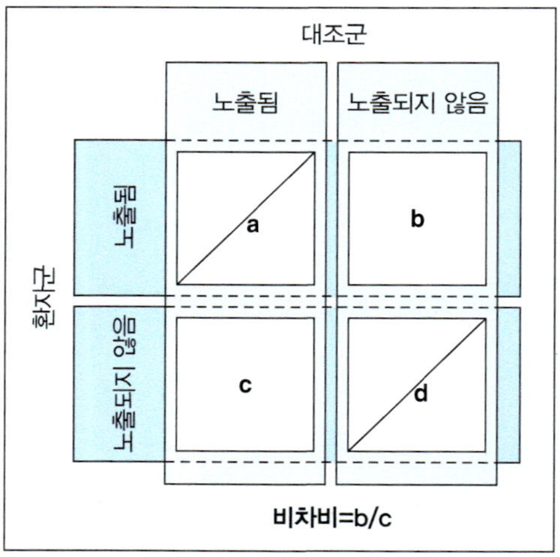

■ 그림 11-7 짝지은 쌍의 비차비

- 95% 신뢰구간이 1을 포함한다면, 질병과 노출 사이에는 연관성이 존재하지 않는다.

개인적으로 짝지은(짝지은 쌍) 환자–대조군 연구를 어떻게 분석하는가에 대한 추가적인 정보는 짝지은 쌍에 대한 연구방법과 분석에 대하여 특별히 설명하고 있는 참고문헌을 참조해라.

CHAPTER 12

코호트 연구

Cohort Studies

코호트 연구는 새로운 질병이 발생하는 비율을 계산하고 질병에 대한 의험요인을 확인하기 위하여 연구 참여자들을 추적 관찰한다.

연구방법	전향적 또는 후향적 코호트 (Prospective and Retrospective Cohort)	장기 관찰 코호트 (Longitudinal Cohort)
목적	서로 다른 노출력을 가진 사람 들에서 새로운 질병의 비율을 비교한다.	새로운 질병을 찾기 위하여 시간에 따라 인구집단을 추적 관찰한다.
주요 연구문제	노출이 질병의 발생률을 증가시키는가?	노출이 질병의 발생률과 연관성이 있는가?
모집단	연구참여자들은 노출 상태를 제외하고는 비슷하여야 한다. 목표는 새롭게 발생하는 질병을 찾는 것이기 때문에, 연구 시작 시점에서는 관심이 있는 질병을 가지고 있는 사람들이 없어야 한다.	연구참여자들은 연구 시작 후에 수개월 또는 수년 동안 추적 관찰이 가능해야 한다. 연구 참여자들은 모집단을 대표할 수 있어야 한다.
연구방법을 사용할 때	노출이 상대적으로 흔하지 않을 때, 그러나 노출된 개인의 자료를 이용할 수 있을 때	목표는 여러 노출들과 여러 결과를 조사하는 것이고, 시간은 관련이 없다.
필요 조건	노출된 개인의 자료를 이용할 수 있어야 한다.	연구를 위한 적절한 시간과 비용이 있어야 한다.

■ 그림 12-1 코호트 연구의 핵심 특성

연구방법	전향적 또는 후향적 코호트 (Prospective and Retrospective Cohort)	장기 관찰 코호트 (Longitudinal Cohort)
첫 번째 단계	1. 노출된 사람의 자료를 확인한다. 2. 어떤 형태의 노출되지 않은 개인이 비교 집단으로 적절한지 결정한다.	1. 연구가능 모집단을 선정한다. 2. 평가할 노출과 질병을 선택한다. 3. 얼마나 자주 자료를 수집할 것인가를 결정한다. 4. 연구 참여자들의 부담을 최소화하고 혜택과 인센티브를 최대화할 수 있는 전략을 개발한다.
주의하여야 할 점	전향적 연구: 연구참여자 중도탈락(drop-out) 후향적 연구: 결측 기록(missing record)	연구 참여자 중도탈락
	정보 바이어스(information bias): (노출된 참여자는 노출되지 않은 참여자에 비해 질병에 대하여 더 철저히 조사되어지는 바이어스)	많은 정보가 여러 시점에서 모아진다면 잠재적인 자료 관리에 어려움이 있다.
핵심 통계 측도	상대위험도, 발생률비 (relative risk, rate ratio, RR)	상대위험도, 발생률비 (relative risk, rate ratio, RR)

■ 그림 12-1 코호트 연구의 핵심 특성 (계속)

12.1 개요

코호트(*cohort*)는 시간을 따라 추적 관찰되는 유사한 특성을 갖는 사람들의 집단이다(그림 12-1). 보건의료 연구는 여러 가지 형태의 코호트에 기반을 둔 연구방법을 사용한다. 모든 코호트 연구는 측정 시점이 적어도 둘 이상이어야 한다:

- 모든 연구 참여자들의 연구 시작 시점에서의 노출과 질병 상태에 대한 기초 조사
- 기초 조사 이후에 얼마나 많은 연구 참여자들이 새롭게 질병이 발생하였는가를 결정하기 위한 적어도 하나 이상의 추적-관찰 평가(그림 12-2)

정보가 개인들로부터 여러 시점에서 수집되기 때문에, 연구자들은 새롭게 질병이 발생하기 전에 연구 참여자들이 어떤 노출을 가지고 있었는가에 대하여 확실하게 알 필요가 있다. 정보는 잠재적으로 원인이 되는 노출(causal exposure)을 확인하여야 한다.

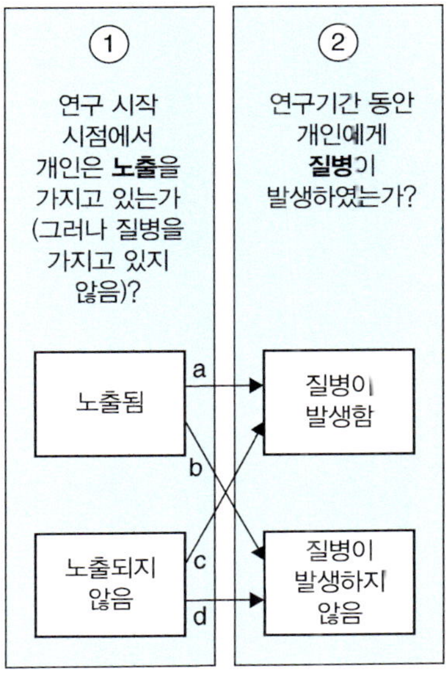

■ 그림 12-2 코호트 연구의 틀
(문자 a, b, c와 d는 그림 12-8에서 보여준 식에 대응한다)

12.2 코호트 연구의 형태

코호트 연구는 여러 가지 형태로 진행할 수 있다. 단순하게 이 장에서는 세 범주의 코호트 연구 설계에 대하여 논의할 것이다: 후향적 코호트(retrospective cohort), 전향적 코호트(prospective cohort) 그리고 장기 관찰 코호트(longitudinal cohort)(그림 12-1). **후향적 코호트 연구**(*retrospective cohort studies*)와 **전향적 코호트 연구**(*prospective cohort studies*)는 모두 노출 상태에 기초하여 연구 참여자들을 모집한다. 연구 참여자들의 한 집단은 특정 노출을 가지고 있다고 알려져 있는 사람들이다. 두 번째 집단은 노출되지 않았다고 알려진 사람들이다. 노출이 흔하지 않을 때 노출 상태를 기반으로 한 연구 참여자들의 모집은 후향적 코호트 연구와 전향적 코호트 연구가 가장 최선의 연구방법이 되도록 한다.

두 형태의 연구에서 두 비교 집단에 속한 사람들은 노출 상태를 제외한 모든 점에서 유사한 특성을 가지고 있어야 한다. 예를 들어:

- 코호트 연구는 어떤 화학 약품에 노출된 산업체 근로자와 화학 약품을 사용하지 않은 농장 근로자를 비교할 수 있을 것이다. 그러나 공장 근로자와 사무실 직원을 비교하는 데에는 유용하지 않을 것이다.

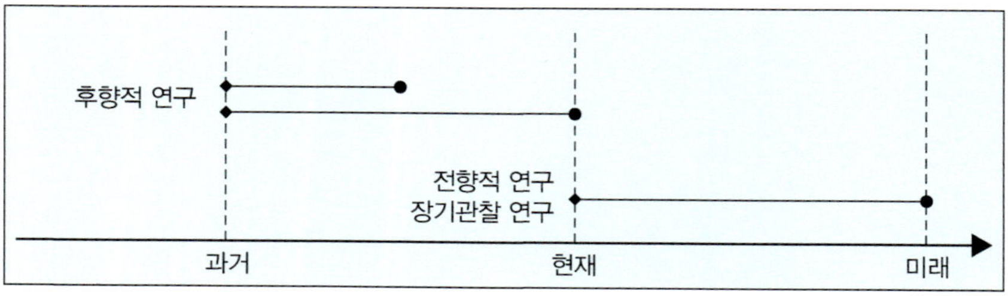

■ 그림 12-3 코호트 연구에서 자료를 수집하기 위한 기초 시점과 추적 관찰 시점

- 코호트 연구는 같은 초등학교에서 혈중 납 수준이 높은 집단과 낮은 집단의 어린이들의 건강 상태를 비교할 수 있다. 그러나 혈중 납에 노출된 학생과 노출되지 않은 학생이 서로 다른 초등학교의 학생이라면, 코호트 연구는 혈중 납 수준의 영향을 조사하는데 유용하지 않다. 관찰된 건강의 차이가 납에 대한 노출이라기보다는 사회경제학적 상태의 차이에 기인할 수 있기 때문이다. 후향적 코호트 연구와 전향적 코호트 연구의 가장 큰 차이는 기초 측정(baseline measurement)을 언제 했는 가이다(그림 12-3).

후향적 코호트 연구는 과거의 어떤 시점에서 수집된 문서화된 기초 정보를 사용한다. 후향적 연구는 출생 기록, 학교 기록, 진료 파일, 직업 자료 또는 수 십년 전의 다른 자료원으로부터 기초 정보를 얻는다. 연구자들은 기초 기록을 나중 기록이나 동일한 사람들로부터 현재 시점에서 직접적으로 얻을 수 있는 정보와 짝을 짓는다. 예를 들어, 후향적 코호트 연구는 동일한 수의 두 청년 집단을 찾아낼 수 있을 것이다: 특정 연도에 특정 병원에서 저 체중으로 태어난 사람들과 동일 연고지 동일 병원에서 정상 체중으로 태어난 사람들. 유사하게, 후향적 연구는 특정 군사배치 지역에서 근무했는지 근무하지 않았는지를 알 수 있는 군대 기록이 있는 장병이 군대에서 제대한 후 사망 원인을 찾아낼 수도 있다.

전향적 코호트 연구는 다른 시간 방향을 갖는다. 전향적 연구는 현재 시점에서의 노출과 결과에 대한 기초 자료를 수집하고 코호트를 미래 어떤 시점까지 추적 관찰한다.

모든 코호트 연구는 질병 발생을 조사하는 것이기 때문에 후향적 연구와 전향적 연구 모두 연구 시작 시점에서는 관심이 있는 결과는 어떤 코호트 구성원에서도 발견되지 않았다는 증거를 보일 수 있어야 한다. 연구 시점 평가 이후의 사망 원인을 찾고자 하는 후향적 코호트 연구는 결과—사망—가 연구 시작 시점의 평가에서 나타나지 않았다는 것을 보여주는 것이 문제가 되지 않는다. 관심이 있는 결과가 연구 시작 시점에서 나타났는지는 모르지만 문서화되지 않은 상태일 때 후향적 연구를 행하는 것은 더욱 매력적일 것이다.

장기관찰 코호트 연구(longitudinal cohort study)는 개인들의 집단을 시간에 따라 추적 관찰하지만 노출 상태에 기초하여 사람들을 모집하지는 않는다. 대신에 연구 참여자들은 잘-정의된 연구가능 모집단의 구성원들을 기반으로 모집된다. 장기 관찰 코호트는 한 도시의 모든 주민, 한 전문 조직을 대표할 수 있는 표본, 또는 동일한 대학으로부터 모집된 학생들의 코호트를 추적 관찰할 수 있다.

개인 연구 참여자들은 여러 가지 노출과 질병에 대하여 연구시작 시점에서 평가되어진다. 관심이 있는 하나 이상의 결과에 대한 발생률(incidence rate)을 알아보기 위하여 시간의 흐름에 따라 추적 관찰되어진다. 장기관찰 연구는 모든 연구 참여자들이 동시에 연구를 시작하고 이후에는 어떤 사람도 연구에 참여할 수 없는 **고정 모집단**(*fixed population*)에서 사용할 수도 있다. 대안적으로, 장기관찰 연구는 연구 참여자가 수시로 연구에 참여하는 것이 가능하거나 중도 탈락자 대신에 연구에 참여하는 **동적 모집단**(*dynamic population*)을 사용할 수도 있다(그림 12-4). 동적 모집단에 대한 추적관찰 기간은 고정된 날짜가 아니라 개인 연구 참여자가 연구에 포함된 날에 기초한다.

시계열 연구(time series studies)와 패널 연구(panel studies)와 같은 여러 가지 다른 형태의 장기관찰 코호트 연구들과 마찬가지로 장기관찰 연구들은 동일한 개인들을 시간에 따라 반복적으로 측정한다. 감시 체계(surveillance system)가 불연속적인 시점이 아니라 연속적인 자료 수집을 이용하여 확장된 기간 동안 모든 모집단을 관찰하는데 사용될 수도 있다. 연속적으로 동일한 사람을 포함할 필요가 있는 것은 아니다. 이러한 형태의 연구들은 장기관찰 코호트 연구방법을 사용하기보다는 일련의 독립적인 단면적 연구를 사용한다.

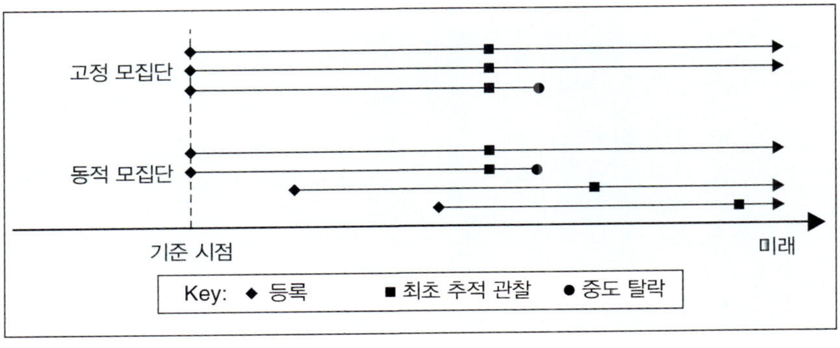

그림 12-4 장기관찰 연구

12.3 특정 고려사항

후향적 연구에 대하여, 첫 번째 단계는 연구시작 시점에서의 자료를 제공할 수 있는 기존에 대한 자료들을 확인하는 것이다. 몇몇의 경우에 기존 기록들은 요구되는 모든 추적관찰 자료를 제공할 수도 있으며 개인들에 대한 접촉이 요구되지 않을 수도 있다. 개인들과의 접촉을 필요로 하는 후향적 연구에 대해서는 과거 기록을 확인하기 위한 접촉 방법을 개발하고 검정하며 합리적인 참여 비율을 갖는 결과를 보여줄 필요가 있을 것이다.

노출 상태에 기초하여 연구 참여자들을 모집하여야 하는 전향적 연구에 대한 첫 번째 단계는 개인들에 대한 두 가지 이용 가능한 자료원을 확인하는 것이다: 하나는 관심이 있는 노출을 가지고 있는 사람들이고, 나머지 하나는 노출을 가지고 있지 않은 사람들이다.

장기 관찰 연구에 대한 첫 번째 단계는 연구가능 모집단을 선정하는 것이다.

대안적으로, 기존 자료에 대한 2차 분석(secondary analysis)을 행하는 것이 목표라면, 첫 번째 단계는 기존 자료원을 확인하는 것이다. 기존 자료에 대한 2차 분석은 두 가지 경우의 연구문제를 조사하는데 가장 비용-효과적인 방법(cost-effective way)이다:

- 완성되거나 계속 진행 중인 전향적 연구와 장기관찰 연구는 관심이 있는 노출과 질병을 평가한다.
- 외부 연구자들이 분석을 위해 전자 자료 파일을 이용할 수 있다.

전향적 연구와 장기관찰 연구에 대하여, 얼마나 자주 자료를 수집할 것인가, 연구를 얼마나 오랫동안 지속할 것인가를 결정하여야 한다. 시간에 따라 추적 관찰한 연구에서 연구기간이 종료되기 전에 연구 참여자들에 대한 추적관찰 손실은 중요한 관심이기 때문에, 연구자들은 연구 참여자들의 부담을 최소화하고 참여에 대한 계속적인 관심을 극대화할 수 있는 전략을 세워야 한다. 몇몇의 연구들은 연구 참여자들에게 무료 의학 검사와 다른 인센티브를 제공함으로써 계속적으로 참여하는 비율을 높일 수 있다. 충분한 동기는 질병을 가진 사람들과 가족들에게 질병의 유의한 영향을 상기시키고 계속적인 참여의 결과로 나타나는 중요한 발견을 알려줄 수 있게 한다.

한번 연구가능 모집단이 확정되면, 이 책의 다음 절에서 기술할 자료 수집을 시작해야 할 시점이다. 코호트 연구에 대한 조사 도구를 개발할 때, 연구 시작시점과 추적관찰 시점에서 모든 연구 참여자들에 대한 노출과 질병 상태를 정리하는 것이 매우 중요하다. 위험요인에 노출된 연구 참여자들이 노출되지 않은 연구 참여자들보다 질병에 대해 보다 세심하게 조사되어질 때 나타나는 정보 바이어스(*information bias*)를 예방하기 위하여 동일한 평가를 완성하여야 한다. 강력한 자료 관리 체계는 연구 참여자들에 의하여 제공되는 정보의 비밀보장을 유지하면서 연구시작 시점 자료와 추적관찰 자료를 연결할 준비가 되어 있어야 한다. 자료 관리는 제 25장에서 설명할 것이다.

12.4 분석: 발생률과 위험비

코호트 연구의 목표는 새로운 질병의 발생을 조사하는 것이다. **발생률**(*incidence rate*)은 특정 기간 동안에 모집단에서 새롭게 질병이 발생한 환자의 수를 연구기간 동안 질병 발생의 위험을 가지고 있는 모집단의 전체 사람 수로 나눈 값이다. 연구기간의 시작점에서 이미 관심이 있는 질병을 가지고 있는 사람들은 새롭게 질병에 걸릴 위험을 가지고 있지 않으므로 분모에서 제외된다(그림 12-5). 예를 들어, 50명을 갖는 모집단에서 1년 동안 질병의 발생률을 조사하는 코호트 연구에서 이미 7명이 이 해 초에 질병을 가지고 있다고 하자. 이러한 경우에, 분모는 50이 아니라 43이 된다. 이 해에 43명 중 4명이 질병으로 진단되었다면, 발생률은 4/43, 또는 1,000명당 93명일 것이다. (발

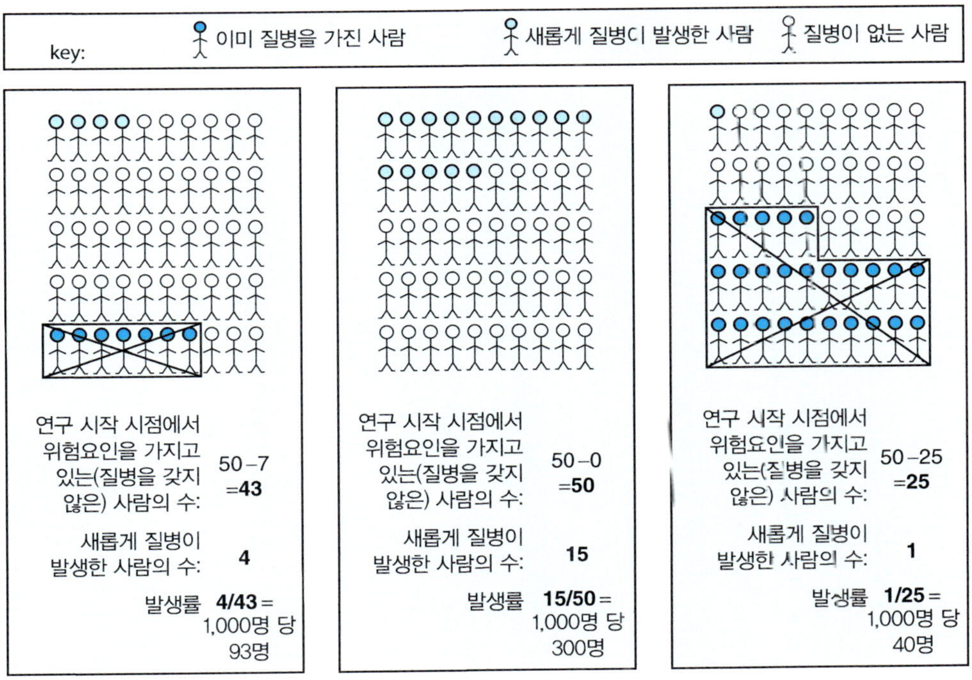

■ 그림 12-5 발생률

생률은 종종 "1,000명 당", 또는 "10,000명 당"의 단위, 또는 더 쉽게 비교할 수 있는 단위로 변환된다.)

몇몇의 코호트 연구들, 특히 동적 모집단을 갖는 코호트 연구와 수년 동안 계속 진행되는 코호트 연구들, 은 분모로 인년(person-time)을 사용한다. 인년(*person-time*)은 서로 다른 관찰기간에 조사된 연구모집단에서 서로 다른 사람들을 설명하는 방법이다. 연구시작 시점에서 10명의 사람들이 모집되었다고 하자(그림 12-6). 4년 후에 10명의 연구 참여자 중에 6명이 여전히 연구에 남아있고 관심이 있는 질병을 가지고 있다고 진단되어지지 않았다. 이 6명의 사람들은 4년 후에 24인년(24 person-years)을 갖는다고 한다. 연구에서 한 사람은 2년 째 진단되고 나머지 한 사람은 4년 째 진단되었다고 하자. 이 두 사람은 연구의 관찰에서 6인년을 갖는다. 그러나 사람들이 질병을 가지고 있다고 진단되고 더 이상 질병을 가질 위험이 없어지면, 발생률을 계산할 때 분모에 인년이 포함되지 않는다. 두 명의 다른 연구 참여자가 연구에서 떠났다. 한 명은 2년까지 관찰되었으나 3년째에는 관찰되지 않고 중도 탈락되었다면, 이 연구 참여자는 2인년을 갖는다. 1년 후에 사망한 또 다른 연구 참여자는 1인년을 갖는다. 전체적으로 4년 후에 10명의 최초 연구 참여자들은 관찰된 33인년에 대해 질병이 발생한 환자는 2명이다. 발생률을 비교하기 위한 발생률비(rate ratio)와

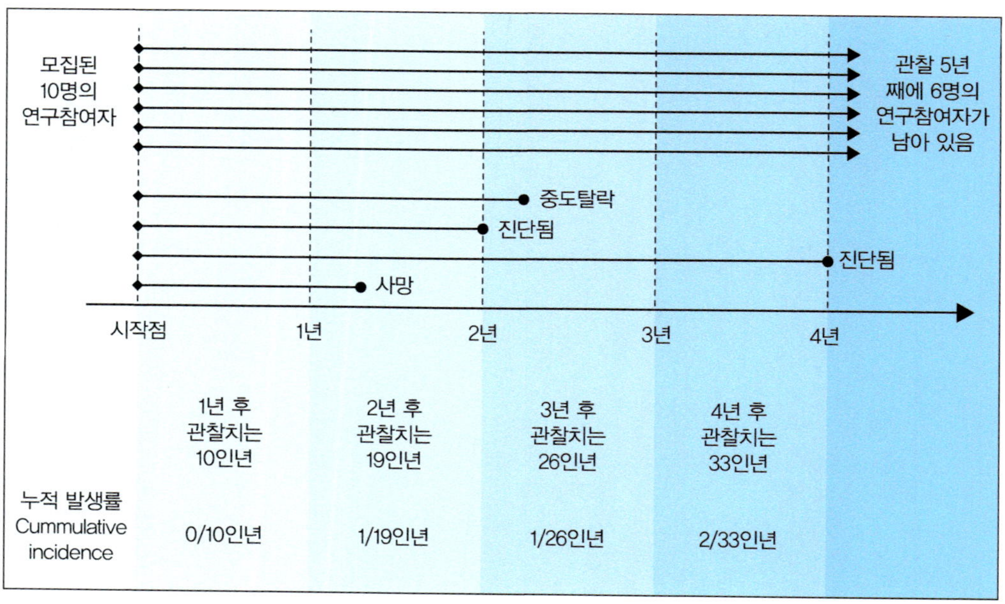

■ 그림 12-6 인년 분석

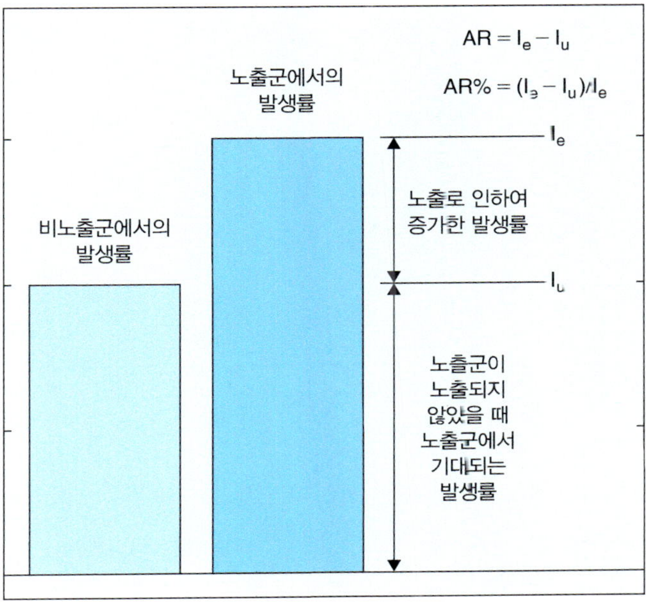

■ 그림 12-7 기여(초과) 위험도[Attributable(Excess) Risk]

다른 측도를 계산하는 식에서 동일한 단위를 사용하는 한 모든 발생률을 1,000명 당(그림 12-5) 또는 1,000인년 당(그림 12-6)으로 측정하는 것은 문제가 되지 않는다.

발생률을 비교하기 위한 가장 단순한 방법은 코호트의 노출된 구성원과 노출되지 않은 구성원에서 새로운 질병의 비율을 비교하는 것이다. 초과위험도(excess risk) 또는 기여위험도(attributable risk)는 발생률의 절대적인 차이이다(그림 12-7). 예를 들어, 연구기간 동안에 노출되지 않은 집단의 10%와 노출된 집단의 15%에서 질병이 발생하였다면, 노출 집단에서의 초과 위험은 15%−10%=5%일 것이다. 이 숫자는 노출 집단에서 노출이 질병 발생에 기여한 질병의 추가적인 위험을 나타낸다. 이 값은 노출된 사람들이 노출이 되지 않았다면 노출되지 않은 사람과 동일한 질병 발생률을 갖는다는 것을 가정한다. 이러한 가정은 노출된 모집단과 노출되지 않은 모집단이 노출 상태를 제외하고는 모든 것이 유사해야 하는가 이유 중 하나이다.

기여위험율(Attributable risk percent, AR%)은 노출군 중 노출에 의해 질병이 발생한 환자의 비율이다. 이 비율은 초과 위험과 노출된 집단에서의 발생률을 비교하여 계산할 수 있다. 앞의 예제에서, AR%는 5%÷15%=33%이다. 다른 말로 해서, 노출된 집단에서 질병을 갖는 환자의 1/3은 노출 요인을 제거하면 질병 발생이 예방되어 질 수 있다는 것이다.

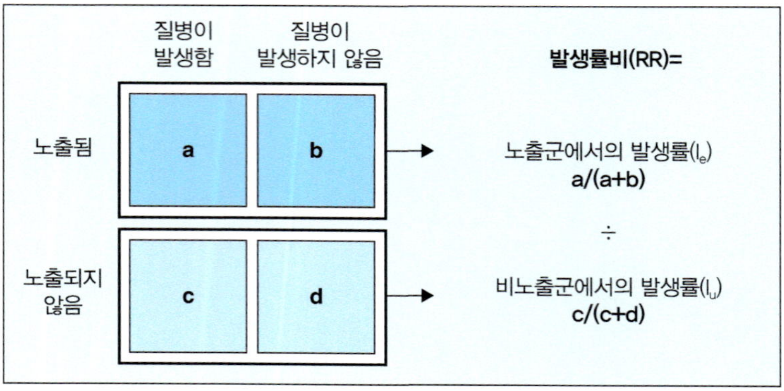

■ 그림 12-8 발생률비(Rate Ratio)

코호트 연구에서 가장 흔히 사용되는 연관성의 측도는 상대발생률(relative rates), 위험비(risk ratio), 상대위험도(relative risk)라고 불리는 발생률비(rate ratios, RR)이다. 발생률비(RR)는 노출된 집단의 발생률과 노출되지 않은 집단의 발생률을 비교한다(그림 12-8).

발생률비(*RR*)는 해석하기 쉽다:

- 발생률비(*RR*)가 1 또는 1에 가까운 값을 가지면, 노출된 집단과 노출되지 않은 집단에서의 발생률은 동일하다. 노출은 질병과 연관되어 있지 않다.
- 발생률비(*RR*)가 1보다 크다면, 노출된 집단의 발생률이 노출되지 않은 집단에서의 발생률보다 높다는 것이다. 노출은 위험한 요인으로 고려될 수 있다.
- 발생률비(*RR*)가 1보다 작다면, 노출된 집단의 발생률이 노출되지 않은 집단에서의 발생률보다 낮다는 것이다. 노출은 보호적 요인으로 고려될 수 있다.

95% 신뢰구간은 발생률비(RR)가 통계적으로 유의한가를 나타낸다(그림 12-9):

- 95% 신뢰구간이 발생률비(*RR*)=1을 포함하고 있다면, 신뢰구간의 하한은 보호적 범위이고 상한은 위험한 범위이다. 노출과 질병 사이에는 통계적 유의성을 가지고 있지 않다. 노출과 질병 사이에 연관성을 입증한 어떤 증거도 가지고 있지 않다가 적절한 결론이다.
- 95% 신뢰구간 전체가 1보다 작다면, 발생률비(RR)는 통계적으로 유의하다. 노출은 연구모집단에 대하여 보호적이다.
- 95% 신뢰구간 전체가 1보다 크다면, 발생률비(RR)는 통계적으로 유의하다. 노출은 연구모집단에서 질병에 대한 위험요인(risk factor)이다.

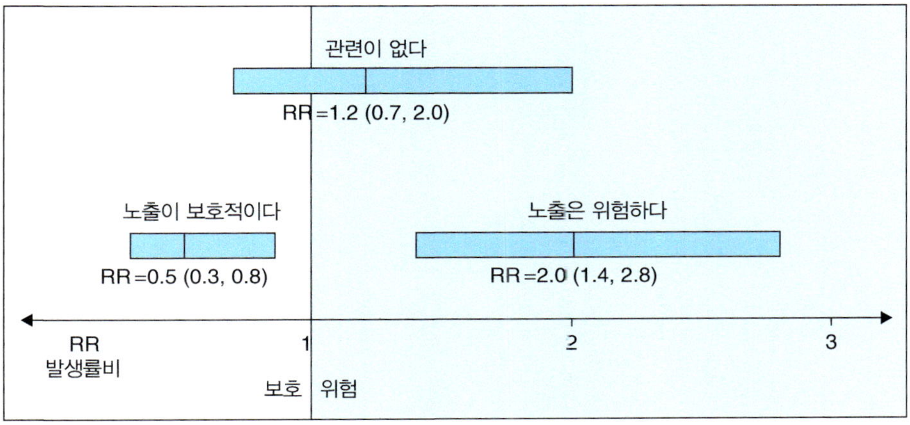

■ 그림 12-9 95% 신뢰구간에 기초한 발생률비의 해석

그림 12-9의 보호적 예제에서 "노출을 갖는 연구 참여자들이 노출을 갖지 않는 연구 참여자들보다 질병이 발생할 가능성이 1/2이다."라고 말하는 것이 정확할 것이다. 그림 12-9의 위험적 예제에서, 보고는 "노출을 갖는 연구 참여자들이 노출을 갖지 않는 연구 참여자들보다 질병이 발생할 가능성이 2배이다."라고 기술할 것이다.

표로부터 유도할 수 있는 통계량 계산에 컴퓨터와 인터넷에 기반한 통계 프로그램을 이용할 수 있다. 통계량들은 다음과 같다:

- 노출된 집단의 발생률
- 노출되지 않은 집단의 발생률
- 기여위험도(Attributable risk)
- 기여위험율(AR%)
- 발생률비(RR)
- 발생률비(RR)에 대한 95% 신뢰구간

그림 12-10의 두 예제 모두 상대위험도는 통계적으로 유의하다. 하나의 예는 상대위험도가 0.724이고 95% 신뢰구간은 (0.551,0.951)이다. 전체 95% 신뢰구간이 1보다 작기 때문에 노출은 질병 발생을 예방한다고 생각할 수 있다. 또 다른 예는 상대위험도가 1.493이고 95% 신뢰구간은 (1.082,2.060). 전체 95% 신뢰구간이 1보다 크기 때문에 노출은 질병 발생에 위험한 요소로 고려할 수 있다.

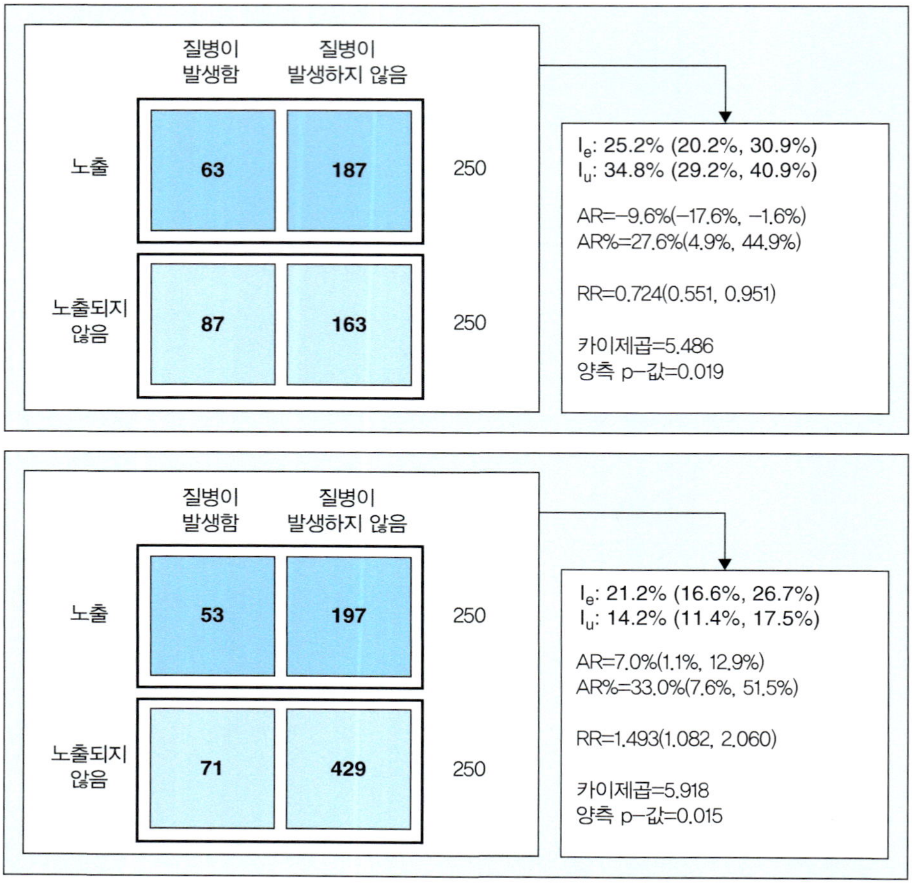

■ 그림 12–10 발생률비 계산의 예

CHAPTER 13

실험 연구

Experimental Studies

실험 연구는 개입(intervention)이 목표로 한 결과를 이끌어 내는가를 조사하기 위하여 연구참여자들을 개입군과 대조군에 할당한다.

목적	개입군과 대조군에 할당된 연구 참여자들의 결과를 비교한다.
주요 연구문제	노출이 결과의 원인인가?
모집단	개입군과 대조군에 무작위 할당된 유사한 참여자들
연구방법을 사용할 때	인과관계(causality)를 평가한다.
필요조건	실험은 윤리적으로 정당화되어야 한다.
첫 번째 단계	1. 개입과 적격 기준을 결정한다. 2. 좋은 결과로 생각되는 것이 무엇인가 정의한다. 3. 개입군과 적절한 비교가 될 수 있는 대조군을 결정한다. 4. 연구 참여자들이 개입군과 대조군에 할당되어지는 것을 결과를 평가할 연구자들과 연구 참여자들이 알지 못하도록 하기 위하여 눈가림법(blinding)을 사용할 것인가를 결정한다. 5. 연구 참여자들을 개입군과 대조군에 무작위화(randomization)하기 위한 방법을 선택한다.
주의하여야 할 점	비동의(Noncompliance)
핵심 통계 측도	효능(efficacy)

■ 그림 13-1 실험 연구의 핵심 특성

13.1 개요

실험 연구(experimental studies)는 연구 참여자들이 특정 노출을 받도록 한다(그림 13–1). 이 점이 실험 연구가 다른 연구 설계와 구분되는 가장 중요한 점이다. 관찰 설계(단면적 연구, 환자–대조군 연구와 코호트 연구 등)는 연구 참여자들에게 어떠한 것도 "행함(do)"을 하지 않는다 ; 이 들 설계는 단순히 연구 참여자들의 경험에 대한 질문을 할 뿐이다. 관찰 연구는 연구 참여자들이 매일 사과를 먹었는지 먹지 않았는지, 1주일에 세 번씩 적어도 30분 동안 런닝머신에서 운동을 했는지 하지 않았는지, 하루에 두 번씩 특정 약을 복용했는지 하지 않았는지, 또는 건강 증진 캠페인 광고를 보았는지 보지 않았는지에 대해 물어볼 수 있다. 대신에 실험 연구는 매일 사과를 하나씩 먹게 하거나 런닝머신에서 매일 운동을 하게 하거나, 매 12시간마다 알약을 복용하게 하거나 건강관련 브로슈어를 읽는 것에 일부 또는 전체 연구 참여자들을 할당할 수 있다.

실험 연구는 인과관계(causality)를 규명하는 최고의 표준(gold standard)이다. 연구자가 연구 참여자들을 특정 노출을 받도록 할당하기 때문에 정확한 용량, 지속기간과 노출의 빈도가 알려져 있다. 연구자는 노출이 일어난 때를 알 수 있으므로 노출 전과 노출 후의 연구 참여자들에 대한 건강 상태를 비교할 수 있다. 그러므로 연구자는 노출이 특정 결과의 원인이었는가를 평가할 수 있다.

보건의료 분야에서의 전형적인 실험연구 설계는 **무작위화 대조군 시험**(*randomaized controlled trials*)이다:

- 일부 연구 참여자들을 활동성 개입 집단(active intervention group)에 무작위로 할당한다.
- 나머지 연구 참여자들은 대조군에 할당한다.
- 두 집단 모두에서 연구 참여자들은 좋은 결과와 좋지 않은 결과를 갖는 사람을 확인하기 위하여 시간의 흐름에 따라 추적 관찰한다.

무작위화 대조군 시험은 다음의 내용에 대하여 조심스러운 정의가 필요하다:

- 개입(The intervention)
- 연구 참여자들을 어떻게 개입군과 대조군으로 무작위화할 것인가
- 어떤 형태의 대조군이 적절한가
- 시험에서 좋은 결과로 생각되어지는 것은 무엇인가

이 방법은 노출이 건강 상태를 증진시키는 것이 기대될지라도, 연구 참여자들을 노출에 할당하는데 있어 윤리적인 사항을 고려할 필요가 있다. 이러한 이슈는 다음 절에서 논의할 것이다.

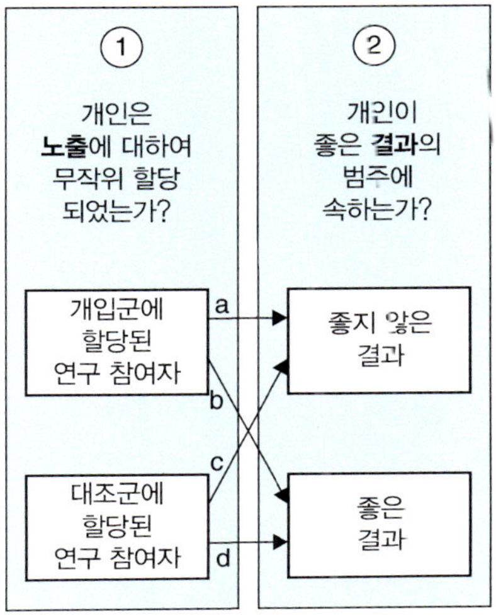

■ 그림 13-2 실험 연구의 틀
(문자 a, b, c와 d는 그림 13-8에서 보여준 식에 대응한다.)

13.2 개입의 기술

실험 연구에서 첫 번째 단계는 활동성 개입 집단에 할당된 연구 참여자들이 받게 될 개입을 조심스럽게 정의하는 것이다. 다음에 대한 기술은 정확하여야 한다:

- 개입이 무엇인가
- 연구 참여자들이 어디서 어떻게 개입을 받을 것인가
- 연구 참여자들이 언제, 얼마나 자주 그리고 얼마 동안 개입을 받을 것인가
- 연구 참여자들에 대한 적격 기준(eligibility criteria)

예를 들어, 신약 시험(new drug trial)은 섭취하여야 하는 알약의 구성물이 무엇인가, 얼마나 자주 섭취할 것인가, 몇 주 동안 섭취할 것인가, 참여 자격이 있는 환자 정의를 충족하는 사람에 대한 엄격한 조건들을 필요로 한다. 새로운 체력 증진 개입은 운동 절차, 연구기간 동안에 강도를 어떻게 변화시킬 것인가, 연구 참여자들을 어떻게 훈련하고 감독할 것인가, 어디서 연구 참여자들에게 운동을 시킬 것인가, 연구기간을 얼마나 오래 지속할 것인가와 잠재적 자원자에게 어떤 포함 기준과 배제 기준을 적용할 것인가에 대한 자세한 기술을 필요로 한다.

13.3 결과 정의

대부분의 실험 연구들은 새로운 개입이 몇몇의 대조군보다 더 좋다는 것을 설명하는 것을 목적으로 하는 우월성 시험(superiority trials)이다(그림 13-3). 반면의 몇몇의 연구는 새로운 치료가 기존의 개입보다 좋거나 더 나쁘지 않다는 것을 보여주는 것을 목적으로 한다. "더 좋은(better)"은 개입이 기존 질병을 치료하는데 있어 더 좋다는 것을 의미한다. 또는 개입이 발생하는 질병에 대한 예방에 있어 위약(placebo)보다 더 좋다는 것은 의미할 수도 있다. 용어 "더 좋은(better)"은 여러 가지 방법으로 정의될 수 있기 때문에 연구자는 실험에 대한 좋은 결과가 무엇으로 구성되는가를 조심스럽게 정의하여야 한다. 연구기간 동안에 수집된 자료는 더 좋은 결과를 얻었는지를 보여주기 위한 것이 목적이기 때문에, 성공의 측도(measure of success)는 연구 시작 전에 명시하여야 한다.

예를 들어, 체중 감소 프로그램에서 개인 연구 참여자들의 성공은 체중이 적어도 10% 이상 감소하고 감소된 체중이 적어도 6개월 동안 유지되는 것으로 정의될 수 있다(그림 13-4). 대안적으로, 성공은 2달 간의 개입 기간 동안에 적어도 15파운드의 체중 감소 또는 연구기간 종료 시점에서 체질량 지수(body mass index, BMI)를 30이하로 만드는 것으로 정의할 수도 있다.

연구의 목표가 특정 질병 상태를 갖고 있는 사람들의 삶의 질을 향상시키는데 있어 신약이 위약보다 더 좋다는 것을 검정하는데 있다면, "향상된 삶의 질(improved quality of life)"의 정의는 조심스럽게 고려되고 입증되어야 한다. 임상 조사나 다양한 삶의 질을 평가하기 위하여 고안된 조사 도구를 이용하여 정의되어야 한다. 목표가 새로운 백신이 감염을 예방하는가를 평가하기 위한 것이라면, 실험실 검사가 과거, 최근 그리고 현재 감염의 상태를 확인하는데 이용될 수 있다.

13.4 대조군 선정

실험 연구는 몇몇의 연구 참여자들을 활동성 개입에 할당하고 나머지 연구 참여자들은 대조군으

목표	성공
우월성 시험	개입군이 대조군보다 더 좋다.
비열등성시험	개입군은 대조군에 비해 더 나쁘지 않다.
동일성 시험	개입군은 대조군과 동일하다.

■ 그림 13-3 성공의 형태

개입	목표로 한 결과	좋은 결과	좋지 않은 결과	연구모집단에 대한 좋은 결과
새로운 식이요법 및 운동요법에 기반한 체중 감소 프로그램	유의한 체중 감소	체중이 10% 이상 감소하고 감소한 체중이 6개월 이상 지속됨	체중 감소가 10% 미만이거나, 10% 이상의 체중 감소가 6개월 이상 유지되지 않음	개입군에서 체중이 적어도 10% 감소하고 이 상태가 6개월 이상 지속된 사람의 비율이 대조군에 비해 더 높다.
새로운 약물 치료 요법	특정 질병 상태를 가지고 있는 사람의 삶의 질 향상	삶의 질이 향상됨	삶의 질이 향상되었다고 말하지 못함	삶의 질 향상이 무엇인가에 대하여 잘 정의되고 입증된 기준에 따라, 약물치료요법을 받은 집단(개입군)의 삶의 질 향상이 위약집단(대조군)보다 더 높다.
새로운 예방 백신	감염의 예방	감염의 발생이 일어나지 않음	감염의 발생이 일어남	실험실 검사를 통하여 확진된 결과로, 백신을 맞은 집단(개입군)에서 감염병 발생이 백신을 맞지 않은 집단(대조군)보다 더 낮다.

■ 그림 13-4 좋은 결과의 예

로 할당한다(그림 13-5). 대부분의 전형적인 대조약은 검정하여야 할 치료 방법과 유사한 비활동성 비교제인 위약(placebo)이다. 위약들의 예를 살펴보면 활동성 약물을 포함한 알약에 대한 대조약으로 사용될 수 있는 설탕 알약, 활동성 물질이 포함된 주사에 대한 대조제로 사용되는 식염수 주사, 또는 활동성 절차에 대한 대안으로 사용된 실제 진료 절차와 같이 보이고 느낄 수 있는 허위 절차(sham procedure) 등이다.

알약을 섭취하거나 다른 형태의 치료를 받는 것과 같은 간순한 행위는, 이러한 행위가 비활동성이어도 투여를 받는 것만으로도 더 좋다고 느끼고 행동할 수 있다. 위약-대조군 연구는 사람들이 단순히 연구 프로젝트에 참여나 어떤 종류의 개입을 받은에 의해서 경험할 수 있는 건강상태의 증진과는 별도로 조사되는 활동성 치료의 효과를 조사할 수 있다.

때때로 효과적인 치료가 이미 이용 가능할 때 위약을 사용하는 것은 비윤리적일 수 있다. 실험의 목표가 새로운 치료가 기존의 치료보다 더 좋은가를 알아보기 위한 것이라면, 새로운 치료법은 이미 존재하는 "표준 치료법(standard of care)"과 비교하는 것이 적절하다. 표준 치료법은 현재 이용할 수 있는 최상의 치료법 또는 표준 국소 치료법일 수 있다. 때때로 새로운 치료법은 기존 치료법에 추가적인 것이 주어질 수도 있다.

연구의 목표가 얼마나 많은 개입을 필요로 하는가를 결정하는 것일 수도 있다. 예를 들어, 약물

대조군의 형태	활동성 개입	비교
위약/비활동성 비교 (placebo/ inactive comparison)	활동성 알약	비활동성 알약
	활동성 물질의 주사	식염수 주사
	침을 놓는 부위에 대한 한약 침	침을 놓는 부위가 아닌 신체 부위의 한약 침(가짜 한약 침)
	다른 활동성 성분의 시약	출현, 냄새, 감촉과 배달 체계에 대한 활동성 개입과 구분할 수 없는 비활동성 성분의 시약
활동성 비교/표준 치료 (active comparison/ standard of care)	새로운 치료요법	연구된 상황에서 현존하는 가장 최고의 치료요법
	새로운 치료요법	현존하는 표준 치료요법
	새로운 치료요법	기존의 다른 치료요법
	현재 치료요법+새로운 치료요법	현재 치료요법 단독
용량–반응 (dose–response)	치료를 위한 약간의 용량	치료를 위한 대안적 용량
	치료요법의 약간의 기간	치료요법에 대한 대안적 기간
비 개입(no intervention)	새로운 개입	대조군에 할당된 연구참여자에게 정상적인 절차를 유지하는 가를 묻는 것
자가(self)	새로운 개입	개입하기 이전의 각 연구참여자의 상태는 개입 후의 자신의 상태와 비교하는 것이다.
	새로운 개입	임의적인 순서에 따라 각 연구참여자는 일정기간동안 새로운 개입과 비교를 받는다.

■ 그림 13–5 여러 가지 형태의 대조군의 예

의 용량을 변화시켜야 하는가?(100 mg의 투약이 200 mg의 투약만큼 효과적인가?) 또는 치료기간을 다시 고려하여야 하는가?(4주 간 운동 요법이 8주 간 운동 요법만큼 효과가 있는가?) 이러한 경우에, 변동된 용량과 지속기간이 조사되고 다른 용량과 비교되어진다. 때로는 서로 다른 개입들이 요인연구 설계(factorial study design)를 이용한 하나의 연구에서 다양한 결합으로 비교될 수도 있다.

때로는 실험 연구가 일상적인 생활을 유지하도록 무작위 할당된 연구 참여자들을 대조군으로 선정하고 있지만 이러한 방법은 선호되지 않는다. 이러한 방법은 연구과정 동안에 더 건강한 생활습관을 추구하는 것을 막는 것에 대한 윤리적 관심을 불러일으킨다. 연구 참여자들이 그들의 행동을 더 좋게 바꾸려할 때 발생하는 **호오손 효과**(*Hawthorne effect*)라고 불리는 바이어스 형태에 대한 우려도 불러일으킨다. 예를 들어, 연구자가 새로운 체중 감소 프로그램 연구를 시작하고, 연구 참여자들을 새로운 치료 집단과 현재 생활 상태를 유지하는 집단으로 무작위 배정하였다고 하자. 이러한 경우에 연구기간의 처음과 마지막에 체중을 측정하라고 단순하게 통보한 대조군 중 상당히 많은 비율의 사람들이 운동 프로그램을 시작하고 건강에 좋은 식사를 하고 체중 감소시킬 수 있는 다른 처방을 받으려 할 것이다. 이러한 변화들은 새로운 개입의 영향에 대한 정확한 측정을 막을 수 있다.

잠재적으로 위험한 개입에 연구 참여자들을 할당하는 것, 모든 연구 참여자들을 삶을 증진하는 개입에 할당하지 않는 적절성에 대한 윤리적 문제가 발생할 때, 연구 참여자들은 자신이 대조군이라고 생각할 수 있다. 때로는 개입 전 각 연구 참여자들의 상태와 개입 후의 상태가 비교되어진다. 이러한 실험 설계에 대한 결과들은 위약을 사용한 것처럼 명확한 기준(clear–cut)은 아니다. 왜냐하면 시간만이 건강 상태의 유의한 향상 또는 감소를 이끌 수 있기 때문이다. 특히 질병 상태가 아주 심각한 사람들을 대상으로 하는 연구에서 그렇다. 가능하다면 **교차설계**(*crossover design*)라고 부르는 방법을 사용할 것을 조언한다. 이 방법에서 연구자는 연구 참여자들 중 일부는 먼저 활동성 개입 집단에 할당하고 두 번째에 대조군으로 할당한다. 나머지 연구 참여자들은 우선 대조군에 할당하고 두 번째에 활동성 개입 집단에 할당한다.

13.5 눈가림법

때로는 **마스킹**(*masking*)이라고 불리는 **눈가림법**(*blinding*)은 실험 연구에서 연구 참여자들과 연구팀 구성원들이 연구 참여자가 활동성 개입 집단과 대조군 중 어디에 포함되었는지를 알지 못하게 할 때 사용한다. **단일–눈가림법 연구**(*single-blind study*)에서 연구 참여자들은 자신들의 노출 상태를 알지 못한다. **이중–눈가림법 연구**(*double-blind study*)에서는 연구 참여자들 뿐 아니라 연구 참여자들의 건강 상태를 평가하는 사람들도 연구 참여자들이 개입군과 대조군 중 어디에 속하는지를 알지 못한다.

눈가림법은 노출에 대해 연구 참여자와 평가자들이 기대하는 결과에 기초하여 연구 참여자와 평가자들이 서로 다르게 결과를 평가한다면 나타날 수 있는 정보 바이어스(information bias)를 최소화한다. 예를 들어, 눈가림법은 활동성 개입 집단에 속한 연구 참여자들이 더 좋은 결과를 보고하는 것을 예방할 수 있다. 왜냐하면 개입 집단의 연구 참여자들은 좋은 결과를 기대하기 때문이다. 또한 눈가림법은 평가자들이 의도적이던 의도적이지 않던 간에 활동성 개입 집단에 속한 연구 참여자들에 대해 더 좋은 결과를 기록하는 것을 막을 수 있다.

눈가림법은 통상적으로 모든 연구 참여자들이 비슷한 노출에 할당될 때에만 가능하다. 활동성 개입 집단과 대조군의 모든 연구 참여자들이 (색, 모양, 크기와 맛이 같은) 알약을 복용하거나 모두 주사를 맞거나, 또는 비슷한 운동 프로그램에 모두 참여한다면, 눈가림법은 가능할 것이다. 반면에, 활동성 개입이 특정 식사이고 대조군은 평상 시의 식사라면, 활동성 집단은 운동반에 포함되고 대조군은 스스로 운동하는 것이라면, 또는 활동성 집단은 특정 식사와 운동 모두를 포함하고 대조군은 단순한 식사 계획만 포함한다면, 눈가림법 연구는 가능하지 않다. 눈가림법을 할 수 없는 연구에서 바이어스에 대한 가능성을 최소화하기 위해서는 주관적 결과 측정치(연구 참여자들의 자기-보고 느낌 등)보다는 객관적 결과 측정치(실험실 검사 등)를 확인하는 것이 도움이 된다.

13.6 무작위화

활동성 개입 집단과 대조군에 연구 참여자들을 무작위로 할당하기 위한 여러 가지 방법을 사용할 수 있다(그림 13–6):

- 단순 무작위화(*simple randomization*)는 개인을 두 집단 중 하나에 할당하기 위하여 동전 던지기, 무작위 수 생성기(random number generator) 또는 다른 단순한 메커니즘(mechanism)을 사용한다.
- 블록 무작위화(*block randomization*)는 지역사회 전체 또는 학교 전체와 같은 사람들의 집단을 개입군과 대조군에 무작위로 할당한다.
- 층화 무작위화(*stratified randomization*)는 특정 노출에 대한 부집단(subgroup)(남성과 여성, 또는 다양한 연령 집단 등)으로 사람들을 무작위로 할당한다.

실험 연구에 특별한 초점을 둔 참고 문헌들이 무작위화 방법에 대한 추가적이고 세밀한 내용을 제공해 줄 것이다.

13.7 윤리적 고려사항

사람을 연구 참여자로 하거나 연구 참여자의 개인적인 자료를 이용하는 모든 연구는 연구자들이

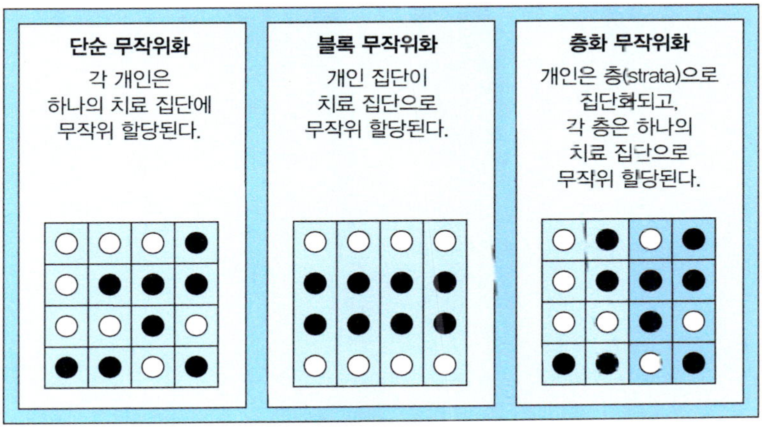

■ 그림 13–6 여러 가지 형태의 무작위화의 예

설명해야만 하는 윤리적인 문제가 나타난다. 그러나 실험 연구는 특히 높은 수준의 윤리적 위험(ethical risk)을 포함한다. 실험 연구에서 연구자는 연구 프로젝트에 참여하는 것이 자발적이지 않은 경우에도 연구 참여자들이 선택할 수 없고 일상적인 생활을 할 수 없을 수도 있는 노출에 연구 참여자들을 할당한다. 이것이 의미하는 것은 많은 이슈가 실험 연구를 시작하기 전에 고려되어야 한다는 것이다(그림 13–7). 예를 들면:

- **형평성**(*equipoise*)의 원칙은 어떤 치료가 더 좋을지에 대한 진정한 불확실성이 있을 때만 실험 연구를 행할 수 있다는 것이다.
- **분배의 공정성**(*distributive justice*)의 원칙은 연구가능 모집단은 적절하여야 하고, 연구는 치료가 성공적인 것으로 확인될지라도 치료를 계속적으로 받기 원하지 않는 사람들을 동원해서는 안된다는 것을 내포하고 있다.
- **사람에 대한 존중**(*respect for persons*)의 원칙은 연구 참여자들에게 다음의 두 가지를 요구한다; (1) 연구 참여자들은 연구의 참여에 대한 보상가능성에 의해 지나치게 영향 받지 않고 연구에 자발적으로 참여하여야 한다는 것이다. (2) 연구 참여자들은 새로운 개입 대신에 대조군에 할당되어 질 가능성을 포함하여 연구 참여가 무엇을 의미하는지 이해할 수 있어야 한다.
- **유익성**(*beneficence*)과 **무해성**(*nonmaleficence*)의 원칙은 연구자들이 연구의 혜택과 위험에 대하여 균형을 잘 맞출 것을 요구한다. 예를 들어, 연구자들이 위약 또는 다른 대조 물질(control)의 사용, 부작용에 대한 감시 체계의 구축, 그리고 연구가 조기에 종료될 수 있는 상황 등에 대하여 고려하여야 한다. 연구는 노출 중 하나가 위험하거나 새로운 개입이 유익한 것으로 나타

연구 토픽	모집	무작위화	자료 수집	추적–관찰
연구가 실제적으로 필요한가? (형평성이 있는가?)	연구가능 모집단이 적절하고 타당성이 있는가?	연구 참여자가 활동성 개입을 받지 못할 수 있는 것에 대하여 정말로 이해하고 있는가?	유해한 결과가 어떻게 감시되고 설명되어 질 것인가?	연구 종료 후에 연구와 관련한 해를 입은 연구 참여자가 있다면 무엇을 하여야 하나?
실험 설계가 정말로 필요한가?	연구참여자에 대한 동기 유발은 적절한가?	위약을 사용하는 것은 적절한가? 다른 대조군을 사용하는 것은 적절한가?	실험은 언제 조기에 중단될 수 있는가?	치료요법이 성공적이라면 연구 참여자에게 계속적으로 치료요법에 대한 계속적인 접근을 할 것인가?

■ 그림 13–7 실험 연구를 계획할 때 고려하여야 할 윤리적 이슈의 예

나서 대조군에게 개입을 하지 않는 것이 윤리적이지 않을 때 중단될 수 있다.

제 21장에서 사람을 연구대상자로 하는 연구를 계획하고 수행하는데 고려되어야 하는 윤리적 원칙을 추가적으로 설명할 것이다. 제 22장에서 설명하는 것과 같이 연구윤리위원회심사(Research ethics committee review)는 모든 실험 연구에서 필수적이다.

13.8 분석

실험 연구는 코호트 연구에서 구한 것과 동일한 많은 연관성의 측도를 사용한다. 상대 발생률(relative rates), 기여위험도(초과위험도 또는 위험감소도)(attributable risks(excess risk or risk reduction), 기여위험율(attributable risk percentages)과 생존에 대한 측도(measures of survival) 등이다. 코호트 연구는 할당되지 않은 노출(unassigned exposure)이 질병 발생에 미치는 영향을 조사하기 위하여 이와 같은 측도들을 이용한다. 실험 연구는 좋은 결과와 좋지 않은 결과를 가질 가능성에 대해 할당된 노출(assigned exposure)의 영향을 조사하기 위하여 측도들을 이용한다.

또한 실험 연구에서는 여러 가지 특수한 측도들이 있다:

- **효능**(*efficacy*)은 활동성 개입 집단에 포함되었다면 좋은 결과가 기대되었을 사람들 중 좋지 않은 결과를 경험한 대조군에 속한 사람들의 비율이다(그림 13–8). 높은 효능은 개입이 성공적이라는 것을 나타낸다.
- **치료 유효 수**(*number needed to treat, NNT*)는 한 사람에게서 좋지 않을 결과를 예방하기 위하여(또는, 다른 표현으로 하면, 한 사람이 좋은 결과를 얻기 위하여) 치료를 받아야 하는 사람의

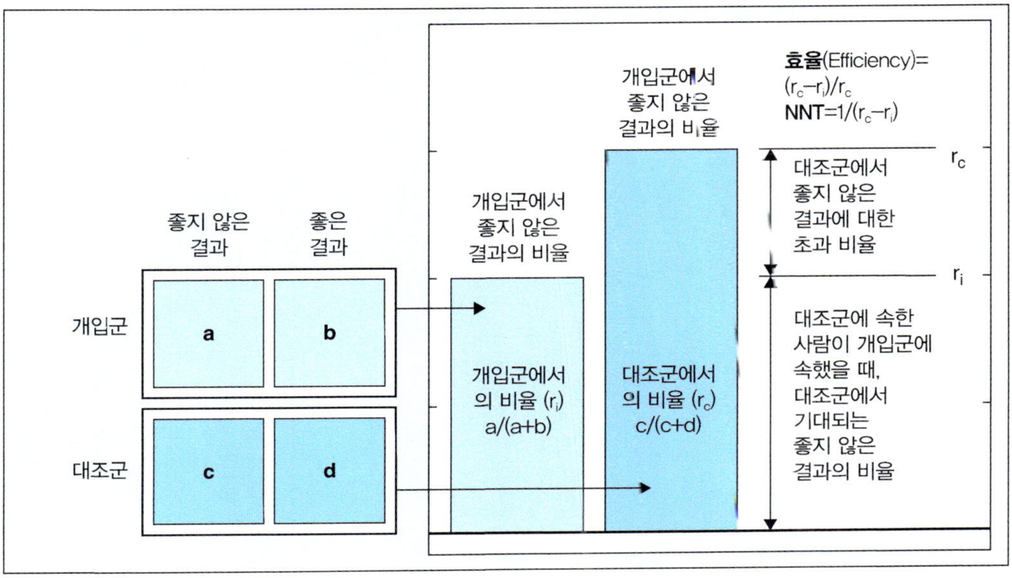

■ 그림 13-8 효능(Efficacy)과 치료 유효 수(Number Needed to Treat, NNT)

기대 수(expected number)이다. NNT가 작다는 것은 개입이 더 효과적이라는 것을 보여준다. 약이 뇌졸중(stroke)을 예방하는 것이 목적이고 NNT가 5라면, 5명 중 한 명이 뇌졸중에 걸리는 것을 예방하기 위해서는 1년 동안(또는 특정 기간 동안) 5명의 사람이 약을 복용하여야 한다. 어떤 약의 NNT가 102라면, 뇌졸중이 발생할 수 있는 102명 중 1명의 뇌졸중을 예방하려면 102명이 약을 복용하여야 한다는 것을 의미한다.

- 관련된 개념이 위해 유효 수(*number needed to harm, NNH*)이다. NNH는 사람들 중 한 명이 특정 부작용이 나타나기를 기대하기 위하여 특정 치료를 받아야 하는 사람들의 수이다. NNH가 크다는 것은 개입이 더 효과적이라는 것을 나타낸다. NNT와 NNH는 비용-효과 분석(cost-effectiveness analysis)에 사용된다.

특별히 고려해야 할 또 다른 것은 분석을 할당된 개입에 대하여 완전히 순응한 연구 참여자들만으로 제한하는 **치료-받은 방법**(*treatment-received approach*)을 사용할 것인가이다. 이러한 연구 참여자들은 처방된 시간에 약을 복용하는 것을 잊지 않은 사람들과 예정된 임상 검사를 받은 사람들이다. 대안은 **치료-할당 방법**(*treat-assigned approach*) 또는 **의도적 치료 방법**(*intention-to-*

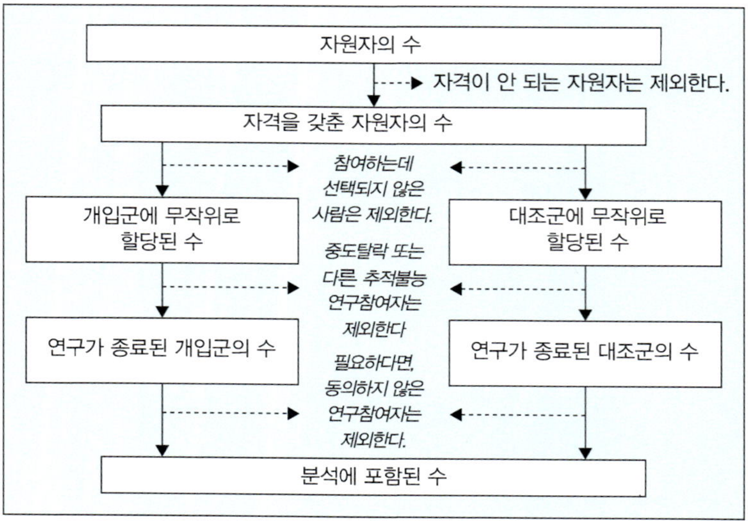

■ 그림 13-9 실험 연구에서 연구 참여자들의 흐름

treat approach)이다. 이 방법은 할당된 개입에 대하여 완전히 순응하지 않았더라도 모든 연구 참여자들을 분석에 포함한다. 치료-받은 분석(Treat-received analysis)이 개입에 대한 이상적인 효능(ideal-world efficacy)을 검정하는데 더 좋을 것이다; 치료-할당 분석(Treatment-assigned analysis)은 실제적인 효과(real-world effectiveness)를 측정하는데 더 좋을 것이다.

어떤 분석 방법을 사용하든 연구 프로토콜(research protocol)에는 순응도(compliance)를 높이고 중도 탈락을 최소화할 수 있는 구체적인 계획이 포함되어야 한다. 연구기간 동안 연구 참여자들의 흐름(flow), 모집과 참여 단계로부터 분석 단계까지, 은 어떤 실험 연구에 있어서도 보고서에 포함되어야 한다(그림 13-9).

13.9 선별검사와 진단검사

어떤 연구의 목표는 동일한 값을 측정하기 위하여 제안된 두 검정방법을 비교하는 것이다. 대부분의 상황에서, 이 목표는 새로운 검사방법을 기존의 검사방법과 비교하는 것이다. 아마도 새로운 검사방법은 충분히 믿을 만하거나 연구 참여자의 "실제(actual)" 상태에 대한 기준으로 실시될 수 있는 현재의 검사방법보다 비용이 적게 들거나, 시간이 적게 소요되거나 덜 침습적(less invasive)일 것이다. 예를 들어, 암의 형태를 알아보기 위한 새로운 혈액 항원 검사(new blood antigen test)

가 생검 결과(biopsy results)와 비교될 수 있다. 실험실 검사에 기반한 대부분의 임상시험은 관찰적으로 고려될 수 있다. 왜냐하면 임상시험은 연구자들에게 생물학적 시료(biological specimen) 외에는 연구 참여자들로부터 어떤 것도 필요로 하지 않기 때문이다. 다른 검사들이 실험 절차에 포함되어 있으며 실험적으로 적절하게 분류되어진다.

새로운 선별검사(screening tests)와 진단검사(diagnostic tests)에 대한 연구들은 명확한 자격 기준을 가지고 있다. 이 연구들은 의도적으로 관심이 있는 질병을 가졌다고 알려진 사람과 질병을 가지고 있지 않은 사람들을 찾아낼 것을 요청한다. 기준이 되는 적절한 표준이 확정되어야 하고, 새로운 검사와 기준 검사에 대하여 어떤 절단점(cutoff point)을 사용할 것인가에 대한 결정을 하여야 한다. 예를 들어, 프로토콜은 양성 검사결과와 음성 검사결과를 구분할 수 있는 혈액 내 항원의 농도를 정하여야 한다.

조사자—평가를 수행하는 임상 의사나 실험실 내 과학자—는 기준 검사에서 나타난 것처럼 연구 참여자의 "실제(actual)" 상태에 대하여 눈가림되어야 한다는 것을 확인하기 위한 체계를 갖추어야 한다.

그림 13-10은 기준이 되는 표준과 비교하기 위한 새로운 선별검사 또는 진단검사의 민감도(sensitivity), 특이도(specificity), 양성예측도(positive predictive value)와 음성예측도(negative predictive value)를 어떻게 계산하는지 보여준다. 민감도(sensitivity)는 (기준이 되는 표준에 따라) 실제로 질병을 가지고 있는 사람들 중 (새로운 방법을 이용한 검사에서) 양성 반응을 보인 사

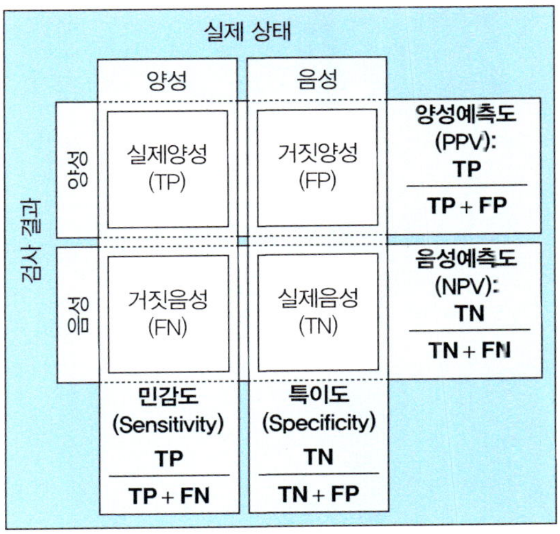

■ 그림 13-10 검정 결과

람들의 비율이다. 특이도(specificity)는 질병을 가지고 있지 않은 사람들 중 검사에서 음성 반응을 보인 사람들의 비율이다. 양성예측도(positive predictive value, PPV)는 검사에서 양성 반응을 보인 사람들 중 실제로 질병을 가지고 있는 사람의 비율이다. 음성예측도(negative predictive value, NPV)는 검사에서 음성 반응을 보인 사람들 중 실제로 질병을 가지고 있지 않은 사람들의 비율이다. 좋은 선별검사와 진단검사는 이러한 측도들이 높은 값을 갖는다.

유사한 통계량이 동일한 연구 참여자를 평가하는 두 명의 평가자 사이의 일치도(agreement)의 크기를 결정하기 위하여 사용될 수 있다. 예를 들면, 카파 통계량(kappa statistic)이라고 알려진 측도는 동일한 X-선(X-ray)을 판독하는 두 방사선사가 골절되었는지 골절되지 않았는지에 대해 우연히 기대되는 것 이상으로 동일한 결과를 줄 것인가를 알아볼 수 있다. 또 다른 측도인 내적-관찰자 **일치도**(*inter-observer agreement*) 또는 일치도(concordance)는 평가 도구와 평가 절차에 대한 타당도(validity)와 신뢰도(reliability)를 평가하기 위하여 사용될 수 있다. 질-관리 기법(quality-control techniques)에 대한 좀 더 자세한 정보는 다양한 참고문헌을 통해 얻을 수 있다.

질적 연구

Qualitative Studies

CHAPTER 14

질적 연구는 상황 또는 맥락에 대한 관찰과 평가로부터 나타나는 주제와 의미를 찾는다.

14.1 질적 연구방법

질적 자료 수집은 무작위 표본(random sample)에 기반한 사람들로부터의 객관적이고 구조화된 과정은 아니다. 대신에 연구자들은 정보제공자(종종 유의 표본추출 purposive sampling을 이용하여 확인한다)로 선택된 집단과 집중적인 접촉을 할 수 있다. 적절할 때, 연구자들은 연구 참여를 통해 지역사회에 대한 접근과 이해를 증진시킬 참여적 관찰자(participant observer)에게 공감을 표현하여야 한다. 질적 연구자들은 연구 참여자들과 밀접하게 접촉하기 때문에, 연구 참여자들의 배경이 응답에 어떤 바이어스를 줄 수 있는지를 반영할 필요가 있으며, 결과물을 보고할 때 이러한 잠재적 제한점에 대하여 투명하게 할 필요가 있다.

조심스럽게 고려된 방법들을 자료수집과 해석에 사용할 수 있다. 예를 들면:

- 현상학(*Phenomenology*)은 연구 참여자들이 자신 만의 유일한 삶의 경험이나 느낌의 의미를 어떻게 이해하고, 해석하며 발견하는가를 이해할 수 있도록 한다.
- 근거 이론(*Grounded theory*)은 인간 행동을 설명할 수 있는 일반 이론을 개발하기 위하여 관찰치를 이용하는 귀납적 추론 과정(inductive reasoning process)이다.

- 민족학(Ethnography)은 특정 문화를 갖는 집단에 속한 사람들이 그들의 세상을 어떻게 보는가를 외부자의 관점(etic perspective)보다는 내부자의 관점(emic perspective)에서 개발시키는 것이 목적이다.

어느 정도 융통성이 있는 기법은 수집된 정보를 포괄적인 것으로 만드는데 사용된다. 이러한 방법은 언어적인 단서와 비언어적인 단서 모두를 기록할 수 있는 필드 메모장(field notes)을 가지고 듣고 보는 것을 결합할 수도 있을 것이다.

자료를 모으기 위해 가장 흔히 사용하는 두 가지 방법은 심층 면접(in−depth interview)과 포커스 그룹(focus group)이다:

- **심층 면접**(*In-depth interviews*)과 반 **구조화 면접**(*semi-structured interview*)은 관점을 조사하기 위하여 개방형 질문(open−ended question)을 사용한다. 면접자는 연구 참여자들의 경험과 관점에 대한 충분한 이해를 하기 위하여 어떤 반응에 대하여 좀 더 세밀한 것 까지 캐물을 수도 있다.
- 약 4명에서 12명으로 구성되는 **포커스 그룹**(*Focus group*)은 연구 팀의 협력자(facilitator)에 의해 진행되는 토론이다. 협력자는 연구 참여자들이 서로 소통하고 개인적인 관점과 공유된 관점을 명확하게 할 수 있도록 연구 참여자들을 고무시킨다.

면접(interviews)과 포커스 그룹(focus groups)은 통상적으로 오디오나 비디오로 기록된다. 그런 후 정확한 말로 바꾸어 부호화하고 해석할 수 있다. 면접은 연구 참여자의 수첩이나 저널과 같은 다른 방법에 의해 보충될 수 있다. 질적 자료의 분석은 통상적으로 관찰치를 부호화(coding)하고 분류화(classifying)(종종 이러한 목적을 위해 고안된 소프트웨어를 사용할 수 있다)하며 관찰된 집단으로부터 중요한 테마와 단순한 테마를 이끌어낸다. 질적 연구의 결과물에 대한 보고서는 연구 참여자들의 관점과 경험이 그들의 말로 표현된 인용이 포함되기도 한다.

질적 연구는 단독적으로 수행될 수도 있고 양적 연구(quantitative studies)와 결합하여 사용될 수도 있다. 어떤 질적 연구를 시작하기 전에, 연구자들은 질적 연구방법에 대한 전문 참고도서나 전문가의 도움을 받아야 한다.

14.2 합의 방법

몇몇 연구의 목표는 특정 토픽이나 특정 지역사회 또는 조직에 대한 전문가들의 합의(consensus)와 연결(connection)을 확인하는 것이다. 예를 들면, 연구의 우선순위를 선택하는 것, 가장 좋은 실무를 정의하는 것, 또는 행동에 대한 계획에 동의하는 것 등이 심의의 결과로 사용될 수 있다.

이러한 대화를 형성하고 결론을 이끌어내는 여러 가지 기법이 개발되어 왔다. 예를 들어, **델파이 방법**(*Delphi method*)은 연구 참여자들이 여러 번 참석하는 구조화된 의사-결정(decision-making)과 예측(forecasting) 과정이다:

- 개인에 대한 설문지의 완성
- 응답 값을 요약하고 분류하는 협력자
- 다른 사람들이 표시한 의견을 반영한 후 관점을 재고할 수 있는 패널 토론자

반복을 하는 목표는 전문가 패널(the panel of experts)이 합의하도록 하는 것이다.

14.3 프로그램 평가

프로그램 평가(*program evaluation*)는 프로젝트(특정, 시간 제약적 활동), 프로그램(프로젝트의 계속 진행 집단)이나 정책들의 목표(goals), 과정(processes)과 결과(outcome)를 조사하기 위한 다양한 접근방법을 포함한다. 이러한 평가의 목표는 올바르게 또는 올바르지 않게 수행된 것이 무엇인가를 확인하려고 하는 것이 아니라 잘 실행된 것이 무엇이고 개선되어야 할 것이 무엇인가에 대한 피드백(feedback)을 제공하는 것이다.

보건의료 분야에서 전형적인 평가는 이해 당사자들이 프로그램의 목적은 무엇인가, 프로그램이 어떻게 기능을 할 수 있는가, 실제로 어떻게 기능을 수행할 것인가, 그리고 평가를 통해 얻을 수 있는 것이 무엇인가에 대해 기술하는 것에서부터 시작된다. 이러한 대화를 통하여, 평가 방법이 선정되어진다. 증거(evidence)는 다양한 자료로부터 수집할 수 있다. 이러한 자료로는 기존 프로그램의 문서에 대한 검토, 이해 당사자에 대한 조사, 핵심 정보 제공자에 대한 면접과 프로그램 현장에 대한 관찰 등이다. 모든 증거들은 SWOT과 같은 틀을 이용하여 검토되고 분류되어 진다. *SWOT*은 강점(strength, 내부 조직의 강점), 약점(weakness, 내부 조직의 제약), 기회(opportunity, 외적 강점)과 위협(threat, 외적 제약, 정치적, 경제적, 사회문화적, 기술적, 환경적, 또는 법적 제약)을 나타낸다. 마지막으로, 평가의 결과를 기반으로 하여 실용적인 제안이 이루어져야 한다.

다음과 같은 과정이 다른 형태의 평가 연구에서 사용될 수 있다:

- 욕구 평가(Needs assessment)
- 비용-효과 분석(Cost-effectiveness analysis)
- 보건의료와 관련된 요인들, 모집단에서 이용할 수 있는 공급자들(provider), 보건의료의 조직과 재정, 그리고 인구 집단 전체에 대한 정부와 정책의 영향을 조사하기 위한 보건 의료 연구(Health services research)

STEP

3

연구 설계와 자료 수집

Designing Study & Collect Data

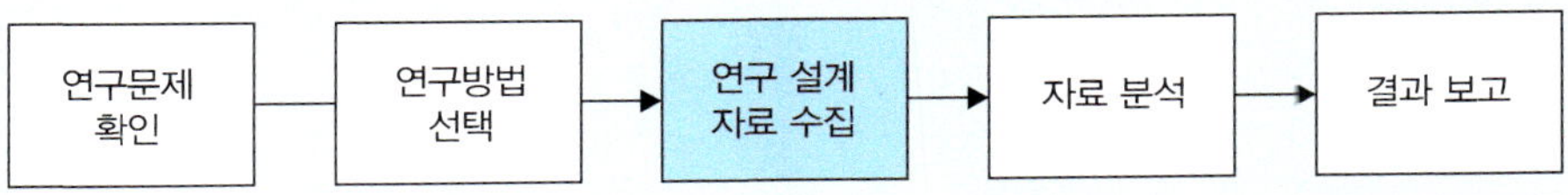

연구과정에서 세 번째 단계는 상세한 연구 계획을 수립하고 실행하는 것이다. 이 절에서는 1차, 2차, 그리고 3차 연구를 위한 프로토콜을 어떻게 만드는가에 대하여 기술한다.

- 개요: 연구제안서와 프로토콜의 개발
- 1차 연구: 새로운 자료의 수집
    - 표본모집단의 선정
    - 표본크기의 추정
    - 설문지 개발
    - 조사와 면접
    - 추가적 평가
    - 윤리적 고려사항
    - 윤리 심사와 승인
- 2차 연구: 기존 자료
- 3차 연구: 체계적 검토와 메타-분석

연구제안서와 프로토콜 개발

Developing a Proposal and Protocol

CHAPTER 15

연구제안서는 일반적으로 자금과 관리 승인에 대한 요청이다. 프로토콜은 연구를 수행하는 기간 동안에 실행하여야 할 모든 행위를 기술한 상세한 안내서이다.

15.1 연구방법에 따른 연구 계획의 개요

연구문제와 연구방법이 한번 결정되면, 다음 단계는 자세한 연구 계획을 수립하는 것이다. 이러한 연구 계획의 구성요소는 연구방법에 따라 어느 정도 변동될 수 있다(그림 15-1). 개인들로부터 새로운 자료를 수집하는데 있어 연구자는 다음의 내용을 필요로 한다:

- 설문지(questionnaire)와 다른 자료수집 도구를 개발한다.
- 연구 참여자들을 모집하기 위한 적절한 방법을 확인한다.
- 연구 참여자들로부터 자료를 수집하고 응답을 기록하는 방법을 선택한다.
- 연구윤리심사위원회(research ethics review committee)에 대한 심사 지원신청서를 준비한다.

기존의 자료를 분석한다면, 적절한 자료 파일을 확인하여야 하고 자료(data set)와 지원 자료(supporting material)가 요구된다. 문헌고찰이 행하여진다면, 조사 전략이 정의되어야하며 접근 가능한 논문을 확인하고 각 논문으로부터 관련이 있는 정보를 데이터베이스로부터 추출하여야 한다. 모든 연구 계획에 있어 자료 수집과 관리 과정의 각 단계에 대한 지침을 줄 수 있는 프로토콜을

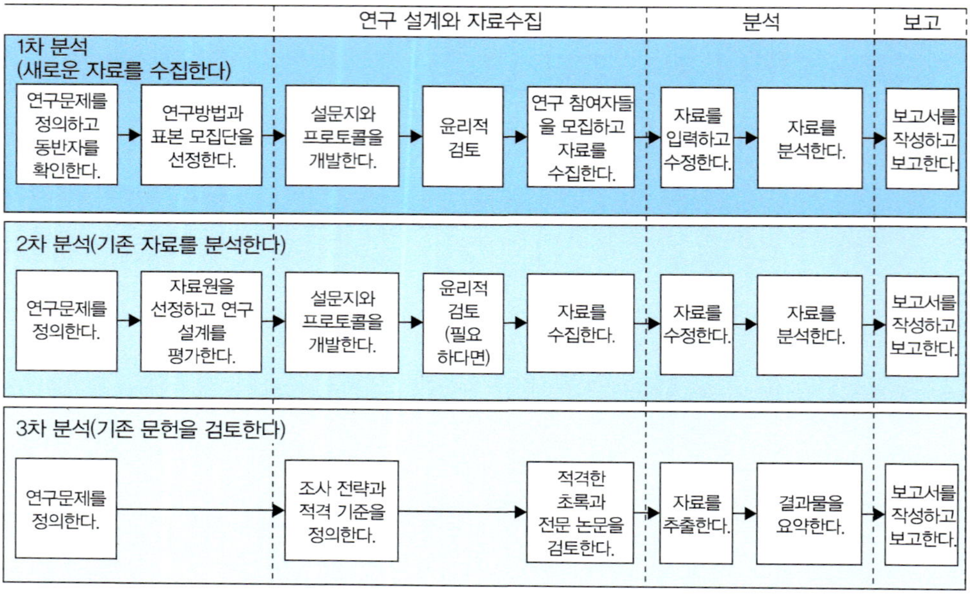

■ 그림 15-1 1차, 2차, 그리고 3차 자료 수집을 위한 연구 계획

작성하는 것이 도움이 된다.

15.2 연구를 위한 자료원

연구 계획을 수립하는데 있어 첫 번째 단계는 연구 프로젝트에서 이용 가능하며 필요하다고 생각되어지는 모든 자료들을 평가하는 것이다. 목적은 예측되는 자료원이 고안된 연구 설계에 대하여 적절한가를 확인하는 것이다. 많은 연구 프로젝트들은 물질적인 자료들을 거의 요구하지 않는다. 2차 분석이나 논문에 대한 체계적 검토는 단순히 컴퓨터와 통계 소프트웨어 프로그램에 대한 접근과 전자 논문의 제대로 된 수집 만 필요로 할 수도 있다. 몇몇의 1차적 연구들은 제한된 수의 설문지에 대한 복사 비용과 같이 상대적으로 적은 비용 만 필요할 수도 있다. 다른 1차적 연구는 아주 비용이 많이 들 수도 있다. 예를 들어, 이러한 비용들은 먼 지역으로 이동하기 위한 교통비, 실험실 검사나 임상 평가를 위한 비용, 자료 수집을 위한 아주 긴 기간과 면접자와 자료 입력자에 대한 고용 비용 등이다.

고려하여야 할 자료원은 돈과 물질적인 것만이 아니다. 많은 연구에서, 가장 중요한 자료원은 시간, 전문 지식과 프로젝트와 연결에 기여할 수 있는 이용가능한 사람들이다(공동 연구자로 참여할 수 있는 사람들의 정보에 대해서는 제 5장을 참조하시오). 다른 자료원들은 다음의 내용들을 포함할 수 있다:

- 잠재적 연구 참여자들 또는 (개인적 접촉, 전문적인 기관, 지역사회 조직 또는 환자나 고객 데이터베이스를 통한) 자료(data set)
- 실험실 공간, 사무실 공간과 회의실
- 컴퓨터와 복사기와 같은 장비

15.3 자금원과 예산

모든 연구 프로젝트가 재정적인 지원을 필요로 하는 것은 아니지만, 때때로 프로젝트들은 외부 자금원을 필요로 한다. 외부 자금원은 연구 프로젝트를 유의하게 향상시킬 수 있다. 일반적인 자금원은 학교나 고용주로부터의 **내부 연구비**(*internal grants*)와 민간 재단, 회사, 정부로부터의 **외부 연구비**(*external grants*)이다.

연구제안서(proposal)는 후원 단체의 목적과 자금 수준에 맞춰 조정되어야 한다. 일부 기관들은 매우 특정한 질병이나 인구집단에 초점을 둔 연구만을 지원한다. 다른 기관들은 영역이 좀 더 일반적일 수 있다. 상금에 초점을 둔 몇몇의 학생들의 연구 자금은 기껏해야 수백 달러이지만, 정부기관은 인정받는 연구자들에게 수백만 달러를 배분하기도 한다.

연구비를 지원하는 기관은 잘 정의되고 유의한 연구문제에 답을 줄 수 있고, 연구에 대한 예산을 적절하게 집행할 수 있는 연구 프로젝트에 자금을 지원한다. 예산은 전체 금액과 특정 분야에 과도함 없이 연구 프로젝트의 모든 필수적인 비용들을 포함하여야 한다. 작은 규모의 연구비를 신청하는 학생이나 실습생들은 여비와 복사비와 같은 아주 기본적인 직접 경비 만 신청하기를 원할 수도 있다. 대규모 연구비는 다음의 내용들을 신청할 수 있다:

- 연구팀의 핵심 구성원에 대한 급여 지원
- 상담원에 대한 봉급
- 장비와 물품을 구입하기 위한 자금
- (시설 사용에 대한 비용, 공공요금, 통신요금과 직원에 대한 비용 집행과 같은) 관리 비용에 대한 자금
- 연구 참여자들에 대한 보상비용에 대한 자금

경쟁적인 학생 연구에 대한 보상이 프로젝트에서 요구되는 실제 비용보다 적은 것과 마찬가지로 자금원으로부터 연구비의 상한을 정하는 것은 이상한 일이 아니다. 이러한 경우에, 연구비를 받는다면, 연구자는 어떤 비용들이 새로운 연구비에 의해 지불될 수 있는지 또는 어떤 비용이 다른 자금원으로부터 확보될 수 있는지에 대하여 연구비 신청서에서 보여주어야 한다. 연구제안서를 작성할 때, 연구자는 절대적이고 최소한의 필요 지원금을 확실히 하여야 하며, 적절한 연구비가 확보되지 못했다면, 프로젝트를 포기할 준비를 해야 한다(그리고 특정 프로젝트에 대한 재정적 지원이 가능한 금액을 포기해라). 예를 들어, 교통비와 복사비가 800$이고 확보된 연구비가 단지 250$라면, 연구자는 시간, 에너지와 돈을 어디에 사용해야 할지 결정하여야 한다.

연구비의 비율은 가끔은 극단적으로 낮을 수 있고, 진행시간은 변할 수 있다. 연구비에 대한 기다림은 긴 시간동안 프로젝트를 지연시킬 수 있다.

15.4 연구 시간표와 책임

대부분의 연구제안서와 프로토콜들은 계획된 연구 프로젝트에 대한 아주 자세한 계획을 포함한다. 그러므로 다음의 내용들을 실행하는 것이 도움이 된다:

- 연구 계획부터 결과 보급까지의 모든 단계에 대한 목록을 작성한다.
- 각각의 단계에 대하여 시작과 종료가 기대되는 시점을 보여주는 달력을 작성한다.
- 프로젝트를 시간 내에 완성하는 과정에서 진행되지 않고 지체할 수 있는 것들을 확인할 수 있도록 도와주는 방법에 따른 최종 마감시간(deadline)을 설정한다.

어떤 단계들에 얼마나 오랜 시간이 소요되는가를 예측하기 어렵기 때문에 계획은 어느 정도 유연할 필요가 있다. 예를 들어, 윤리 승인 또는 연구비 지원기관으로부터 자금의 지출을 위한 대기 시간은 몇 주가 아니라 몇 달이 걸릴 수도 있다. 자료 수집이 기대했던 것보다 아주 천천히 (또는 아주 빨리) 완성될 수도 있다. 자료 입력에 원래 생각했던 것보다 더 많은 시간이 소요될 수도 있을 것이다. 추가적으로 연구의 특정 측면을 완성시키는 것을 공동 연구자에게 의존하는 것이 연구 지연의 결과를 줄 수도 있다. 이러한 점은 특히 책임 연구자가 영향력 있는 지위에 있지 않을 때 발생한다. 예를 들어, 학생 연구자는 지도교수가 피드백(feedback)을 천천히 했을 때 더 빠른 응답을 요청하기 어려울 것이다. 때로는 이러한 지체는 중요한 관심이 아닐 것이다. 그러나 최종 마감시간을 놓치는 것은 공동 연구자가 유연하지 않은 경직된 계획을 가지고 있거나 완성된 정도를 요구할 때는 심각한 문제일 수 있다.

연구 프로젝트들은 모든 연구팀의 구성원들이 개인의 역할과 책임에 대하여 동일한 이해를 가지고 있을 때 가장 자연스럽게 진행된다. 프로토콜은 모든 작업의 완성을 위한 시간, 격려와 완성을 위해 사용될 수 있는 인센티브(incentives)나 기념품을 포함하여야 한다. 갈등을 해결할 수 있는 과정을 확인하는 것도 도움이 된다. 때때로 실현 가능한 업무의 지연, 프로토콜의 해석 또는 할당된 업무의 속성에 대해 동의하지 않음, 그리고 의견의 차이나 불편한 상황 등의 분쟁을 해결하기 위해 중견 연구자(senior researchers)가 임명되기도 한다.

일반적으로 대학교, 병원과 기타 기관들은 책임 연구자(PI, primary investigator)로써 활동하고 다음에 내용들을 보증할 수 있는 사람을 필요로 한다:

- 프로토콜을 따랐는가
- 부작용들이 즉각적으로 기관의 연구윤리위원회에 보고되었는가
- 예산이 적절하게 관리되고 있는가

어떤 경우에는 연구 책임자가 프로젝트에서 가장 큰 역할을 하는 사람이지만, 많은 기관에서는 중견 고용주(senior employee)를 연구 책임자로 임명하기를 요구한다. 예를 들면, 대학교에서 실제로 프로젝트를 수행하는데 학생이 주 역할을 하고 있더라도 사람을 대상으로 하는 연구 프로젝트의 연구 책임자로 등록되어 있는 교수를 연구 책임자로 요구한다.

15.5 연구제안서 작성

연구비를 지원하는 기관들은 공식적인 연구제안서의 제출을 요구한다. 그리고 연구를 수행하는 학생들이나 직원들은 지도교수의 점검을 위해 연구제안서를 제출한다. 대부분의 연구제안서들은 다음의 내용을 포함한다(그림 15-2):

- 제안된 프로젝트의 중요성을 설명하기 위한 간단한 연구 배경(background)
- 연구 목적의 서술
- 사용될 연구방법에 대한 기술
- 분석 계획
- 결과들을 알리기 위한 계획
- 시간표(timeline)

연구배경(Background)
- 토픽에 대하여 이미 알려져 있는 것은 무엇인가에 대한 간단한 요약
- 다른 연구자들의 이전 연구 인용을 통한 문헌고찰
- 토픽에 관한 연구자 자신의 이전 연구와 (해당된다면) 예비 결과에 대한 요약
- 새로운 프로젝트의 목적
- 새로운 프로젝트의 의의와 중요성
- 핵심어의 정의

목표(Goals), 측정 및 검정이 가능한 목적(aims or objectives)과 가설(hypothesis)

연구방법과 절차(Methods and Procedures)
- 연구 설계
- (새로운 자료를 수집하기 위한) 연구가능 모집단과 (기존 자료의 분석을 위한) 자료원
- 표본추출 방법과 기대되는 표본크기
- (새로운 자료 수집을 위한) 연구 참여자들의 모집
- 핵심 변수들에 대한 정의와 측정
- 자료 수집 절차
- (해당된다면) 실험실 절차

분석 계획(Analysis plan)
- 자료 관리 계획
- 자료 분석 계획

보급 계획(Dissemination plan)

참고문헌(References)

시간표(Timeline)

예산(Budget)과 타당성(justification) (모든 항목이 모든 프로젝트에 적용되는 것은 아니다.)
- 직원(급여와 수당)
- 사무실과 (필요한 경우) 실험실에 대한 설비와 장비(컴퓨터, 소프트웨어 프로그램, 프린터, 복사기와 복사용지 등)
- 통신(우편, 전화와 인터넷 접속 등)
- (자동차 주행거리, 주차, 운송, 항공 운임, 호텔과 식사를 포함한) 교통비
- 기타 비용(게재 비용, 연구 간접비 등)

연구자 정보(Researcher information)

선택적인 부록(Optional appendices)
- 설문지나 다른 조사도구
- 연구 윤리 심사 신청과 지원 문서

■ 그림 15-2 전형적인 연구제안서의 내용

- 예산
- 연구자들에 대한 기본적인 정보

일반적으로 지원신청을 위한 안내서에는 연구제안서에 어떤 내용이 포함되어야 하는지, 연구제안서가 어떻게 구성되어야 하는지, 각 절을 얼마나 길게 작성해야 하는지에 대한 설명서를 제공한다.

15.6 연구 프로토콜 작성

연구제안서는 아주 자세한 연구 프로토콜을 개발하기 위한 중추적인 역할을 한다. 프로토콜은 연구과정의 모든 단계에서 사용되어야 할 정확한 절차를 설명한다. 1차 연구(primary study)에 대하여는 다음의 내용을 설명할 것이다:

- 연구 참여자들을 접촉하고 모집하기 위하여 사용되어질 정확한 과정
- 희망하는 표본크기와 적절한 수의 연구 참여자들을 확보하기 위해 취해야 하는 단계
- 사전 동의서를 받고 기록하기 위해 사용되어질 정확한 절차(또는 연구 참여의 거절을 기록하기 위한 절차)
- 질문되어질 정확한 문항(그리고, 연구 참여자들로부터 정보를 모으기 위한 면접원이 있다면, 이러한 문항에 대하여 어떻게 질문할 것인가에 대한 정확한 도구)
- 컴퓨터 데이터베이스에 조사 문항의 (결측 응답을 포함한) 다양한 응답을 입력하기 위한 정확한 코드
- 자료에 포함된 개인 정보의 비밀을 유지하기 위하여 취해져야 할 정확한 단계
- 필요하다면, 연구 프로토콜은 사용되어질 실험실 절차를 자세하게 기술하여야만 한다.

체계적 고찰(systematic review)에 대하여, 프로토콜은 아주 다르지만 자세하게 기술하여야 하는 것은 동일하다. 체계적 고찰의 프로토콜은 검토에 포함되는 논문의 적절성에 대한 정확한 기준을 정의한다. 자격 기준에 따라 쉽게 분류될 수 없는 논문들을 어떻게 처리할 것인가에 대하여 간략하게 설명한다. 모든 연구 설계들에 대하여, 프로토콜은 딜레마(delemmas)와 혼동의 영역을 예상할 수 있으며, 가능한 한 완전하게 설명하여야 한다.

이상적인 프로토콜은:

- 자료 수집과 분석을 위해 사용되어질 모든 절차를 완전하게 기술한다.
- 연구팀의 모든 구성원들의 책임에 대하여 자세하게 제공한다.
- 연구과정의 모든 단계에 대하여 완성을 위한 마감시한을 정리한다.

- 최초 프로토콜의 승인 후에 개선의 필요가 생긴 부분의 연구 계획을 갱신하기 위한 메커니즘을 기술한다. (프로토콜에 대한 유의한 보정은 프로토콜을 수정하기 전에 관련된 모든 연구윤리위원회의 승인을 받을 필요가 있을 수도 있다.)

강력한 프로토콜은 다른 연구자가 쉽게 연구를 복제할 수 있을 정도로 아주 자세한 내용을 제공한다. 이러한 프로토콜은 프로젝트의 결과일 논문의 전체 연구방법 부분이 자료 수집을 시작하기 전에 작성될 수 있을 정도로 자세하여야 한다.

15.7 자료 수집에 대한 준비

자료 수집을 시작하기 전에 모든 준비가 마무리되었다는 것을 확실하게 하여야 한다:

- 사용할 모든 물품과 장비가 준비되었는가?
- 모든 공동 연구자들이 지정된 역할, 책임과 최종 기한에 대하여 승인하였는가?
- 모든 공동 연구자들이 요구되는 윤리에 대한 훈련을 받았는가?
- 필요하다면, (사전 동의서 문장과 설문지와 같은) 모든 연구 기록이 관련된 연구윤리위원회의 승인을 받았는가?
- 자료 관리 체제를 점검했으며 믿을 만하가?
- 해당된다면, 참여하는 모든 실험실들이 표본들을 처리할 수 있도록 준비되어 있는가?

다음 장에서는 1차 자료의 수집을 위해 준비하여야 하는 필수적인 단계에 대한 정보를 제공할 것이다: 표본모집단의 정의, 설문지와 기타 평가 도구의 개발과 윤리적 기준의 확보.

CHAPTER 16

1차 연구: 표본모집단 선정

Primary Studies: Selecting a Sample Population

1차 연구를 위한 연구 참여자들의 자료원은 연구과정의 초기에 확정되어야 한다.

16.1 연구모집단의 형태

자료 수집을 준비할 때 적어도 4개의 서로 다른 형태의 모집단이 고려되어야 한다(그림 16-1). (여러 가지 다른 이름들이 이들 4개의 독립체를 기술하는데 사용되어진다. 그러나 개념은 모든 보건의료 분야에 대하여 동일하다.)

- 가장 광범위한 집단은 연구의 결과를 적용할 **목표모집단**(*target population*)이다.
- **연구가능 모집단**(*source population*)은 목표모집단으로부터 잘 정의된 개인들의 부분집합이다.
- **표본모집단**(*sample population*)은 연구가능 모집단으로부터 연구 참여를 요청받은 개인들로 구성된다.
- **연구모집단**(*study population*)은 표본모집단으로부터 연구 참여에 동의한 적절한 사람들로 구성된다.

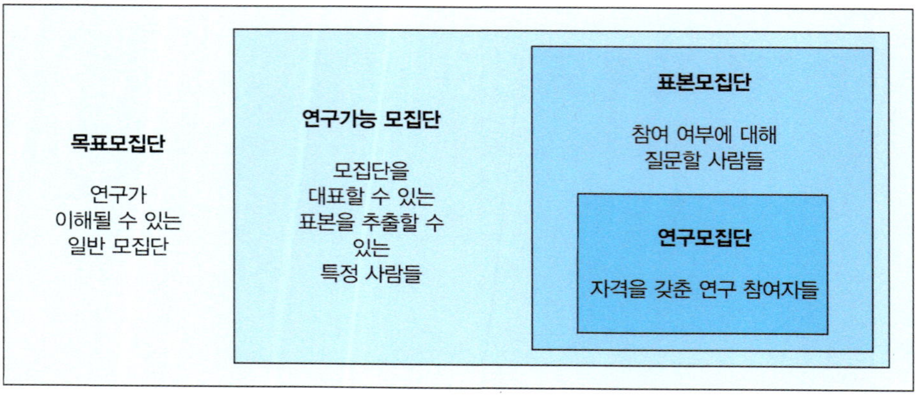

■ 그림 16-1 연구모집단은 연구가능 모집단으로부터 표본추출된 사람들의 부분집합이다.

16.2 목표모집단과 연구가능 모집단

잘 정의된 연구문제는 연구의 결과를 적용할 목표모집단을 찾는다. 목표모집단은 아주 좁을 수 있다. 목적이 병원의 한 병동에서 약제 내성 박테리아 균주의 유행 원인을 확인하는 것이라고 하자. 또는 목적이 대학 캠퍼스에서 폭음의 유행을 측정하는 것이라고 하자. 반대로, 목표모집단이 모든 성인 남성, 전 지역, 또는 2형 당뇨병(type 2 diabetes)을 갖는 모든 사람들과 같이 상대적으로 클 수도 있다. 목표모집단이 매우 작지 않는 한, 전체 목표모집단을 측정하거나, 목표모집단으로부터 확률 표본추출(random sampling)을 하는 것조차도 불가능할 수 있다.

대신에 때때로 표본추출 틀(sampling frame)이라고 불리는 좀 더 특정된 연구가능 모집단을 찾아야 한다. 이상적으로, 연구가능 모집단(source population)은 모집단 구성원들이 열거된 목록으로 구성된다. 예를 들면:

- 특정 암 등록기관에 등록된 과거 2년 동안 유방암으로 진단받은 모든 여성
- 프로 운동 리그의 모든 구성원들
- 특정 핵발전소로부터 2마일 이내에 있는 모든 가구들

이러한 예제들에서, 연구자가 연구가능 모집단의 모든 구성원들의 목록을 얻거나 생성하는 것이 가능할 것이다. (목록은 연구가능 모집단의 모든 구성원들의 이름을 포함하지는 않는다. 대신에 목록은 등록 확인 번호나 주소를 포함한다.)

16.3 표본모집단

특히 연구가능 모집단이 작을 때, 연구가능 모집단의 구성원으로 되어있는 모든 사람이 연구에 참여할 것을 요청받을 것이다. 이러한 상황에서, 연구가능 모집단은 표본모집단과 동일하다. 그러나 연구가능 모집단은 연구에서 필요로 하는 표본크기보다 훨씬 크다. 이러한 경우에 연구가능 모집단의 일정 비율만이 표본모집단으로 추출된다.

다양한 방법들이 표본모집단을 추출하기 위하여 사용될 수 있다. 모든 연구가능 모집단의 사람들의 목록을 이용할 수 있다면, 연구 참여를 요청할 사람들을 무작위로 뽑는데 컴퓨터 프로그램은 사용할 수 있다. 표본이 모든 도시로부터 추출된다면, 집탁 표본추출(cluster sampling)이 표본모집단에 포함될 전체 도시구획을 무작위로 찾는데 사용될 것이다. 대안적으로, 표본모집단은 10번가에 살고 있는 모든 주민들로 구성될 수도 있다. 확률에 기반한 표본들의 형태들이 그림 16-2에서 보여주고 있다.

때로는 확률에 기초하지 않는 **편의 모집단**(*convenience population*)이 사람, 학교, 지역사회에 대하여 쉬운 접근성에 근거하여 뽑힐 수도 있다. 편의 표본추출(convenience sampling)은 항상 조심스럽게 사용되어야 한다. 편의 표본모집단은 모집단이 대표할 수 있도록 고안된 지역사회와 체계적으로 다를 수 있다.

사용된 표본추출 방법이 무엇이던 간에, 목적은 연구가능 모집단을 대표할 수 있는 표본모집단을 뽑아야 한다는 것이고, 이상적으로는 목표모집단을 대표할 수 있어야 한다는 것이다. 확률 표본추출(random sampling)이 고안되었다면, 연구자는 연구가능 모집단에 속한 사람들이 표본모집단으로 추출될 기회가 동일하지 않을 때 일어날 수 있는 **비확률 표본추출 바이어스**(*non-*

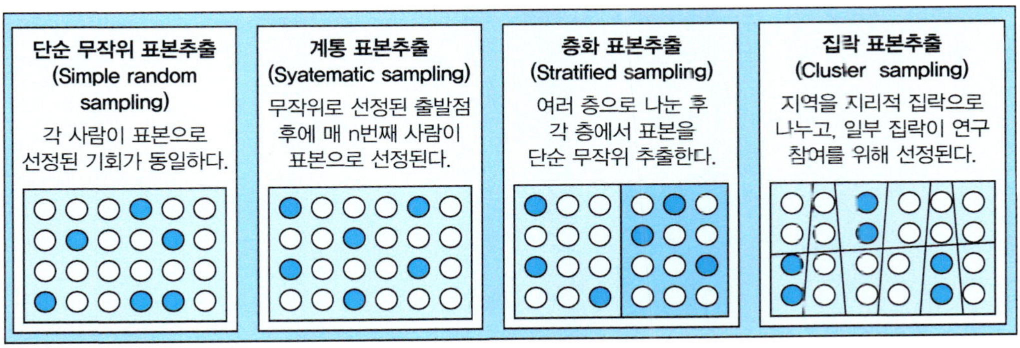

■ 그림 16-2 확률 표본추출 형태의 예

random sampling bias)를 피할 필요가 있다. 비확률 표본추출(편의 표본추출)이 사용되었다면, 연구자는 편의 표본이 연구가능 모집단이나 목표모집단 전체를 대표할 수 없을 때 발생할 수 있는 **확인 바이어스**(*ascertainment bias*)를 피해야만 한다. 이러한 바이어스를 포함한 많은 잠재적 바이어스들이 세심한 계획으로 제거되거나 최소화되어야 한다.

16.4 연구모집단

표본모집단으로 확인된 사람들은 후에 연구 참여에 대하여 요청받을 것이다. 연구모집단은 연구 참여에 동의하고 연구의 자격 기준을 충족한 표본모집단의 구성원들로 구성된다. 100% 참여는 거의 없다. 연구가능 모집단으로부터 적어도 일부의 사람들은 연구 참여로의 초대를 무시할 것이다. 일부는 포함 기준을 충족하지 못해 부적절하다고 판정될 수도 있다. 연구 참여에 동의한 표본모집단의 구성원들이 비참여자와 체계적으로 다르다면, 낮은 응답률은 **무응답 바이어스**(*non-response bias*)의 결과일 수도 있다. 그러나 100% 미만의 참여율은 다음과 같이 연구가 진행되는 경우 문제가 되지 않는다:

- 적절하고 조심스럽게 설명된 표본추출 방법을 사용한다.
- 참여율을 최대화하기 위한 적절한 단계를 진행한다.
- 적절하게 큰 표본을 모집한다(제 17장에서 필요한 표본크기를 어떻게 추정하는지 설명한다.)
- 각 단계에서 잠재적 연구 참여자들의 수에 대하여 보고한다.

16.5 단면적 연구를 위한 모집단

단면적 연구에서, 연구가능 모집단은 목표모집단을 대표하여야만 하며, 표본모집단은 연구가능 모집단을 대표할 수 있어야 한다. 대부분의 단면적 연구의 목적은 특정 목표모집단을 정확하게 기술하는 것이다. 이러한 조사들의 결과들은 중요한 자료원을 만들거나 정책 결정을 하는데 사용되어진다.

편의 표본(convenience samples)은 연구모집단에서 목표모집단을 대표하는 결과를 주지 못한다. 예를 들어, 연구 목적이 지역에 있는 모든 고등학교 학생들에 있어 흡연의 유행에 대하여 조사하는 것이라고 하자. 연구가능 모집단으로부터 하나의 고등학교만을 지정하는 것은 충분하지 않다(그림 16-3). 한 학교를 대상으로 집중적인 조사를 하는 것은 참여율을 최대화 시킬 수 있다. 그

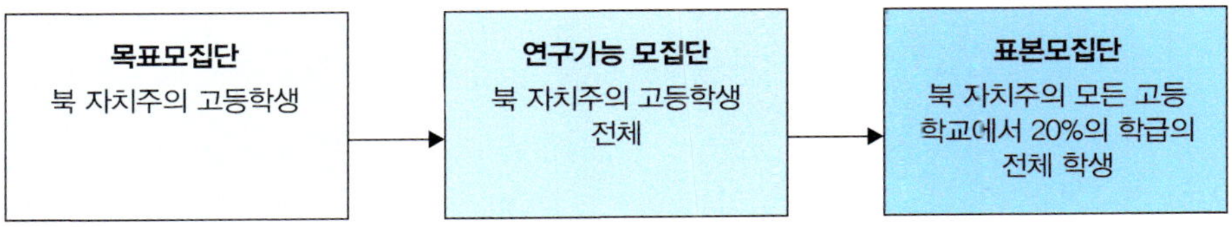

연구방법	단면적 연구
연구문제	북 자치주의 고등학생들의 흡연률은 얼마인가?
방법	연구 참여자들이 자기 기입 설문지를 완성할 것이다.
목표모집단	북 자치주의 9~12학년 학생들
연구가능 모집단	북 자치주의 14개 고등학교에 다니고 있는 모든 학생들
연구가능 모집단 목록	각 고등학교에서 제공한 각 학급의 학생들 수의 목록
표본모집단	분석에서 요구되는 추정된 표본크기에 기반하여, 제공된 목록으로부터 20%의 학급을 무작위로 선정하였고, 이들 학급에 속한 모든 학생들이 참여 여부에 대한 질문을 받을 것이다.
연구모집단	연구 참여에 동의한 표본모집단에서 자격을 갖춘 개인
비밀보장(confidentiality)	학생들의 이름은 연구자에게 제공되어서는 안되며, 조사는 익명으로 이루어져야 한다.

■ 그림 16-3 단면적 연구를 위한 모집단의 예

러나 한 학교는 전체 지역의 학생들과는 다른 학생들을 포함할 수 있다. 이러한 상황에서, 결과들은 지역에 따른 건강수준을 정확하게 반영할 수 없을 것이다. 비슷하게, 축구 경기에 온 관중들, 야채가게에 온 손님들, 또는 이동 헌혈 센터의 자원 혈액 기증자 중에서 연구 참여자들을 모으는 것은 표본모집단이 목표모집단을 대표하지 못한 결과일 것이다.

이상적으로, 연구자는 연구가능 모집단이 목표모집단과 유사하고, 표본모집단이 연구가능 모집단과 유사하다는 것을 확인하기 위한 여러 가지 방법을 필요로 한다. 예를 들어, 그림 16-3의 조사에 대한 표본모집단은 학년과 성별에 따른 학생들의 비율이 전체 지역의 연구가능 모집단에서의 비율과 유사한지를 알아보기 위한 점검을 해야 한다. 비슷하게, 일반 공립학교 조사에 대한 표본모집단은 가장 최근의 모집단 조사에서의 목표모집단의 인구학적 특성을 반영하여야만 한다.

16.6 환자-대조군 연구를 위한 모집단

환자-대조군 연구에 가능한 연구 참여자들을 찾을 때, 첫 번째 단계는 적절하고 이용 가능한 환자군을 찾는 것이다. 모든 환자군은 질병, 장애, 또는 건강과 관련된 상태가 동일하여야만 한다. 연구의 **환자 정의**(*case definition*)는 개인이 환자로써 범주화되기 위한 출현이나 부재를 나타낼 수 있는 특성, 징후와 증후군에 대하여 아주 명확하여야 한다. 예를 들어, 연구자가 진행 중인 병을 갖는 후보자만을 뽑기 원하거나 상대적으로 최근의 증후군의 발생을 연구하는 것을 선호한다고 하자. 환자 정의는 포함 기준(inclusion criteria)과 배제 기준(exclusion criteria) 모두를 확정하여야만 한다.

병원, 특정 의원, 공중보건기관, 질병관련 집단과 조직들은 연구의 환자 정의를 충족할 수 있는 개인들이나 집단을 찾는데 유용한 자료원이다. 그러나 주의해야 할 점은 표본모집단이 더 건강하지 않고, 더 아프며 또는 환자 정의를 충족하는 보통 사람들보다 거의 사회적으로 연결되어 있지 않다는 것을 확실히 해야 한다. (또 다른 선택은 환자군과 대조군 모두에 대한 연구가능 모집단으로 대규모 장기관찰 코호트 연구의 연구 참여자들을 이용할 수 있다는 것이다. 이러한 종류의 **내포 환자-대조군 연구**(*nested case-control study*) 설계는 과거 노출들에 대한 정보들이 노출 시점에서 모아지고 연구 참여자들의 기억에 의존하지 않기 때문에 회상 바이어스(recall bias)를 최소화한다.

한번 환자군에 대한 자료원이 확정되면, 타당한 대조군을 선택하여야 한다. 이 점이 아주 중요한 일이다. 대조군은 환자군과 질병 상태를 제외하고는 모든 점에서 유사하여야 한다. 예를 들어, 나이 많은 성인 여성과 10대 소년을 비교하는 것, 만성 심장 질환자와 마라토너를 비교하는 것, 또는 대도시의 직장인과 자급자족 농민을 비교하는 것은 타당하지 않을 것이다. 모든 환자군과 대조군은 질병 상태 하나를 제외하고는 동일한 자격 기준을 충족하여야 한다. (환자-정의와 대조군-정의 모두를 갖는 것이 경계선에 있는 환자군이 환자군이나 대조군에서 제외되는데 도움을 줄 것이다.) 그러므로, 70대 여성이 목표인 연구는 환자군과 대조군이 모두 70대의 여성이어야 한다(그림 16-4). 만성질환을 조사하는 연구에서는 일반적이지 않은 육체적으로 활동적인 대조군 모집단이 아니라 일반 대중을 대표하는 대조군 모집단을 선택하여야 한다. 한 연구에 대한 환자군과 대조군은 지리적으로 인구학적으로 비슷한 모집단으로부터 추출되어야 한다.

대조군은 여러 형태의 연구가능 모집단으로부터 추출될 수 있다. 일부 병원을 기반으로 한 연구들에서, 연구되어질 것과는 다른 상태를 가진 입원 환자를 대조군으로 사용하는 것은 적절할 것이다. 일부 모집단을 기반으로 하는 연구에서는, 무작위로 선택된 전화번호가 모집단을 대표할 수도 있다. 또는, 많은 사람들이 전화로 개인적인 질문에 답하기를 거절할 것이기 때문에, 결과는 모집단을 아주 잘 대표하지 못할 수도 있다. 어떤 경우에는, 환자군의 친구나 가족들이 가장 좋은 선

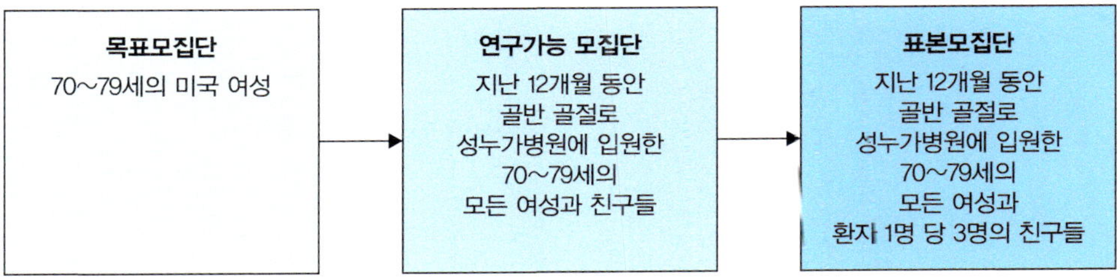

연구방법	환자–대조군 연구
연구문제	미국에서 성인 여성의 골반 골절의 위험요인은 무엇인가?
방법	연구 참여자들은 대면 면접을 하거나 전화 면접을 할 것이다.
목표모집단	미국에 살고 있는 70~79세의 여성
연구가능 모집단	지난 12개월 동안 골반 골절로 성누가병원에 입원한 70~79세의 모든 여성
연구가능 모집단 목록	컴퓨터 파일에 골반 골절(ICD9 코드=820 또는 ICD10 코드=572.0)로 진단된 70~79세의 입원한 여성 환자의 병원 등록번호 목록
표본모집단	환자군으로 연구에 참여 여부를 질문할 연구가능 모집단의 모든 구성원, 각 환자는 대조군으로 참여하게 될 동일 연령 범위의 3명의 친구 이름을 묻는 질문을 받을 것이다.
연구모집단	연구 참여에 동의한 표본모집단에서 자격을 갖춘 개인
비밀보장 (confidentiality)	잠재적 연구 참여자들의 이름, 주소와 전화번호는 연구자에게 제공되어서는 안된다. 왜냐하면, 연구자가 연구 참여자를 접촉할 수 있기 때문이다. 이름, 주소, 전화번호와 사회보장번호와 같은 개인 식별 정보는 설문지 응답에 포함되어서는 안된다.

■ 그림 16–4 환자–대조군 연구를 위한 모집단의 예

택일 수도 있다. 왜냐하면, 이들은 유사한 배경을 가지고 있기 때문이다. 이러한 중요한 결정을 할 때, 연구자는 환자군과 대조군을 짝짓기(matching)할 가능성을 포함한 환자–대조군 연구에 적절한 연구 참여자에 대하여 특별하게 설명한 참고문헌을 살펴보아야 한다.

16.7 코호트 연구를 위한 모집단

장기관찰 코호트 연구에서 연구가능 모집단과 표본모집단을 찾는 것은 단면적 연구에서 모집단을 찾는 것과 유사하다(그림 16–5). 연구 지속기간동안 가능한 한 많은 연구 참여자들을 유지시키기 위하여 안정적인 연구모집단을 모아야하는 필요성에 추가적인 관심이 있다. 노출된 모집단과 노출되

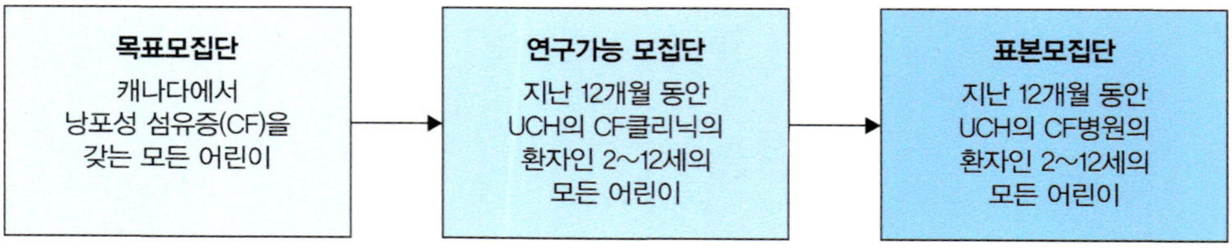

연구방법	코호트 연구
연구문제	낭포성 섬유종을 가진 어린이에서 폐감염의 발생률은 얼마인가?
방법	연구 참여자들의 부모에게 2년의 전향적 연구기간 동안 모든 감염에 대하여 기록해 줄 것을 요청할 것이다. 그리고 이 기록들을 환자 진료기록으로 점검할 것이다.
목표모집단	캐나다에서 낭포성 섬유종을 갖는 모든 어린이
연구가능 모집단	지난 12개월 동안 대학 어린이 병원(UCH)의 CF클리닉 환자였던 2~12세의 모든 어린이
연구가능 모집단 목록	지난 12개월 동안 UCH CF클리닉에서 검사받은 2~12세의 모든 어린이의 목록
표본모집단	연구가능 모집단에 포함된 모든 어린이들의 부모에게 자신들의 자녀를 연구에 참여시킬 것인가에 대하여 질문할 것이다.
연구모집단	부모가 연구 참여에 동의한 표본모집단에 속한 자격을 갖춘 개인
비밀보장 (confidentiality)	환자 정보 보호에 대한 기이드 라인과 규정이 엄격하게 지켜져야 한며, 단지 필수적인 개인 정보만이 환자 기록을 통하여 접근할 수 있다.

■ 그림 16-5 코호트 연구를 위한 모집단의 예

지 않은 모집단을 비교하기 위한 코호트 연구들에 대해서, 노출된 연구 참여자들과 노출되지 않은 연구 참여자들을 찾는 것은 환자-대조군 연구에서 환자군과 대조군을 찾는 단계와 유사하다.

16.8 실험 연구를 위한 모집단

단면적 연구와 마찬가지로 실험 연구들은 목표모집단을 합리적으로 대표할 수 있는 연구가능 모집단을 요구한다. 예를 들면, 실험 연구의 목적이 기숙 대학에서 첫 번째 학기동안 영양에 대한 상담이 대학에서 1학년 동안 체중 증가를 예방하는데 효과가 있는가를 보는 것이라고 하자. 연구자는 단면적으로 합리적인 1학년 학생 모집단을 모을 것이다(그림 16-6). 몇몇의 표본 선택 방법이 보통의 1학년 학생들보다 체중에 더 많은 관심을 갖는 표본모집단의 결과일 수 있다: 자원자에 대

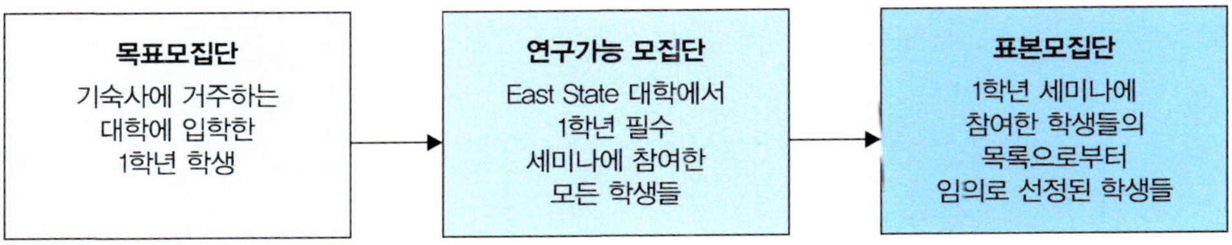

연구방법	실험 연구
연구문제	대학에서 첫 학기동안의 영양 상담이 체중 증가를 예방할 수 있는가?
방법	연구 참여자들의 절반은 첫 1학기동안 매주 영양사와 만나도록 할당하고, 나머지 절반은 개입을 하지 않을 것이다. 모든 연구 참여자들은 대학 첫 해 가을 학기와 봄 학기의 첫 번째 주부터 마주막 주까지 영양 평가를 할 것이다.
목표모집단	기숙사에 거주하는 대학의 1학년 학생들
연구가능 모집단	East State 대학의 1학년 학생 전체
연구가능 모집단 목록	East State 대학의 필수 1학년 세미나에 참여한 도든 학생들의 목톡
표본모집단	연구가능 모집단으로부터 임의로 선정된 학생들
연구모집단	연구 참여에 동의한 표본모집단에서 자격을 갖춘 개인
비밀보장 (confidentiality)	영양 상담과 평가는 개별적으로 행해져야 하며, 단지 필수적인 개인 정보만이 연구 참여자의 기록을 통하여 접근할 수 있다.

■ 그림 16-6 실험 연구를 위한 모집단의 예

한 요청하는 것, 영양학 수업에 참여한 학생들을 모집하는 것, 육상 선수로부터 표본을 추출하는 것. 이러한 방법들의 결과로써, 영양 상담을 받은 개입군(intervention group)과 영양 상담을 받지 않은 대조군(control group) 모두 연구기간 동안에 많은 체중의 증가를 보이지 않을 것이다. 개입군과 대조군 사이의 체중 증가가 유의한 차이를 보이지 않기 때문에 개입은 성공적이지 않은 것처럼 보인다. 좀 더 대표적인 연구모집단이 모아졌다면, 결과는 개입이 성공적이었다는 것을 보여줄 수도 있을 것이다.

일부 실험 연구들은 잠재적으로 위험한 물질이나 행동에 연구 참여자들이 노출되어지는 것을 필요로 한다. 이러한 연구들에서, 해로움에 대한 위험은 적절한 연구가능 모집단을 선택하고 엄격한 포함 및 배제 기준을 정의함으로써 감소시킬 수 있다. 예를 들면, 운동을 포함하는 연구들은 잠재적 목표 연구 참여자들이 신체 활동에 참여할 수 있을 만큼 건강하여야 한다. 진행 중인 암에 대한 신약 연구들은 표준 치료가 효과적이지 않은 극히 상태가 나쁜 환자들만 대상으로 한다.

일반적으로, 안전성(safety)은 실험 연구를 설계할 때 가장 우선적으로 고려되어야 한다. 모든 필요한 단계들은 연구 참여자들을 보호할 수 있어야 한다. 예를 들어, 실험에 대해 표본으로 추출된 모든 사람들이 주사제를 투여하거나 투약을 필요로 한다고 하자. 연구자는 잠재적 연구 참여자들이 실험 물질이나 위약(placebo)의 어떤 구성 요소에도 알려진 알러지(allergies)가 없다는 것을 확신해야 한다. 어떤 구성 요소에 대한 알러지를 배제 기준의 하나로 나열하여야 한다.

16.9 취약 모집단

보건의료 연구에서 **취약 모집단**(*Vulnerable populations*)은 건강이 나쁜 사람, 제한된 의사결정 능력을 가진 사람, 그리고 사회적으로 하찮은 존재같이 느끼는 사람들을 포함한다. 연구에서 이러한 모집단의 구성원들이 포함되는 잠재적 위험에도 불구하고, 이러한 사람들을 포함하는 것은 이 들 집단에 대한 건강 이슈를 연구하기 위한 유일한 방법이기 때문이다. 예를 들면, 죄수와 관련된 중요한 건강 문제는 감옥 안에서 연구 수행을 통해서만 확인할 수 있다. 심각한 정신건강 장애를 가진 사람들이 정신 질환에 대한 연구에 포함되어야만 한다. 대인 폭력(inter-personal violence)의 건강에 대한 영향은 생존자들에게 그들의 경험을 묻는 것에 의해서만 이해될 수 있다. 약품의 광범위한 사용에 대한 승인을 받기 전에 임신부와 어린이들이 약품의 안전성에 대한 검사에 포함될 수 있다. 심각한 만성질환에 대한 새로운 치료법들은 진행 중인 질병을 갖고 있는 사람들에게 검사되어야 한다.

취약 모집단의 구성원을 가지고 수행된 연구는 연구 참여자들에게 연구의 잠재적 위험에 대하여 특별히 고려해야 하는 사항을 요구한다. 연구는 취약 모집단의 구성원으로부터 새로운 자료의 수집을 정당화하는 것이 아주 중요하다. 강제가 아닌 사전 동의서를 제공한 모든 연구 참여자들의 능력이 확인되어야 한다. (아주 어린 어린이나 유의하게 떨어진 정신 능력을 갖는 사람들에 대하여 법적으로 인정된 대리인의 동의서가 제공되어야만 한다.) 연구 참여자들에게 증가하는 부작용에 대한 위험을 설명하여야 한다. 예를 들면, 허약한 건강상태를 갖는 사람은 운동 검사에서 상해의 위험이 높아질 수도 있다. 학대나 정신 질환에 대한 병력을 가진 사람들은 민감한 토픽에 대한 질문에 답할 때 정신적 피해의 위험이 높아질 수도 있다. 제 21장에서 취약 모집단을 포함하는 연구의 필요 사항에 대한 추가적인 정보를 제공할 것이다.

16.10 지역사회 개입

일부 연구들은 모든 지리적, 문화적 또는 사회적 지역사회와 지역의 지도자들의 참여와 지지를 필요로 하며, 이를 통하여 혜택을 볼 수 있다. 학생들로부터 정보를 수집할 단면적 연구는 부모의 동의, 윤리위원회의 승인과 더불어 학교 관계자들의 허가를 필요로 할 수도 있다. 모든 마을을 대상으로 모집하고 추적하도록 고안된 장기관찰 연구는 공식적 비공식적 지역사회 지도자와 지역의 다른 대표자들이 계획, 모집과 유지를 위해 활동적으로 포함되지 않는다면 성공할 수 없을 것이다. 지역사회를 기반으로 한 연구들은 *CBPR*(*Community-Based Participatory Research*)을 위해 개발된 것과 같은 연구방법들을 사용할 때 최상으로 수행될 수 있다. 일반적이지 않은 질병을 갖는 연구 참여자들의 참여가 필요한 임상 연구는 활동성 질병 지원 및 옹호 네트워크와 동반적으로 연구를 수행할 때 가장 큰 혜택을 볼 수 있다. 이러한 연결들은 연구 계획 과정의 초기에 수립되어야 하며 자료수집 기간 동안 유지되어야 한다. 또한, 연구의 결과들은 이용이 가능한 동반자들과 공유하여야 한다.

1차 연구: 표본크기의 추정

Primary Studies: Estimating Sample Size

CHAPTER 17

타당하고 유의한 결과를 얻기 위해서는 적절한 수의 연구 참여자들을 필요로 한다.

17.1 표본크기의 중요성

인기있는 동화에서, Goldlocks는 세 마리 곰의 집을 찾는다. 한 집은 너무 작고, 한 집은 너무 크고, 나머지 한 집 만이 정확하게 알맞은 크기였다. 마찬가지로 연구에 필요한 연그 참여자들이 얼마나 많아야 의미가 있을 것인가를 결정할 때, 목적은 적절한 수의 연구 참여자들을 모집하는 것이다. 적절한 수는 특정 수준의 확신성을 가지고 연구문제를 해결하기 위해 얼마나 많은 수의 사람들이 요구되는가에 대한 통계적 추정(statistical estimation)에 기초한다. 통계적으로 요구되는 수보다 더 많은 연구 참여자들을 모집한다면, 연구자와 연구 참여자 모두의 시간을 포함한 자원은 낭비될 것이다. 너무 적은 연구 참여자들이 모집되어진다면, 표본이 연구문제를 해결해 줄 충분한 통계적 검정력(statistical power)을 갖지 못하기 때문에 아주 일부의 연구자들은 연구 참여자들이 넘치는 것을 걱정하는 호사를 누리지만, 많은 연구자들이 충분한 연구모집단을 확보하기 위하여 발버둥 친다. 연구 참여자의 부족은 통계적으로 유의한 결과를 얻는 것을 거의 불가능하게 할 것이다.

17.2 많은 수의 표본이 항상 더 좋은가?

많은 수의 표본을 갖는 것은 가치가 있다. 일반적으로 모집단으로부터 많은 수의 표본은 실제 모집단 값과 근접하는 표본 평균을 산출할 때 적은 수의 표본에 비해 훨씬 더 좋다. 예를 들어, 전체 모집단이 20명인 사람들의 평균 연령이 39세라고 하자(그림 17-1). (전체 모집단의 15%인) 3명을 표본으로 뽑았다면, 표본 평균은 모집단의 평균인 39세와 가까울 가능성도 있다. 그러나 반대로 표본 평균이 모집단의 평균과 멀리 떨어져 있을 수도 있다. (전체 모집단의 40%인) 8명이 모집단으로부터 표본으로 뽑혔다면, 표본 평균은 모집단 평균에 아주 근접할 가능성이 있다.

그림 17-2는 평균 연령과 이에 대한 95% 신뢰구간이 결합된 표본 평균에 대한 또 다른 묘사 방법을 보여주고 있다. **신뢰구간**(*confidence interval*)은 특정 크기의 표본에서 구한 값이 모집단의 값(여기서는, 모집단의 평균 연령)과 얼마나 근접하고 있는가를 보여주는 통계 추정치(statistical estimate)이다. 표본크기가 작을 때, 표본 평균은 전체 모집단의 평균으로부터 아주 멀리 떨어져 있을 수 있다. 이러한 점이 표본 평균으로부터 멀리 떨어져 있는 넓은 신뢰구간으로 표현된다. 표본크기가 클 때, 표본 평균은 모집단의 평균과 근접할 것으로 기대되고 신뢰구간은 좁을 것이다.

그림 17-2에서 다섯 개의 직선의 중앙에 있는 검은 점은 그림 17-1로부터 구한 다섯 개의 표본 평균을 나타낸다. 각 표본모집단에 대한 95% 신뢰구간은 표본 평균으로부터 확장된 직선에 의해 표현된다. 95% 신뢰구간은 표본크기, 표본의 평균 연령과 표본에서 개인의 나이가 얼마나 멀리 떨어져 있는가에 대한 측도인 표본 표준편차를 기초로 하여 각 표본에서 계산된다.

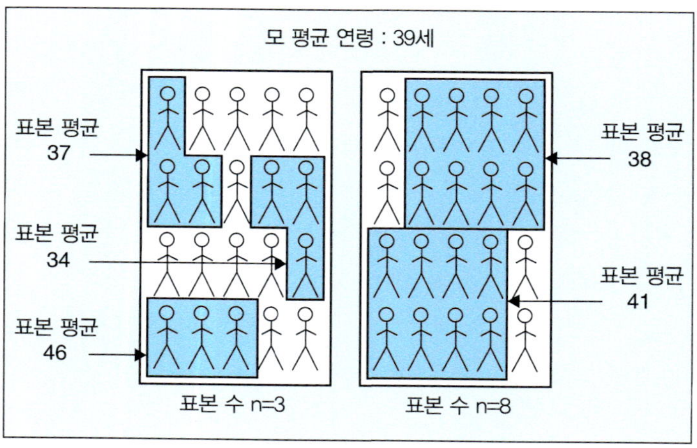

■ 그림 17-1 표본크기와 평균

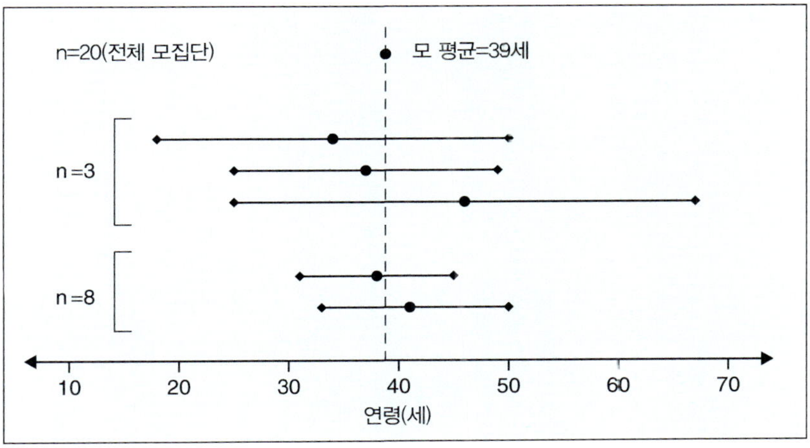

■ 그림 17–2 모집단으로부터 표본의 수가 많을수록 95% 신뢰구간이 더 좁다.

그림 17–2의 맨 위 직선에서 표본 평균은 34세이고 신뢰구간은 18세부터 50세까지이다. 이 표본을 근거로 연구자는 전체 모집단의 평균이 18세와 50세 사이에 있다는 것을 95% 확신할 수 있을 것이다. 정말로, 모집단의 평균 39세는 이 범위 안에 있다. 20명의 전체 모집단으로부터 확률 표본을 수백 번 추출하였다면, 이 들 표본들의 약 95%는 실제 모집단의 평균 39세를 포함하는 95% 신뢰구간을 가질 것이다. 약 5%에 대해서는 3명의 확률 표본이 우연히 일반적이지 않은 젊은 사람이나 나이 많은 사람을 포함하여, 신뢰구간은 모집단의 평균을 포함하지 않을 것이다.

전체 모집단의 20명이 모두 분석에 포함된다면, 신뢰구간은 요구되지 않는다 ; 모집단의 평균 연령은 정확하게 알려질 것이다. 모집단 20명 중 18명의 표본이 추출되었다면, 표본의 평균 연령은 39세와 아주 가까운 값일 것이다. 신뢰구간은 표본 평균으로부터 표시된 점으로부터 거의 확장됨이 없을 만큼 좁을 것이다. 그림 17–2는 표본 수가 많으면 많을수록 표본 평균이 모집단에 평균에 더욱 더 근접한다는 것을 보여준다. 표본크기가 크면 클수록 적은 수의 표본크기에 의해 생성된 신뢰구간보다 좁은 신뢰구간을 갖는다. 일반적으로, 표본크기가 크면 클수록 연구가 통계적으로 유의한 결과를 산출하는 것이 더 쉬울 것이다.

17.3 표본크기 추정

표본크기 계산기(*sample size calculator*)는 좀 더 정확하게 **표본크기 추정기**(*sample size estimator*)

라고 불린다. 왜냐하면, 제안된 표본크기의 범위는 표본모집단의 기대되는 특성에 대한 일련의 추측을 근거로 하기 때문이다. 이러한 형태의 도구는 적정한 표본크기의 목표를 확인하는데 사용된다. 표본크기 계산기는 가끔은 무료로 온라인에서 이용할 수 있다. 또한 많은 통계 소프트웨어 프로그램에 포함되어 있다.

그림 17-3은 필요한 연구 참여자의 수에 대한 대략적으로 추정치를 얻기 위하여 다양한 연구

특성	단면적 연구	환자-대조군 연구	코호트 연구	실험 연구
연구문제	노출이나 질병을 갖는 모집단의 비율이 얼마인가?	환자군이 대조군에 비해 더 많은 노출을 가지고 있는가?	노출된 사람이 노출되지 않은 사람에 비해 결과가 더 많이 나타나는가?	노출된 사람이 노출되지 않은 사람보다 좋은 결과가 더 많이 나타나는가?
모집단 크기	5,000	–	–	–
노출과 질병에 대한 예상 비율	15%	–	–	–
예상 노출 비율에 대한 신뢰도	±3%	–	–	–
환자군에 대한 대조군의 비	–	2	–	–
노출군과 비노출군의 비	–	–	1	1
노출된 대조군의 예상 비율	–	25%	–	–
질병 또는 결과를 갖는 비노출군의 예상 비율	–	–	10%	70%
산출된 비차비	–	1.5	–	–
산출된 상대위험도	–	–	1.3	1.25
신뢰수준(1–α)	95%	95%	95%	95%
검정력(1–β)	–	80%	80%	80%
추정 표본크기	**~500명**	**~350명의 환자군과 700명의 대조군**	**~1,850명의 노출군과 1,850명의 비노출군**	**~90명의 노출군과 90명의 비노출군**

■ 그림 17-3 표본크기 계산의 예

방법에서 제공하여야 할 입력의 종류에 대한 예이다. 가장 좋은 추측은 정확한 정보는 연구가 완성될 때까지는 이용할 수 없기 때문에 예시한 입력의 대부분을 사용하여야 한다. 이러한 변수들에 대한 다양한 값을 시도해 보는 것은 입력에서 아주 작은 변화를 주는 것이 표본크기 추정에서 고려할만한 차이의 결과를 볼 수 있을 것이다. 입력에 대한 확신의 수준이 낮을 때, 많은 수의 표본크기를 설정하는 오류를 범하는 것이 현명한 일일 것이다.

또한 중요한 것은 표본크기는 연구모집단에 대하여 추정한다는 것이다. 연구 참여율이 100%가 아니기 때문에, 적정한 크기의 연구모집단을 산출하기 위한 표본크기 계산에 의해 제시된 수보다 표본모집단은 더 많은 수를 필요로 한다.

17.4 검정력 추정

요구되는 표본크기를 점검하기 위한 또 다른 방법은 표본크기가 연구 설계에 대한 적정한 통계적 검정력을 제공할 수 있는지를 알아보기 위하여 수집된 연구 참여자의 수로부터 후진적(backward)으로 알아보는 것이다. **검정력**(*power*)은 실제로 차이가 존재할 대 모집단에서 유의한 차이를 찾아내기 위한 통계 검정의 능력과 관련이 있다. 예를 들어, 환자-대조군 연구에서 환자군과 대조군의 평균 체중 사이에 상당한 차이가 실제적으로 있었거나, 코호트 연구에서 노출이 관심이 있는 질병에 대한 위험요인이 확실하다고 하자. 이러한 상황에서, 연구는 이러한 의미가 있는 차이나 관련성을 찾아내기 위한 적절한 검정력을 필요로 한다. 평균 들 사이의 차이가 서로 비슷하거나 상대위험도(relative risk)나 비차비(odds ratio)가 1에 가까운 추정치를 갖는다면, 검정력을 증가시키기 위해서는 표본크기가 매우 커야할 것이다.

그림 17-4는 통계적 검정력의 정의에 대해 설명하고 있다. 모집단을 기반으로 하는 연구들은 연구가능 모집단을 반영할 수 있는 연구모집단을 갖는 것을 목적으로 한다. 그러나 때때로 연구 설계의 결함(너무 적은 표본크기 등) 때문에 표본이 모집단의 실제 값을 구하지 못할 수 있다. 제 1종 오류(type I error)는 연구가능 모집단에서 실제적으로 차이가 존재하지 않을 때 연구모집단이 통계적으로 유의한 검정 결과를 산출시킬 때 발생한다. 제 1종 오류의 확률은 그리스 문자 α로 표시한다. 대부분의 연구들은 α=5%를 갖는 것을 목표로 한다. 이는 95% 신뢰구간을 사용하는 통계 검정과 대응된다. 제 2종 오류(type II error)는 연구가능 모집단에서 실제로 차이가 존재할 때, 연구모집단으로부터의 자료를 이용한 통계 검정이 유의한 차이를 찾아내지 못할 때 일어난다. 제 2종 오류의 확률은 그리스 문자 β를 사용한다. 검정력은 1−β로 정의한다. 그러므로 β=20%는 검정력=80%와 대

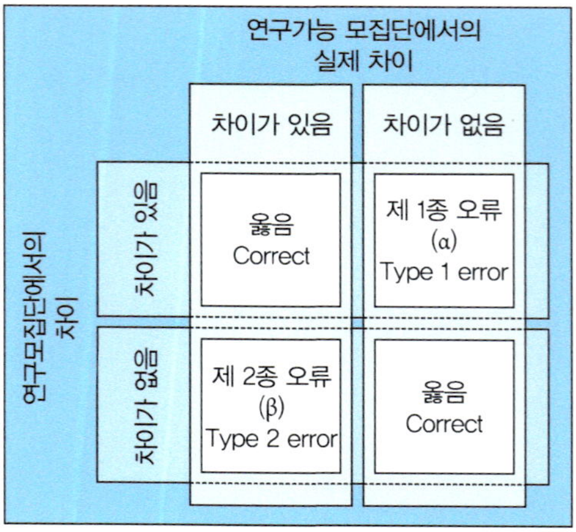

■ 그림 17-4 검정력과 오차

특성	단면적 연구	환자-대조군 연구	코호트 연구	실험 연구
노출군의 수	100	–	2,500	70
비노출군의 수	250	–	1,500	70
환자군의 수	–	250	–	–
대조군의 수	–	490	–	–
질병 또는 결과를 갖는 노출군의 비율	40%	–	13%	85.7%
질병 또는 결과를 갖는 비노출군의 비율	26%	–	9%	64.3%
노출을 갖는 환자군의 비율	–	32%	–	–
노출을 갖는 대조군의 비율	–	25.5%	–	–
신뢰수준(1–α)	95%	95%	95%	95%
추정된 검정력(1–β)	**~70%**	**~45%**	**~97%**	**~80%**

■ 그림 17-5 검정력 계산의 예

응된다.

다양한 연구방법에 대한 검정력 추정의 예가 그림 17–5에 있다. 표본크기 추정과 마찬가지로, 검정력 추정은 연구의 기대되는 결과물에 대한 아주 좋은 추측을 요구한다. 표준적인 기대는 연구가 최소 80% 이상의 검정력을 가져야 한다는 것이다. 검정력이 희망하는 것보다 작다면, 검정력을 증가시키기 위한 가장 쉬운 방법은 통상적으로 표본크기를 증가시키는 것이다.

17.5 연구방법의 개선

추정된 연구 참여자 수에 대한 검정력이 충분하지 않다면, 연구방법을 다시 생각해 보아야 한다. 예를 들어, 연구자는 300명의 연구 참여자들을 모을 수 있지만 표본크기가 870명의 연구 참여자들이 필요한 것으로 추정되었다면, 고안된 연구 설계는 실행될 수 없을 것이다. 이러한 경우, 연구문제, 연구방법, 목표모집단과 연구가능 모집단 등이 개선되어야 한다. 새로운 계획은 연구자가 합리적으로 모으는 것이 기대되는 표본에 대하여 적절할 수 있도록 세워져야 한다.

CHAPTER 18

1차 연구: 설문지 개발

Primary Studies: Developing a Questionnaire

설문지는 연구 참여자들로부터 정보를 체계적으로 수집하기 위한 도구이다. 설문지는 자기-기입을 할 수 있게 고안되거나 면접을 위한 원고로 작성할 수 있다.

18.1 설문지 설계의 개요

설문지들은 거의 대부분의 보건의료 토픽에 대하여 개발되어질 수 있다. 좋은 설문지는 특정 목적을 가지고 세심하게 만들어져야 한다. 설문지 설계는 통상적으로 조사 도구에 포함될 일반적인 내용과 특정 내용을 확인하는 것으로부터 시작하고 질문의 형태를 선택한 후에 각 토픽에 대한 응답을 평가하는 것으로 진행될 때 가장 좋다. 각 문항의 단어는 조심스럽게 점검되어야 한다. 문서 구성은 시각적으로 나타날 수 있어야 하고 진행하기 쉬워야 한다. 설문지를 사용하기 전에 조사 도구는 사전검사(pretest)를 하여야 하고 필요하다면 수정하여야 한다(그림 18-1). 연구자는 특정 연구문제에 대한 타당하고 유용한 설문지의 설계와 관련한 추가적인 정보를 얻기 위해 전문적인 참고문헌 등을 참고하여야 한다.

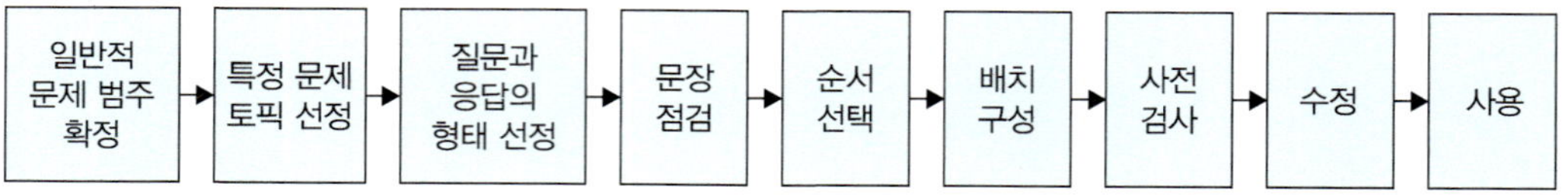

■ 그림 18–1 설문지 설계 계획

18.2 설문지의 내용

설문지를 설계하는 첫 번째 단계는 조사 도구가 포함하여야 할 토픽을 나열하는 것이다. 이 목록에는 연구문제의 초점이 되는 노출, 질병과 모집단의 지역이 포함되어야 한다(그림 18–2). 설문지는 노출과 결과 사이의 관계에 영향을 줄 수 있는 요인들에 대한 질문이 포함되어야 한다; 이러한 변수들을 **잠재적 교란변수**(*potential confounder*)라고 부른다. 예를 들면, 흡연을 하는 성인이 흡연을 하지 않는 성인보다 더 많은 술을 마신다고 하자. 흡연과 간 질환과의 관련성에 대한 연구에서 음주는 잠재적 교란변수일 것이다. 흡연자가 비흡연자보다 음주하는 것을 좋아하기 때문에, 간 질환의 비율이 음주하는 흡연자와 비흡연자 사이에 차이가 없을 경우조차도 흡연자는 비흡연자에 비해 간 질환의 위험이 더 큰 것처럼 보인다. 흡연과 음주에 대한 질문 모두에 답하는 것은 연구자가 흡연자와 비흡연자에 있어 서로 다른 수준의 음주를 통계적으로 보정할 수 있도록 하며, 흡연과 간 질환 사이의 가능성 있는 관계를 더 정확하게 조사할 수 있도록 한다. 유사한 토픽에 대한 빈틈없는 문헌 조사는 설문지가 포함하여야 하는 질문 분야의 범주를 확인하는데 도움을 줄 것이다.

질문의 중요한 범주를 나열하는 것으로부터 시작하고 포함하여야 할 특정 토픽에 대하여 자세하게 추가하는 것이 도움이 될 것이다. 예를 들어, 체력을 측정하는 조사에서 인구학적 특성, 심장호흡력(cardiorespiratory fitness), 근력, 근지구력, 유연성과 신체 구성을 포함할 수 있다. (이러한 범주들은 자가평가 도구와 실험실을 기반으로 하는 평가 도구에 대하여 동일하게 작용할 것이다.) 유방암에 대한 위험요인에 대한 조사에서는 다음과 같은 절로 구성할 수 있다:

- (연령, 인종, 교육 수준과 수입 같은) 인구사회학적 요인
- 가족 건강력

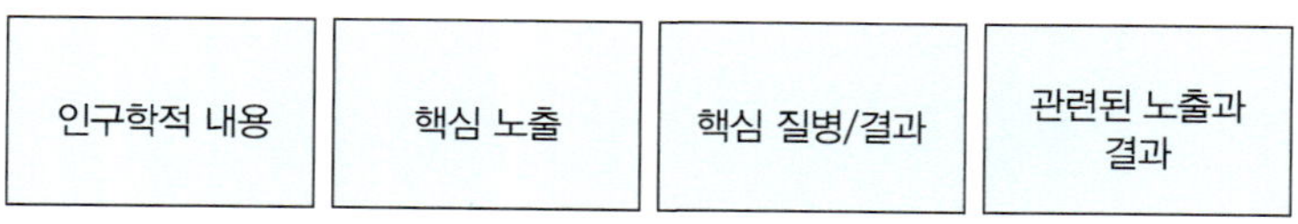

■ 그림 18–2 질문 범위

- (양성 유방 질환에 대한 이전 진단과 마지막으로 유방조형술을 받은 날짜와 같은) 개인 건강력
- (임신에 대한 질문, 월경 주기에 대한 특성과 호르몬 사용을 포함한) 임신력
- (음주, 운동력, 야간 교대 근무와 같은) 생활양식 요인

설문지는 연구 참여자들이 연구에서 자격 기준을 충족하고 있는가를 확인할 수 있는 질문을 포함하여야만 한다. 예를 들어, 대학교를 기반으로 한 단면적 연구에서 현재 등록된 학생들만이 연구에 참여할 수 있는 것으로 가정한다면, 첫 번째 질문 중 하나는 등록 상태에 관한 것이어야 한다.

설문지는 연구 참여자들이 핵심 범주에 정확하게 놓여 있어야만 한다. 예를 들어, 환자-대조군 연구에서 연구자들은 모든 환자들이 환자 정의를 충족하는 지를 확인하도록 하는 질문을 할 필요가 있다. 코호트 연구는 노출 상태와 질병 상태에 대한 일련의 질문을 필요로 한다. 이러한 질문들에 대한 답변은 연구 참여자들이 관찰 기간의 시작 시점에서 관심이 있는 질병을 가지고 있지 않았다는 증거를 제공하여야만 한다.

마지막 고려사항은 조사의 기간이다. 조사 기간이 너무 짧으면 잠정적인 중대한 정보를 놓칠 수 있다. 반면에 조사기간이 너무 길면, 응답률(response rate)이 낮아질 수 있다.

18.3 질문의 형태

질문의 광범위한 범주들과 각 절에서 설명해야 할 특정 토픽을 결정한 후에, 다음 단계는 어떤 형태의 질문이 적절한 가를 결정하는 것이다. 각 질문의 토픽은 날짜 질문 또는 예/아니오 질문과 같이 특정 형태의 질문으로 할당되어야 한다. 이러한 질문 형태와 다른 질문 형태의 예들이 그림 18-3에 제시되어 있다. 질문 형태는 그 자체로 특정 형태의 분석을 하도록 한다. 변수 형태에 대한 추가적인 정보를 제공한 그림 26-2의 내용이 도움이 될 것이다.

제한된 수의 가능한 답변만을 허용하는 **폐쇄형 질문**(*Close-ended questions*)은 **개방형 질문**(*open-ended question*) 또는 **자유-응답 질문**(*free-response question*)보다 통계적으로 분석하기 더 쉽다. 폐쇄형 질문의 중요한 제한점은 연구 참여자들로 하여금 그들의 상태나 의견에 대한 솔직한 표현을 할 수 없는 답을 선택하도록 강요할 수도 있다는 것이다. 개방형 질문은 연구 참여자들로 하여금 자신들의 선택에 대하여 설명하고 응답을 증명할 수 할 수 있도록 한다. 복수로 대답할 수 있고 연구자에 의해 기대되지 않은 응답을 제공할 수 있다. 그러나 개방형 질문은 질문과 응답이 길어질 수 있으며, 이 때문에 관련이 없는 답이 나올 수있다. 통계 분석을 위한 객관적이고 의미가

형태	질문의 견본	견본 질문에 대한 응답 선택
날짜	생일은 언제인가?	___-___-____ mm-dd-yyyy
숫자	키는 얼마인가?	__.__인치
예/아니오	지금까지 담배를 100개비 이상 피웠는가?	□ 예 □ 아니오
범주형/ 다중-선택: 명목형 (순위 없음)	성별은?	□ 여성 □ 남성
	좋아하는 영화의 종류는 무엇인가?	□ 액션/드라마 □ 코미디/뮤지컬 □ 다큐멘터리 □ 기타:
범주형/ 다중-선택: 서열형 (순위 있음)	교육수준은?	□ 고졸 미만 □ 고졸 □ 대졸(학위 없음) □ 대졸 이상
	다음 문장에 대한 동의 정도는? "아무리 많은 운동을 해도, 체중이 줄지 않을 것이다."	□ 매우 동의하지 않는다. □ 동의하지 않는다. □ 보통이다. □ 동의한다. □ 매우 동의한다.
	나쁨을 의미하는 1부터 좋음을 의미하는 5의 척도에 대하여 (보청기를 사용하지 않은) 청력을 어떻게 평가하는가?	나쁨 ———————— 좋음 □ 1 □ 2 □ 3 □ 4 □ 5
짝지은 비교	커피와 차 중에 무엇을 더 좋아하는가?	□ 커피를 좋아한다. □ 차를 좋아한다. □ 커피와 차를 둘 다 좋아한다. □ 커피와 차를 마시지 않는다.
순위-순서	다음의 네 가지 정책적 이슈에서 가장 중요한 것(1)부터 가장 중요하지 않은 것(4)을 순서대로 적으시오: 범죄/안전, 환경/에너지, 외교 정책/국방, 세금/수입.	1(가장 중요함)부터 4(가장 중요하지 않음)까지의 수 __ 범죄/안전 __ 환경/에너지 __ 외교 정책/국방 __ 세금/수입
개방형/ 자유-응답	현재 가장 큰 개인적 건강에 대한 관심은 무엇인가?	____________________ ____________________

■ 그림 18-3 질문의 형태에 대한 예

있는 범주로 자유-응답 답변을 재코딩하는 것은 때로는 많은 시간을 소요하는 작업이고 아주 어려운 일이다. 개방형 질문은 초기 느낌(인상)을 알아보거나 폐쇄형 질문의 응답을 명확하게 하기 위하여 사용될 때 가장 유용하다. 폐쇄형 질문은 다양한 서식을 갖는다. 날짜 변수, 시간 변수(사건들 사이의 시간을 계산하기 위하여 사용된다.), 숫자 변수와 범주형 변수.

범주형 변수(*Categorical variables*)는 예/아니오, 남성/여성과 같이 최소 두 개의 의견(**이분형 변수**, *dichotomous variables*라고 불린다.)을 가질 수도 있고, 수십 개의 가능한 답을 가질 수도 있다. 범주형 변수는 순위화될 수도 있고(**서열변수**, *ordinal variables*), 순서화되지 않을 수도 있다(**명목변수**, *nominal variables*). 서열형 응답은 연속적인 순서를 갖고, 명목형 응답은 체계화된 순서를 가지고 있지 않다. 예를 들면, 일부 교육수준이 다른 교육수준보다 학교를 다닌 기간이 더 길기 때문에 교육수준은 서열형이다. 직업 범주에 대한 질문은 수도 배관업, 농업, 교육업, 간호업, 판매업과 법률업 등 다양한 직업에 순위를 매길 명백한 방법이 없기 때문에 명목형이다.

적게 사용되는 질문의 형태는 짝지은 비교 질문(paired comparison question)과 순위-순서 질문(rank-ordering question)이다.

18.4 익명성

많은 질문들은 타당한 방법 하나 이상의 방법으로 물을 수 있다. 연구자는 어떤 질문의 형태가 가장 적절한지 그리고 어떻게 연구 참여자들의 익명성을 가장 잘 보호할 수 있는지에 대하여 결정해야 한다. 예를 들어, 연구 참여자들의 나이는 숫자를 적는 방법으로 확인할 수 있다. 하나는 출생일을 물어보고 출생일과 면접일 또는 조사일 사이의 연수를 계산하는 것이다. 그러나 이와 같은 특정 개인 정보를 묻는 것은 익명성에 대한 관심을 불러일으킬 수 있다. 왜냐하면 규모가 작은 모집단에서는 출생일이 개인 식별번호일 수 있기 때문이다. 추가적으로, 개인 식별정보를 제공하는 것에 대한 두려움은 많은 연구 참여자들이 이 질문에 대하여 전반적으로 건너뛸 수 있다는 것을 의미한다. 일부 연구 참여자들은 생일을 알려주기 보다는 연구에서 중도 탈락(drop out)하기도 한다. 연구 참여자들을 보호하고 개인 사생활에 대한 두려움을 감소시키기 위하여 연구자는 출생일보다는 연구 참여자들의 현재 나이를 묻을 수 있다. 그럼에도 불구하고, 나이는 연구모집단에서 일부 사람들의 신상을 들어낼 수도 있다. 대학생에 대한 조사에서, 대부분의 연구 참여자들은 아주 좁은 연령 범위에 포함될 것이다; 아주 어리거나 아주 나이가 많은 학생들은 금방 드러날 것이다. 이러한 경우에, 연구 참여자들의 나이가 어떤 연령 범주(≤20, 21~29, ≥30과 같은)에 속하는지 표시하도록 질문하는 것이 가장 간단할 것이다.

연구 참여자들과 답이 연관되어 있는 설문지의 각 요소들에 대하여 유사한 의사결정이 필요하다. 나이, 주소, 생일과 기타 정보가 연구에서 연구 참여자들과 연결되어 있다면, 연구 참여자들에 대한 사생활과 공유해야하는 정보의 비밀을 보호하기 위한 확고한 계획을 수립하여야 한다.

18.5 응답의 형태

질문의 형태가 선택되면, 질문에 대하여 적절한 응답의 형태에 대한 의사 결정을 하여야만 한다:

- 숫자로 된 응답에 대하여, 질문은 특정 답을 어떻게 적을 것인가에 대하여 정확하게 서술하여야 한다. 키는 가장 가까운 인치로 보고할 것인지, 가장 가까운 1/2인치로 보고할 것인지, 가장 가까운 1/4인치로 보고할 것인지, 아니면 센티미터(cm)로 보고할 것인가?
- 범주형 질문에 대하여, 응답 범주는 반드시 목록화되어야 한다. 때때로 응답자가 응답 목록에 적용할 수 있는 답이 없을 때 자신의 답을 채울 수 있는 "기타(other)" 범주를 포함할 수 있다. 각 질문에 대하여 모든 가능한 응답을 고려해라. 그리고 요구되는 많은 것을 포함해라.
- 순위화된 질문에 대하여, 의사 결정은 척도에 얼마나 많은 값을 포함시킬 것인가와 중립 의견이 있는가에 대한 것이다. 중립 의견을 갖는 대부분의 척도는 5개에서 7개의 범주를 갖는다. 중립 의견이 없는 범주는 대부분의 척도들은 4~6개의 범주를 갖는다. 그림 18-4에서 응답 범주에 대한 표본을 보여주고 있다.

자기-보고 조사(self-report surveys)에서는 "해당 없음"또는 "알지 못함"에 대한 범주를 추가할 것인가에 대한 의사결정이 필요하다. 원고로 사용된 설문지에 대해서는 "응답 거부" 범주가 요

매우 동의하지 않음	동의함	보통	동의함	매우 동의함
불만족	다소 불만족	보통	다소 만족	만족
매우 부정적	다소 부정적	긍정도 부정도 아님	다소 긍정적	매우 긍정적
나쁨	약간 좋음	좋음	매우 좋음	뛰어남
없음	거의 없음	보통	많음	매우 많음
전혀 중요하지 않음	중요하지 않음	다소 중요함	매우 중요함	극단적으로 중요함

■ 그림 18-4 순위화된 질문의 응답에 대한 예

구된다. 이러한 형태의 대안적인 응답의 다른 예는 "의견 없음", "확실하지 않음", "응답하기 어려움", "무응답", "응답하고 싶지 않음", "이해할 수 없음"과 "기억나지 않음" 등이다.

일부 변수들은 정의적인 답변을 요구한다. 그러므로 응답을 건너뛴 의견은 무시될 것이다. 예를 들면, 많은 조사들에서, 연구 참여자가 남성인지 여성인지 아는 것은 중요하다. 대부분의 사람들이 질문에 대하여 아주 쉽게 답할 것이다. 그러므로 이 질문에 대해서는 "알지 못함"이란 응답은 필요하지 않다. 그러나 "혈당 수준을 검사한 마지막 시점은 언제인가?"와 같은 질문에 대하여 사람들이 응답에 대한 불확신성이 있는지를 아는 것은 중요할 수 있다. 불확신성(uncertainty)은 타당하고 흥미있는 응답이다. 가능한 응답으로써 "알지 못함"이라는 목록을 무시하는 것은 많은 사람들로 하여금 확실하지 않은 답을 선택하도록 강요하는 것이 된다. 이 점은 중요한 정보를 숨길 수 있다. 또한 자료에서 체계적인 부정확성을 이끌 수도 있다. 예를 들면, 질문에 대한 답을 알지 못하는 연구 참여자들이 연구자가 듣기 원하다고 가정하는 답을 제공하는 것을 체계적으로 이행하지 않았을 때 정보 바이어스(information bias)가 일어날 수 있다.

18.6 질문의 표현

설문지의 초안을 작성한 후, 각 문항을 명확하게 점검하여야 한다:

- 각 문항은 질문하고자 의도한 것을 제대로 물었는가?
- 각 문항에서 사용된 언어는 명확하고 중립적인가?
- 연구모집단의 구성원들이 사용된 언어를 이해할 수 있는가?
- 문항이 언어와 관련한 잠재적이고 문화적인 이슈에 대하여 민감하지는 않는가?

또한 응답이 세심하게 기록되었다는 것을 확실하게 점검하여야 한다:

- 응답의 선택은 명확한가?
- 척도화된 문항에 대하여 순위가 명확하게 순서화되어 있는가?
  (예를 들면, 1은 "매우 동의하지 않음", 그리고 5는 "매우 동의함"이 명확한가?
  또는 1이 "아주 뛰어남", 그리고 7이 "아주 나쁨"이 명확한가?)
- 순위를 갖지 않는 범주를 갖는 문항에서, 가능한 응답의 순서가 알파벳 순으로 되어 있는가? 아니면 무작위순인가?

그림 18-5는 언어, 내용, 그리고 응답과 관련된 문제를 포함하여 문항이 갖고 있는 잠재적 문제점들의 예를 보여준다.

질문	예	예제가 가지고 있는 문제점
큰 문장/ 용어(jargons)	심근경색증이 언제 발생하였는가?	연구 참여자들은 "심근경색증"이 심장 발작의 특이한 이름이라는 것을 알지 못할 것이다.
정의되지 않은 약어 (abbreviation)	BPH를 가지고 있다고 말할 수 있는가?	연구 참여자들은 BPH가 양성 전립선 비대증(benign prostatic hypertrophy)에 대한 약어 또는 확대된 전립선을 의미한다는 것을 알지 못할 것이다.
애매모호한 의미	살고 있는 주거 형태는 무엇인가?	적절한 응답의 목록을 보지 않고서는, 답이"아파트", "임대주택", "두 세대용 주택"또는 "단독 주택"인지 명확하지 않다.
분명하지 않음 (vagueness)	규칙적으로 운동을 하는가?	"규칙적으로"는 명확하지 않다. 매주 대부분의 날에 운동하는 사람은 "규칙적으로"를 매일을 의미하는 것으로 생각해서 "아니오"라고 답할 수도 있다. 한 달에 한 번 운동하는 사람은 규칙적이라고 생각할 수 있다. "매주 적어도 30분 이상 운동하는 날이 몇 일인가?"라고 질문하는 것이 더 좋을 것이다.
이중 부정 (double negative)	이 번 방문에서 의사가 불친절했는지를 알 수 없다. □ 동의하지 않음 □ 보통 □ 동의함	이 질문은 방문에 만족했던 사람이 동의하는지 동의하지 않는지에 대해 생각하는 것을 어렵게 한다.
불완전한 가정 (faulty assumption)	규칙적인 스케일링 동안 잇몸에서 피가 나옵니까? □ 예 □ 아니오	질문은 모든 사람이 규칙적인 스케일링을 받는다는 것을 가정한다. "나는 치과의사를 방문하지 않았다."가 선택할 수 있는 답이 아니라면, 스케일링을 받지 않았던 사람들은 아니오에 답하게 하여야 한다.
한 문장에 두 질문	일주일에 적어도 3번 이상 운동하고 건강한 식사를 합니까? □ 예 □ 아니오	두 분리된 질문이 결합되어 있다: 하나는 운동에 대한 질문이고 다른 하나는 식사에 관련한 질문이다.
정확하게 회상하는 것이 불가능함	어렸을 때 매주 얼마만큼의 당근을 먹었습니까?	어른들은 어렸을 때 먹었던 것에 대한 자세한 수준을 기억할 수가 없다.
너무 자세함	과거 10년 동안 한 달 이상 복용했던 처방약의 목록을 적으시오.	응답자가 아주 적은 처방을 받지 않는 한, 이 질문에 대한 답변은 진료 기록을 찾지 않고서는 불가능하다.
민감한 질문	배우자를 때리고, 할퀴고, 멍들게 하고 아니면 다른 신체적 상해를 입힌 적이 있습니까?	이 질문에 대한 답변은 솔직하지 않을 것 같다. 응답이 예라면, 보고된 학대에 대한 비밀과 잠재적인 법률적 요구사항에 관한 관심을 불러일으킬 수도 있다.

■ 그림 18-5 피해야 할 질문

질문	예	예제가 가지고 있는 문제점
가설적 문제	당신은 10 파운드 이상 체중이 줄었으면 좋겠다고 생각하는가?	사람들은 이 질문에 대해서 특정 시점에서 느끼는 것일 수 있다. 그러나 이 질문은 장기간에 걸친 열망인지 질문을 읽은 첫 번째 시점에 대한 응답자의 마음에 혼선을 주는 생각인지가 명확하지 않다.
유도 질문 (leading question)	주 위생국에서 근무하는 헌신적인 공무원에 의해 수행된 업무의 질에 대한 인상은 무엇입니까?	이 질문은 명백하게 응답자가 긍정적인 답변을 하도록 하는 의도가 있다(그리고 의도적이지 않음은 반대 효과를 줄 수도 있다).
유도 응답 (leading answer)	병원에서 제공한 서비스의 질에 대한 인상은 무엇인가? □ 약간 좋음 □ 좋음 □ 아주 좋음 □ 뛰어남	질문의 응답에 대한 선택은 경백히 긍정적인 응답을 이끌도록 고안되었다; "나쁨"을 선택할 수 없다.
척도가 좋지 않은 답	일주일에 텔레비전을 시청하는 시간은 얼마나 되는가? □ 0 □ 1~3 □ 4~7 □ 8 이상	"8시간 이상"이라는 응답 범주에 답을 적은 텔레비전을 하루에 1시간 이상 시청하는 사람들조차도 "극단적인(extreme)" 답을 선택하는 것을 원하지 않을 수도 있다. 부정확한 응답은 잘못된 결과가 나타나도록 한다. 대안적으로, 이러한 응답의 선택은 하루에 얼마나 많은 시간동안 텔레비전을 시청했는가로 질문을 잘못 읽은 응답자가 원인일 수도 있다.
전문성 부족	당신의 수입은?	수입이 한 시간, 한 주, 한 달, 또는 1년 간 버는 것인지 세전 수입인지–세후 수입인지 명확하지 않다.
응답의 결여에 대한 선택	당신의 눈은 무슨 색입니까? □ 갈색 □ 파랑색	가능성 있는 많은 눈의 색이 포함되어 있지 않다.
응답의 중복에 대한 선택	매주 얼마나 자주 생선을 먹는가? □ 0 □ 1~3 □ 3~5 □ 5~7	일주일에 3일 또는 5일 생선을 먹는 연구 참여자는 어떤 응답을 선택해야 할지 알지 못할 것이다.

■ 그림 18–5 피해야 할 질문 (계속)

18.7 질문의 순서

많은 설문지들은 어려운 질문이나 민감한 질문을 하기 전에 일반적이고 쉬운 질문으로 시작한다. 질문들은 하나의 토픽에서 다음 토픽으로 자연스럽게 흐르는 순서를 가지고 있어야 하며, 유사한 질문들은 묶여져야 한다. 때때로 비슷한 응답 형태를 갖는 유사한 질문들을 일련적으로 묻는 것이 가장 좋을 것이다. 다른 경우에는, 응답이 규칙적으로 배열되어 있어 응답자가 많은 질문에 대해 동일한 값에 계속적으로 답하는 **습관적인 응답**(*habituation*)을 피하기 위해 유사한 질문들을 섞어 놓는 것이 더 좋을 수도 있다. 이전의 질문들이 다음 질문의 응답에 어떻게 영향을 주는지에 대하여 조심스럽게 생각해 봐라. 예를 들어, 연구 참여자가 한 번 고려할만한 다양한 의견을 가졌다면, 바이어스가 없는 처음의 인상을 더 이상 제공하지 않을 것이다. 그러므로 연구자는 인상에 대한 질문들을 다음과 같은 방법으로 순서화하기 원할 수도 있다:

- 첫째, 연구 참여자들로부터 첫 번째 인상을 알아보기 위하여 개방형 질문을 한다:
  "______때 주로 무엇을 하십니까?"
- 둘째, 확신과 실행을 명확하게 하기 위하여 "예/아니오"의 질문을 한다:
  "______한 적이 있습니까?"
- 마지막으로, 연구 참여자들의 결론적인 최종 인상을 확인하기 위하여 개방형 질문을 한다:
  "지금 고려되어진 가능성이 있다면, ______때 말하고 싶은 것은 무엇입니까?"

18.8 배치와 서식 설정

설문지 설계에서 다음 단계는 문서의 서식을 설정하는 것이다. 설문지는 읽기 쉽고 답을 기록하기 쉽도록 조직화하여야 한다. 읽기 쉽고 큰 서체를 사용하라. 응답을 어디에 어떻게 표시할 것인가를 응답지에서 명확하게 지시하여야 한다. 응답지에 흰 공간(White space)/빈칸(blank area)은 유용하다. 빈칸은 절을 분리하고 각 쪽(page)을 시각적으로 잘 보이도록 만든다. 필요하다면, 건너뜀(skips)에 대한 매우 명확한 지시가 적용되지 않는 질문의 조합을 건너뛰도록 면접자와 응답자에게 직접적으로 이루어져야 한다.

조사 도구의 배치는 사용된 자료 수집의 메커니즘(mechanism)에 의존하여 변동될 것이다. 응답자가 응답지를 완성하는 서류 조사(written survey)는 첨부편지(cover letter)와 어떻게 답을 표시할지에 대한 설명을 필요로 할 수 있다(그림 18-6). 그 내용은 다음과 같다:

- "가장 알맞은 답을 하나 고르시오."
- "파란색이나 검정색 잉크를 사용하여 답 앞에 ㅁ를 완전히 채우시오."
- "적용되는 모든 의견에 ○를 표시하시오."
- "아래 보기에서 보여주는 것처럼, 블록형 대문자에 답을 적으시오."

인터넷을 기반으로 하는 조사는 관련이 없는 질문은 화면에 나타나지 않도록 연구자가 프로그램에 건너뜀을 만들 수 있는 이점이 있다. 컴퓨터를 기반으로 하는 조사는 다음 질문의 집합이 나오기 전에 사람들이 하나 이상의 질문에 답을 할 수 있도록 만들 수 있다. 그러나 문제는 일부 분야

기본 정보

1. 오늘은 몇 일입니까?	___-___-_____ mm-dd-yyyy
2. 생일은 언제입니까?	___-___-_____ mm-dd-yyyy
3. 성별은?	□ 여성 □ 남성
건강력(각 질문에 대하여 답을 표시해 주세요)	
4. 유방암 진단을 받은 적이 있습니까?	□ 예 □ 아니오→ 아니오 라면 7번 문항으로
5. 유방 절제술을 받았습니까? (부분 절제이던지 완전 절제이던지)	□ 예 □ 아니오

■ 그림 18-6 자기-보고 설문지의 예

에 대하여 필수적으로 답을 하도록 만드는 것에서 나타날 수 있다. 필수적으로 답을 요구하는 분야는 답을 제공하기 원치 않는 사람들로 하여금 그 문제에서 조사를 종료하게 만들 수 있다.

구두 조사(oral survey)에서, 면접자는 응답자에게 문제를 읽어주고 주어진 답을 기록한다(그림 18-7). 질문과 더불어, 시작 문장, 조사 절 사이의 이행과 맺는 문장을 갖는 원고를 필요로 할 것이다. 설문지는 크게 읽어야 할 절, 응답을 기록하기 위한 공간과 다른 지시 사항들에 대하여 명확하게 지시하여야 한다.

오늘 날짜를 채우시오.	___-___-_____ mm-dd-yyyy	
전화 내용: 이 연구에 참여해 주셔서 감사합니다. 몇 개의 기본적인 질문에 답하여 주십시오.		
2. 생일은 언제입니까?	___-___-_____ mm-dd-yyyy	□ 응답 거절
3. 남성이십니까 여성이십니까?	□ 여성 □ 남성	
전화 내용: 이제는병력에 대하여 몇 가지 질문을 하겠습니다.		
4. 유방암 진단을 받은 적이 있습니까?	□ 예 □ 아니오→ 아니오 라면 6번 문항으로	
5. 유방 절제술을 받았습니가? (부분 절제이던지 완전 절제이던지)	□ 예 □ 아니오 □ 응답 거절	

■ 그림 18-7 (그림 18-6과 동일한 질문에 대한) 전화 면접 평가표의 예

서식 설정 후에 문서는 문법적 오류, 잘못된 철자, 질문의 누락, 논리적인 격차, 명확하지 않은 지시, 서식 설정 오류와 기타 조직적인 이슈에 대하여 세심하게 점검하여야 한다. 설문지가 너무 길다고 생각되면 질문의 일부를 버리는 것이 유용할 수 있다.

18.9 타당성

타당한 설문지(또는 평가 도구)는 평가되어질 모집단에서 측정하고자 하는 것을 측정한다. 타당성을 찾기 위한 한 가지 방법은 이전 연구 프로젝트에서 사용했던 것과 동일한 조사 문제나 모듈을 포함하는 것이다. 그러나 조사문제에 대한 접근은 보건의료 연구에서 가끔은 가능하지 않다. 설문지의 복사본들이 출판된 논문에 포함되어 있는 경우는 거의 없으며, 아주 일부 만이 연구자들의 웹사이트에 올려져 있다. 그 결과로 새로운 연구 프로젝트들은 통상적으로 아주 완전히 새로운 조사도구의 개발과 검토가 요구된다. 타당하고 유용한 도구 개발을 위해서는 새로운 설문지에 대한 예비조사(pilot testing)가 필수적이다.

18.10 상업적 연구 도구

다음과 같은, 널리 이용되고 타당한 여러 개의 검사들을 연구자들이 이용할 수 있다:

- 심리적 상태에 대하여: GHQ(the Beck Depression Inventory and General Health Questionnaire)
- 인지도(cognition)에 대하여: MMSE(the Mini-Mental State Examination)
- 건강-관련 삶의 질에 대하여: the SF-36 또는 SF-12

Buros Institute's의 *Mental Measurement Yearbook*은 심리적 평가와 교육적 평가에서 사용된 수천 개의 이용 가능한 도구들을 제공한다. 이들 도구 중 일부를 무료로 사용할 수 있지만, 대부분은 사용을 위해서 비용을 지불해야 하는 상업적인 도구들이다. 비용을 요구하지 않는 일부 도구들에 대하여, 연구자들은 조사도구를 이전에 사용한 타당한 결과들을 가져오기 위해서는 비용을 지불해야 한다.

18.11 번역

조사도구를 하나 이상의 언어로 번역하는 것은 표본모집단이 하나 이상의 언어를 사용하고 있다면 필수적일 적이다. (번역은 연구윤리위원회가 표본모집단의 언어 뿐 아니라 위원회가 선호하는 언어로 표현해 줄 것을 요구받았을 때에도 필요할 것이다.) 번역된 표현이 처음 조사에서와 동일한 의미를 표현하고 있는가에 대하여 확실하게 점검하라. 정확성은 단어 대 단어의 직접적인 번역이 아니라, 모든 문장을 바꾸어 쓰는 것을 필요로 할 수도 있다.

정확한 의미를 전달하는 것을 확실하게 하는 한 가지 방법은 **역 번역**(*back translation*) 또는 **이중 번역**(*double translation*)을 사용하는 것이다. 한 사람이 설문지를 원래 언어에서 새로운 언어로 번역했다; 두 번째 사람이 역으로 새로운 언어로 번역된 조사 도구를 원래의 언어로 번역한다. 조사에 대한 원래의 판과 역 번역된 판을 비교하는 것은 두 번째 언어로 번역된 것의 어느 부분이 원래 판의 고안된 의미와 부합되지 않는지를 밝힐 수 있을 것이다. 두 번째 접근방법은 두 번역자가 독립적으로 조사도구를 원래 언어에서 새로운 언어로 번역하는 것이다. 그때 어떤 단어와 문장이 원래 설문지의 정확한 의미와 복잡성을 가장 잘 전달하였는가를 보기위하여 두 번역물이 비교된다.

18.12 예비조사

설문지의 **예비조사**(*pilot test*), 또는 **사전검사**(*pretest*)는 다음의 이슈들을 점검하는데 있어 유용하다:

- 질문의 표현과 명확성
- 질문의 순서
- 질문에 대답하는 연구 참여자들의 능력과 의지
- 주어진 응답, 어떤 응답들이 고안된 응답의 형태와 부합하는지
- 조사를 완성하는데 소요되는 시간

연구자는 예비조사를 위해 여러 명의 자원자들에게 도움을 요청하여야 한다. 자원자들은 연구에 대한 (연령, 질병 상태, 또는 기타 핵심 요인들에 관하여) 자격 기준을 충족한 목표모집단으로부터 선정하여야 한다. 그러나 표본모집단에 속해서는 안된다. 자원자들은 예비조사를 완성해 줄 것에 대해 요청을 받고, 내용, 명료성, 배치, 시간과 기타 요인들에 대하여 피드백(feedback)을 제

공한다. 자원자들은 개인적으로 피드백을 제공하거나 포커스 그룹(focus group)에서 피드백을 제공할 수 있다.

조사 도구는 이러한 관찰에 기초하여 수정되어 질 수 있다. 여러 번의 예비조사가 좋은 조사 도구를 개발하는데 필요할 수 있다.

CHAPTER 19

1차 연구: 조사와 면접

Primary Studies: Surveys and Interviews

대부분의 1차 연구들은 개인 연구 참여자들로부터 면접이나 자기-기입 설문지를 이용하여 자료를 수집한다. 자기-보고 조사는 일반적으로 정보를 수집하는데 있어 소요되는 비용과 시간을 최소화하는 방법이다. 그러나 면접은 좀 더 자세한 정보를 모을 수 있으며, 실험실 검사나 다른 검사를 병행할 수도 있다.

19.1 면접 대 자기-기입 조사

자료 수집에 대하여 해야 할 첫 번째 의사결정은 연구 팀의 구성원이 연구 참여자들에 대하여 면접을 할 것인지 연구 참여자들이 자신의 답을 직접 기록할 것인가를 결정하는 것이다(그림 19-1). **면접**(*Interviews*)은 사람이나 전화를 이용하여 이루어질 수 있다. 면접의 가장 중요한 이점은 훈련된 면접자가 응답에 대하여 기록하는 것이다. 그리고 각 설문지에 대하여 정확성과 완성도를 확신할 수 있다. **자기-기입 조사**(*Self-Administered Surveys*)는 작업장, 학교, 병원과 같은 특정 연구 사이트에서 실행된다. 또한 조사는 우편이나 인터넷을 이용하여 이뤄진다. 자기-기입 조사는 많은 수의 연구 참여자들로부터 자료 수집을 할 때 비용 효과적(cost effective)이고 민감한 문제에 대하여 솔직한 대답을 얻을 수 있는 가장 좋은 방법일 것이다.

어떤 방법을 사용할지에 대해 결정할 때 가장 중요한 고려 사항은 연구의 목적과 표본모집단 구성원들의 기대이다. 두 번째 고려 사항은 비용, 시간과 연구 참여자들에게 있는 잠재적 장애물들이다. 예를 들면, 비용에 대하여:

- 면접에서 가장 많이 소요되는 비용은 일반적으로 인건비이다.

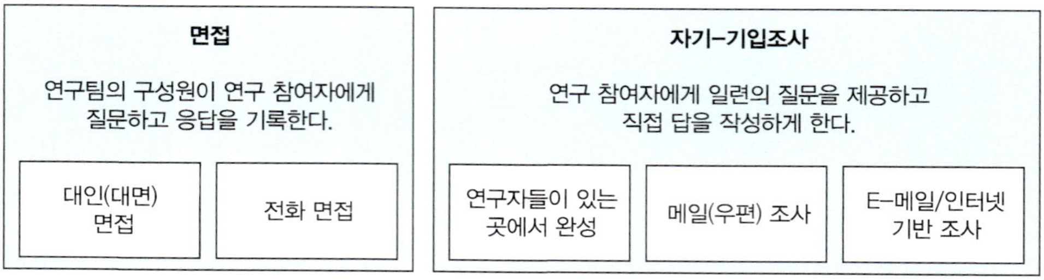

■ 그림 19-1 자료를 수집하는 방법의 예

- 우편 조사에서 가장 많이 소요되는 비용은 복사비, 우편 요금과 자료 입력비이다.
- 인터넷을 기반으로 하는 조사에서는 무료 또는 낮은 비용의 조사 웹사이트를 이용할 수 있다면 비용은 상대적으로 낮을 것이다.

연구 참여자 1인당 비용을 추정할 때, 연구 참여율을 고려해라. 하나의 완성된 설문지를 받기 위해 10개의 조사지 발송이 필요하다면, 예산과 표본크기 추정에 이러한 예상이 반영되어야 한다.

시간은 또 다른 고려사항이다. 연구 참여자들에게 동일한 장소에서 동일한 시간에 자기-기입 설문지를 완성하도록 하는 것은 짧은 시간에 많은 양의 자료를 모을 수 있다. 일대일 면접은 연구 참여자 1인당 소요되는 시간이 상당히 길 것이다. 그러나 모든 면접이 상대적으로 짧은 기간 내에 실시되도록 계획되어 있을 수도 있다. 우편 조사는 예상보다 긴 기간 동안 실시될 수도 있으며, 이 점이 추가적인 응답에 대한 도착을 기다리는 것을 언제 중지할까를 결정하는 것이 연구자에게는 도전이 된다.

연구 참여자들에 대한 장애물들은 자료수집 방법에 따라 변동된다. 면접 장소까지의 교통 이 일부 면접 대상자에게는 어려울 수도 있다. 전화나 컴퓨터에 대한 불편은 또 다른 도전일 수 있다.

19.2 모집 방법

한번 자료수집 방법이 선택되면, 다음 단계는 연구에서 연구 참여자로 포함될 표본모집단의 구성원을 모집하는 효과적인 방법을 결정하는 것이다. 연구 참여자 모집의 목표는 두 가지가 있다: (1) 표본모집단으로부터 가능한 한 많은 구성원을 모집하는 것과 (2) 합리적으로 표본모집단을 대표할 수 있는 연구모집단을 구하는 것이다. 두 번째 목표에 대해, 연구자는 연구 참여자들의 특성과 연구가능 모집단 구성원의 특성을 비교하기 위한 방법을 찾으려는 노력을 하여야 한다. 예를 들면,

연구가능 모집단의 연령 분포는 연구모집단의 연령 분포와 비교될 수 있다. 연구모집단이 나이가 많거나 적은 쪽으로 왜곡되었는지 아니면 정확하게 일치하는지를 결정하기 위하여 통계 검정이 사용될 수 있다.

때때로 잠재적 연구 참여자들에 대한 최초 접촉을 하는 가장 좋은 방법은 고안된 자료 수집 방법과 관련되어 있다(그림 19-2):

- 면접원이 개인을 면접할 계획이라면, 가장 좋은 모집 방법은 작업장, 학교, 집, 공공장소 또는 기타 적당한 장소에서 잠재적 연구 참여자들을 만나는 것일 수 있다. 대안으로, 면접은 표본으로 추출된 사람에게 전화를 하거나 편지 또는 이메일을 발송함으로써 진행할 수도 있다. (물론, 이와 같은 접촉 방법은 개인에 대한 연락 정보를 알고 있어야 한다. 특정 의원이나 특정 조직의 구성원을 모은다면 이것이 사례가 될 것이다.)
- 전화로 면접할 계획이라면, 일부 연구 참여자들은 전화접촉을 통해 모집하는 것이 가능할 수 있다. 그러나 처음에 초대장을 보낸다면 연구 참여율은 더 높아질 수 있을 것이다. (편지를 보내는 것은 동의서가 필요한 경우 면접 전에 서명한 사전 동의서를 취득할 수 있도록 할 것이다.)

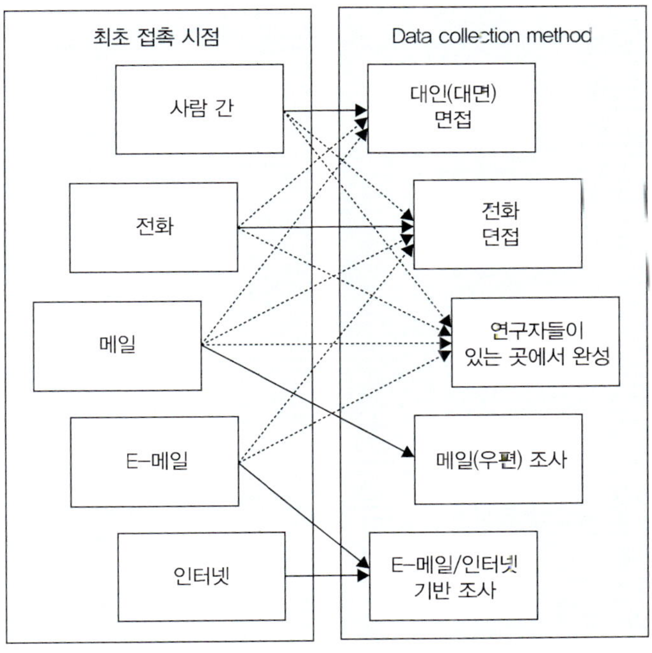

■ 그림 19-2 표본모집단의 구성원을 접촉하는 방법의 예

• 인터넷을 통해 자료를 수집할 계획이라면, 이메일이나 웹사이트를 통해 연구 참여자들을 접촉하는 것이 가장 효과적인 방법일 수 있다.

연구 참여율(participation rates)은 연구 참여자들이 연구 프로젝트의 중요성과 가치를 이해한다면 더 높아질 것이다. 예를 들어, 전화로 특정 조직의 구성원을 면접할 계획이라고 하자. 면접자가 각각의 잠재적 연구 참여자들과의 전화 대화를 왜 연구 참여자와 하고 있는지, 연락 정보를 어떻게 얻었는지, 면접을 하는 것이 어떻게 조직에 도움을 줄 것인가를 설명하는 것으로 시작한다면 응답률은 가장 높을 것이다. 연구의 중요성과 적절성이 전화 통화 시작에서 설명되었기 때문에 계획되지 않은 전화에 대해서도 연구 참여율은 높을 수 있다. 연구 계획이 사전에 조직체의 신문이나 이메일을 통해 전 구성원에게 공유될 수 있다면 연구에 대한 지원은 한층 더 높을 것이다.

반면에, 무작위 전화통화(random-digit dialing)—선별되지 않은 전화번호 목록에서 컴퓨터로 생성한 전화번호로 통화—에 따른 수백 통의 전화 통화 중 일부는 한 사람이 조사를 완성하려고 할 수도 있다. 그러한 경우조차도 많은 의지있는 연구 참여자들이 연구에 대하여 부적격한 것으로 판명될 수도 있다. 추가로 무작위 전화통화(random-digit dialing)를 이용하는데 있어 나타나는 문제점은 이동 전화는 가끔은 전화번호 목록이 없으며 사용자의 지리적 위치에 대한 정보를 필수적으로 나타내주지 않는다. 이러한 이슈들은 임의수표(random number table)를 이용한 전화통화에 의해 모집된 연구모집단의 대표성을 점점 더 감소시킬 수 있다. 그럼에도 불구하고 특정 연구가 세계 또는 특정 지역사회에서 차이를 줄 수 있는가를 설명하는데 처음 몇 분의 전화통화는 것은 무작위로 전화를 받은 사람들이 연구에 참여하고자 하는 의지를 증가시킬 수 있다.

연구 참여율을 높이기 위한 또 다른 방법은 연구 참여에 대한 여러 번의 초청과 기회를 제공하고 연구 참여를 가능한 한 쉽게 만드는 것이다. 우편 메일 소포는 연구의 목적과 중요성을 설명한 간략한 첨부편지를 포함하여야 한다. 첨부편지는 재정적인 후원이나 연구 팀에 대한 연락 정보와 같은 필요한 정보를 밝혀야 한다. 우편 소포에는 조사 도구와 완성된 조사지를 연구자에게 쉽게 보낼 수 있도록 미리 주소를 적은 반송봉투를 포함하여야 한다. 최초 우편 발송 몇 주 후, 아직 응답하지 않은 연구 참여자들에게 연구 참여를 상기시키는 우편엽서나 설문지의 두 번째 복사본을 보내야 한다. 추적 우편 발송은 연구의 중요성을 재차 확인하고 이미 완성된 조사지를 보내준 사람들 뿐 아니라 보내줄 의사가 있는 사람들에게 감사를 표현해야 한다. 비슷하게, 한 주의 다른 날에 여러 번의 전화를 거는 것과 하루에 여러 번 전화를 거는 것이 잠재적 연구 참여자들과 전화통화를 할 수 있게 한다. 컴퓨터 조사를 완성하기 위한 여러 번의 이메일 초대는 모집자들이 온라인 설문지를 채우는데 필요할 수 있다. 조사 웹 사이트 사용에 대한 단계별 안내를 포함하는 것은 새로운 기법에 불편함을 가지고 있는 연구 참여자들이 훨씬 쉽게 연구 참여에 접근할 수 있도록 할 것이다.

마지막으로, 작은 선물이나 상을 받을 수 있는 기회와 같은 인센티브(incentives)가 연구에 초대된 연구 참여자들의 참여를 장려하는 효과적인 수단일 것이다.

19.3 자료기록 방법

어떻게 응답을 기록할 것인지 언제 컴퓨터 데이터베이스에 입력할 것인가에 대한 의사결정 또한 필요하다. 여기에는 두 가지 선택이 있다(그림 19–3). 하나는 응답을 문서로 기록하고 나중에 컴퓨터 데이터베이스에 입력하는 것이다. 다른 하나는 면접자나 연구 참여자가 응답을 직접 데이터베이스에 입력하는 것이다.

문서로 작성된 설문지는 여러 가지 혜택이 있다. 어떤 환경에서는 한 시점에서 많은 수의 연구 참여자들로부터 자료를 수집하여야 할 필요가 있다. 하나의 예는 학교에 출석한 모든 학생들이 동일한 20분 동안에 설문을 마쳐야 할 필요가 있다. 문서로 작성된 조사도구는 사전 동의서에 쉽게 서명을 받을 수 있다. 그리고 일부 연구자들은 백업용으로 가지고 있는 문서 기록 값을 이용한다. 그러나 문서를 기반으로 하는 조사는 심각한 단점을 가지고 있다: 약간은 비싼 시각적인 스캔 형식(scan form)을 사용하지 않는 한, 모든 응답들이 나중에 컴퓨터에 수작업으로 입력되어 진다.

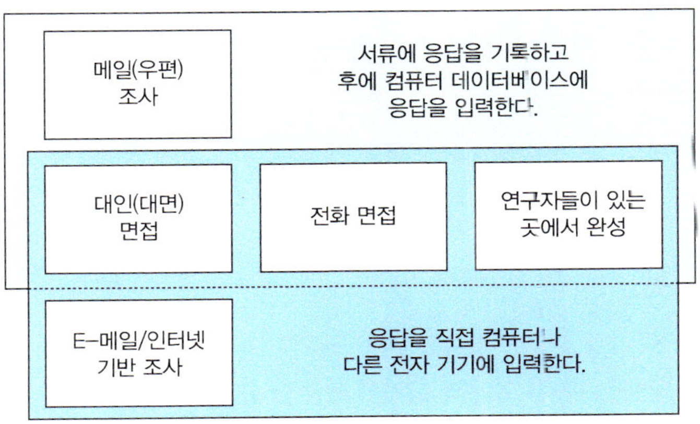

■ 그림 19–3 조사 자료의 수집과 기록 방법

종종 자료 입력은 매우 많은 시간이 소요되는 과정이다.

컴퓨터의 도움을 받는 조사들의 중요한 장점은 나중에 자료를 입력할 필요가 없다는 것이다. 컴퓨터의 도움을 받는 조사는 특정 연구 참여자들과 관련이 없는 질문을 자동적으로 제거함으로써 설문지를 단순화할 수도 있다. 예를 들어, 연구 참여자를 남성으로 정의함으로써 여성에게는 특정 질문을 건너뛰게 할 수도 있다. 컴퓨터의 도움을 받는 조사의 중요한 제한점은 일부 연구 참여자들이 컴퓨터 기법에 대하여 불편해 한다는 것이다. 그러므로 이러한 모집단의 구성원들은 인터넷에 기반한 조사에 참여하지 않을 것을 체계적으로 선택할 수 있어야 한다. 기법에 대한 불편함은 다른 양식을 취할 수도 있다. 일부 면접 대상자들은 자신들의 응답을 컴퓨터에 입력하는 면접자에 의해 집중이 안 될 것이다. 이러한 면접 대상자들은 클립보드를 가지고 있는 면접자에 의해 신경을 쓰지 않을 수도 있을 것이다. 덧붙여, 제한된 수의 컴퓨터나 이동식 기기를 가지고 있는 일부 연구에 있어 컴퓨터를 이용하여 조사지를 완성하는 수의 제한이 연구 참여자가 프로젝트를 완성하는데 있어 장애물이 될 수 있다.

19.4 면접자 훈련

연구에서 면접 과정은 대면 면접을 하던 전화 면접을 하던 모든 연구 참여자들에 대하여 동일하여야 한다. 일치성(uniformity)은 모든 면접자들이 표준화된 절차를 따를 것을 요구하는 도구를 제공받을 때 달성하기 가장 쉽다. 모든 면접자들은 역할-특정 훈련(role-specific training)을 받아야 하고, 면접 기술을 실행할 기회를 가져야 한다. 연구의 목적, 자세한 면접 실행 계획, 주석이 달린 면접에 대한 원고와 연구 양식의 복사본에 대한 정보를 제공하는 종합적인 면접자 안내서가 면접자 각자에게 주어져야 한다. 훈련과 안내서는 다음의 내용을 포함하여야 한다:

- 단계별 면접 과정을 설명한다.
- 질문을 어떻게 하고 응답을 어떻게 기록할 지에 대해 정확하게 명시한다.
- 면접자가 사용할 필요가 있는 즉각적인 질문과 추가적인 질문을 정의한다.
- 면접 동안 발생할 수 있는 문제점들에 대해 미리 만들어 둔 점검표를 제공한다.

이러한 정보 모든 것이 연구 프로토콜에 포함되어야 한다.

일반적으로 면접자들은 한 번 이상의 훈련에 참여한 후에 자신들의 역할에 대해 더 많이 준비되었다고 느낀다. 협력자들은 다음의 내용들로 훈련을 시작한다:

- 연구 프로젝트의 목적을 설명하는 것
- 면접자 안내서에 쓰여 있는 절차를 엄격하게 수행하는 것의 중요성을 강조하는 것
- 연구 참여자들과 공유한 모든 정보의 비밀보장을 유지하는 것의 절대적 필요성을 명확하게 하는 것

면접자들은 추가적인 연구 윤리 훈련을 받을 필요가 있을 수 있다.

대부분의 훈련은 면접 과정을 이해하고 실행하는데 주어진다. 모든 면접자들이 각 질문에서 무엇을 물어야 하는지, 그리고 개방형이 아닌 질문에 대한 가능한 답을 어떻게 표시하는지를 이해할 수 있도록 설문지는 상세하게 검토되어야 한다.

면접자들이 연구 참여자들의 응답을 어떻게 기록하는지를 정확하게 이해할 수 있도록 서류로 응답하는 양식과 컴퓨터의 도움을 받는 자료 입력 프로그램 고두 자세히 검토되어야 한다. 면접자 각각은 처음부터 끝까지 사전 동의 과정을 포함한 여러 번의 모의 면접에 참여할 수 있는 기회를 가져야 한다. 명확한 안내와 많은 연습이 기술있고 신뢰받는 면접자를 배출하는데 도움을 줄 것이다(그림 19-4).

특성	특성을 설명하는 행동
공손한 Respectful	• 모든 연구 참여자와 연구팀의 구성원에게 상냥하고 전문적으로 대화한다. • 원고와 면접 과정 모두에 대해 편안할 만큼 경험이 풍부한 면접인가 • 필요할 때에는 연구 관리자에게 조언을 구한다.
조직화된 Organized	• 계획된 면접 시간을 정각에 시작한다. • 면접 시간 시작 전에 얻을 수 있는 필요한 모든 자료를 가지고 있는가 • 꼼꼼하게 기록하고 모든 파일과 문서 작업을 정확하게 완성한다.
사려가 깊은 Considerate	• 대인 면접에 대해 적절하게 옷을 입고 대비한다. • 큰 소음이나 어두운 조명과 같은 면접을 불편하게 만들 수 있는 상황을 신속하게 변경할 수 있는가 • 연구 참여자가 각 질문에 응답하기에 적당한 시간을 허용한다.
분명한 Articulate	• 적절한 속도와 목소리로 말한다. • 명확하게 말한다. • 적절한 목소리의 어조를 사용한다. (그리고, 대인 면접에서는 적절한 얼굴 표정과 몸동작을 사용한다.) • 연구 참여자가 질문과 허용된 응답에 대해 이해하지 못하는 경우에는 질문과 폐쇄형 응답 목록을 다시 읽는다.
일관된 Consistent	• 원고에 쓰여진대로 정확하게 읽는다. • 원고가 캐묻는 질문이 허용되었다는 것을 지시한 경우에만 답을 캐묻는다. • 설명이 원고에 제공되거나 면접 지침서에서 승인되지 않는 한 어떤 질문에 대해서도 설명해서는 안된다.
공정한 Impartial	• 승인함과 승인하지 않음의 언어적 표현과 비언어적 표현을 피한다. • 개인 의견을 표현하지 않는다. • 특정한 답을 이끌어내는 유도 면접을 피한다. (예를 들어, 질문에서 특정 단어에 대한 특별한 강조를 하거나 요구되는 특정 응답을 받을 때까지 캐묻는 질문을 하는 것)
정직한 Honest	• 날조하거나 거짓 보고를 하지 않는다. • 개방형 질문에 대한 응답을 재 표현, “수정한” 재 표현, 또는 해석하지 않고 말 그대로 기록한다.
세심한 Careful	• 면접 지침서에 기술된 정확한 순서대로 면접 과정의 모든 단계를 완성한다. • 면접을 하기 전에 동의를 문서로 받는다. • 면접의 어떤 요소도 건너뛰지 않는다. • 모든 응답 형태를 정확하게 완성한다.

■ 그림 19–4 잘 훈련된 면접자의 특성

1차 연구: 추가적 평가

Primary Studies: Additional Assessments

CHAPTER 20

조사와 면접은 보건의료 자료의 가장 일반적인 자료원이다. 그러나 다른 측정들이 가끔은 자기-보고 정보에 대한 중요한 보완제가 된다.

20.1 자기-보고 정보에 대한 보완

면접 동안 작성된 면접지와 설문지의 완성과 같은 자기-보고서들(self-reports)은 필수적인 자료원이다. 그러나 자기-보고서들은 유의한 제한점을 가지고 있다. 응답자들은 진실을 말하지 않을 수 있다. 그 이유는 응답자가 정확하게 답을 기억하지 못하기 때문이거나 "옳은" 대답을 제공하기 원하기 때문이다. 또한 응답자들은 현재 체중이나 혈압과 같은 자신들의 건강 측정치 중 일부를 알지 못할 수도 있다. 실험실 검사들과 기타 객관적인 측정치들이 자기-보고 자료를 보완하고 입증하는데 사용될 수 있으며, 독립적인 평가를 요구하는 요인들을 찾는데 사용될 수 있다. 이러한 정보는 일반적으로 연구 팀의 구성원에 의하여 개인으로부터 수집할 수 있다. 이 장에서는 이러한 추가적인 형태의 자료에 대하여 설명할 것이다.

20.2 인체 측정치

인체 측정학(Anthropometry)은 인간 신체에 대한 측정치이다. 인체 측정치(Anthropometric measurements)들은 영양 상태에 대한 연구에서 특히 중요하다. 가장 흔하게 사용하는 신체 측정치는 다음과 같다:

- 키(Height)
- 체중(Weight)
- 허리둘레(Waist circumference)
- 엉덩이둘레(Hip circumference)
- 중간-위 팔 둘레(Mid-upper arm circumference)
- 신체 지방 비율을 측정하기 위한 피부주름 측정치(Skinfold measurement)

표준화 방법들이 이러한 측정치들을 구하기 위하여 사용된다. 측정을 위하여 사용된 어떠한 도구들도 정확성(accuracy)과 신뢰성(reliability)을 위하여 세심하게 측정되어야만 한다. 측정하는 사람들은 모든 장비들을 제대로 사용하고 적절한 수준의 정밀성(precision)을 갖는 결과를 기록하기 위한 훈련을 받아야 한다. 측정하는 사람들은 측정이 이루어지는 동안 연구 참여자들의 사생활을 보호하여야 한다.

20.3 바이탈 사인

기본적인 바이탈 사인들(vital signs)은 최소한의 교육 후에 정확하게 얻을 수 있는 생리학적인 측정치들(physiological measurements)이다. 바이탈 사인들에는 다음과 같은 값들이 포함된다:

- 체온(Temperature)
- 혈압(Blood pressure)
- 맥박(Pulse), 심박동수(Heart rate)
- 호흡률(Respiratory rate), 호흡 빈도(Breathing frequency)

체온을 측정하기 위하여 체온계가 사용된다. 수축기 및 이완기 혈압을 측정하기 위하여 수동 및 자동 혈압계가 사용된다. 심장 박동이나 호흡률 측정에는 시간을 기록하는 장비를 제외하고는 어떤 기구도 필요로 하지 않는다. 모든 평가자들은 동일한 기법을 사용하기 위하여 훈련되어져야 한다. 그리고 모든 평가자들이 동일한 사람을 측정했을 때 유사하거나 동일한 결과를 얻었다는 것을 확인하기 위하여 측정자 간 신뢰도(inter-rater reliability)에 대한 검사를 시행하여야 한다.

20.4 임상 검사

잘 훈련된 의사는 기계들이 잘 평가할 수 없는 많은 건강 상태에 대해 정확하고 믿을만한 평가를 할 수 있다. 의사는 다음의 내용들을 조사할 수 있다:

- 심장 소리(heart sound)
- 숨소리(Breath sound)와 다른 호흡 기능(other respiratory functions)
- 장 소리(Bowel sound)와 복부의 상태
- 관절 가동범위(Range of motion, ROM)와 관절의 상태
- 피부, 머리카락, 손톱 등의 상태
- 눈, 귀, 코, 입의 건강
- 정신 상태(Mental status)
- 일상생활 능력
- 건강 또는 질병에 대한 다른 징후

때때로 임상 검사는 자료 수집 과정의 일부일 수 있다. 그렇다면, 평가지가 각 조사 요소들에 대하여 자세히 기술하여야 한다. 평가지에는 사용되어질 정확한 절차, 평가지의 각 항목에 대한 특정 진단 기준과 이러한 요소들을 조사하는 순서가 포함되어야 한다.

20.5 생리학적 기능 검사

생리학적 기능에 대한 검사는 건강 상태에 대한 유용한 정보를 제공할 수 있다. 예를 들면, 폐활량 검사(spirometry)는 폐 기능을 측정한다. 심전도 검사(electrocardiography, ECG)는 심장 기능을 측정한다. 뇌파 검사(electroencephalography, EEG)는 뇌의 기능을 측정하고, 청력 검사(audiometry)는 청력을 측정한다.

20.6 생물학적 시료에 대한 실험실 분석

혈청(serum), 소변(urine), 대변(stool), 침(saliva)과 기타 생물학적 시료들은 다음의 내용을 확인하는데 유용할 수 있다:

- 질병에 대한 위험요인(risk factor)
- 질병의 출현 또는 질병에 대한 표식(marker)
- 질병과 관련된 특성

일부 연구들은 새로운 시료들의 수집을 필요로 한다. 이러한 시료들은 규칙적인 임상 실행의 일부이거나 특별한 연구 프로젝트의 목적을 위하여 수집된다. 그렇다면, 연구윤리위원회는 시료를 수집할 때 나타날 수 있는 연구 참여자들의 잠재적인 신체적 위험을 최소화할 수 있다는 것과 연구 참여자들의 사생활이 보호될 수 있다는 것을 확실하게 하여야 한다.

일부 연구들은 기존의 시료 은행을 사용하는 것이 가능할 수 있다. 시료들은 익병이거나 기증자에 대한 기타 정보와 연결되어 있다. 기존의 시료들을 이용하는 것 또한 연구윤리위원회의 심사와 승인을 필요로 한다. 연구 참여자들은 자신들의 생물학적 시료들을 가지고 실행된 실험실 검사의 결과에 대한 권리를 가지고 있을 수도 있다. 그리고 프로토콜에 결과에 대한 통지가 어떻게 이루어지는지에 대하여 논의하여야 한다.

20.7 의료 영상

의료 영상 기법들은 신체의 일부를 시각화하기 위하여 사용되어진다. 예를 들면, 방사선 촬영(radiography, X-ray), 자기 공명 영상(magnetic resonance imaging, MRI), 컴퓨터 단층 촬영(computed tomography, CT)과 초음파 검사(ultrasound) 등이다. 결과 영상들은 진단의 목적과 치료에 대한 반응의 평가에 있어 연구자들에게 유용할 수 있다.

20.8 체력 검정

체력 수준을 측정하기 위하여 다양한 검사를 할 수 있다:

- 심폐 능력(cardiorespiratory fitness)은 1마일 걷기 검사, 1.5마일 걷기 검사 또는 다른 유산소 운동을 이용하여 측정할 수 있다.
- 근력(muscle strength)과 지구력(endurance)에 대한 측정은 몸 웅크리기(curl-ups), 팔굽혀 펴기(push-ups), 턱걸이(pull-ups), 벤치 프레스(bench presses), 다리 프레스(leg presses), (손 악력계를 이용한) 움켜주기 검사 등을 포함한다.

- 유연성(Flexibility)은 유연성 검사(sit-and-reach test)와 허리나 슬괄근 펴기(stretch the lower back, hamstrings), 또는 근육에 대한 기타 활동을 사용하여 측정한다. (가끔은 유연도 검사기 flexometer를 가지고 측정한다.)
- 민첩성(agility), 균형성(balance), 조정력(coordination), 속력(speed), 활력(power)과 반응 시간(reaction time) 등이 추가적으로 측정될 수 있다.

20.9 환경 평가

자연적 환경과 인위적 환경 모두 인간의 건강에 영향을 줄 수 있다. 오염된 공기나 물 또는 (석면, 납, 수은, 라돈, 살충제와 같은) 독성 물질에 대한 노출은 건강을 위협할 수 있다. 외부 지역과 (노인의 욕실에 있는 가로대와 같은) 안전 장비의 설치에 대한 평가는 건강을 증진시키는데 기여할 수 있다. 일부 연구 프로젝트들은 환경오염 수준 또는 연구 참여자들의 집과 작업 환경에서의 위험 발생을 측정함으로써 혜택을 받을 수 있다. 예를 들면, 연구 참여자들의 집에서 가장 낮은 층의 라돈의 양, 페인트 조각에 대한 납의 발견과 연구 참여자들이 거주하는 지역의 1일 강수량은 건강 관련 설문지와 연결되어 질 수 있다.

20.10 지리 정보 시스템

때때로 연구 지역의 중요한 특성에 대한 지도 또는 공간 분석(map or spatial analysis)은 연구문제의 해답에 도움을 줄 수 있다. 그렇다면, (연구 참여자들의 집, 병원, 건강관련 기구, 도로, 학교, 교회, 가게, 레크리에이션 장소, 상수도원, 산업지구 등과 같은) 관련된 위치에 대하여 위성위치확인시스템(global positioning system(GPS) receiver)이 지리적 좌표(경도, 위도, 고도에서)를 알기 위하여 사용될 수 있다. 공공 위치에 대한 좌표는 아무나 수집할 수 있지만, 사유지에 대해서는 위성위치확인시스템(GPS) 추적 전에 주인이나 거주자의 승인이 필요할 것이다.연구 참여자들의 집에 대한 위성위치확인시스템(GPS) 좌표들은 확인된 정보이다; 이러한 자료를 보호하는데 특별히 주의하여야 한다(제 21장을 보시오).

CHAPTER 21

1차 연구: 윤리적 고려사항

Primary Studies: Ethical Considerations

연구자들은 연구 참여자들을 괴롭게 할 수 있는 연구의 위험을 최소화할 윤리적 의무를 가지고 있다.

21.1 유익성, 자율성과 공정성

생의학 연구 윤리에서 중요한 세 가지 원칙은 유익성(beneficence), (때로는 "사람에 대한 존중"이라고 불리는) 자율성(autonomy)과 분배의 공정성(distributive justice)이다. 각 프로토콜이 이러한 원칙들을 준수하고 있다는 것을 확실하게 하기 위하여 세심하게 점검되어야 한다. 이러한 내용에 대한 철저한 심사가 연구윤리위원회에 의하여 요구된다. 더 중요한 것은 연구자들이 가장 높은 수준의 전문성을 충실하게 지킬 필요가 있다.

유익성(*beneficence*)은 연구가 "좋다(do good)"는 것을 의미한다. 그리고 연구가 "해롭지 않다(do no harm)"라는 것을 의미하는 무해성(*nonmaleficence*)과 짝을 이룬다. 유익성의 요구 조건을 충족하는 것은 연구제안서가 연구 참여자들 개인과 연구 참여자들이 뽑혀진 지역사회에 대한 높은 혜택의 가능성을 가져야 한다. 어떤 경우에는 특정 사람이나 지역사회에 더 많은 혜택이 제공되기도 하지만, 대부분의 연구들에서 과학적 지식에 기여할 수 있는 기회는 연구 참여자들에 대한 충분한 혜택을 고려해야 한다.

무해성(nonmaleficence)은 각 단계들이 연구 참여자에게 잠재적인 신체적, 정신적, 재정적, 사회적 그리고 기타 위험을 최소화하는 것과 위험과 혜택 사이의 균형이 받아들일 수 있다는 것을 확실하게 할 것을 필요로 한다. 예를 들어, 위험이 없다는 원칙은 실험 연구가 어떤 사건이 연구의 조기 종료를 이끌 것인가를 예정보다 빨리 확인하여야만 한다. 개입이 위험하다고 밝혀지거나 개입이 유익해서 위약 집단(placebo group)에 즉시 개입하지 않는 것이 비윤리적이라고 밝혀진 경우에는 중단하는 것이 적절할 것이다. 피해를 최소화하는 또 다른 방법은 정서적인 고통을 갖고 있는 연구 참여자들에게 지역 상담 서비스에 대한 정보를 제공하는 것이다.

자율성(autonomy)은 연구 참여는 완전히 자발적이어야 한다는 것을 의미한다. 연구 참여자 개인과 상호 교류를 하거나 연구 참여자들의 개인 식별 기록들을 포함하는 거의 모든 연구 프로젝트에서 잠재적 연구 참여자들에게 연구의 혜택과 부담감, 포함된 과정과 수집된 자료 사용에 대한 계획에 대하여 완전히 고지하여야 한다. 연구 참여자들이 연구에 참여할 것인지 참여하지 않을 것에 대한 자유로운 선택을 할 수 있도록 하여야 한다.

예를 들면, 사람들에 대한 존중은 다음의 내용들을 포함하는 광범위한 개념이다:

- 연구 프로젝트에 대한 필요성과 중요성을 정당화하는 것
- 적절한 연구가능 모집단을 선정하는 것
- 연구 참여자들을 표본추출하고 모집하는데 공정한 과정을 사용하는 것
- 연구가 연구 목적을 평가하기 위한 충분한 통계적 검정력을 가질 수 있는 적당한 표본크기를 보장하는 것
- 가능한 한 최소 침습적인 연구 절차를 수행하는 것
- 공유한 모든 정보에 대한 비밀 보장을 유지하는 것

분배의 공정성(*distributive justice*)은 연구의 혜택과 부담감이 공평하다는 것을 확실하게 하는 것이다. 예를 들면, 실험 약물 치료가 효과적이고 안전하다고 판명되었다면, 임상시험에서 연구 참여자들은 임상시험이 종료된 후에도 계속적으로 약을 투여 받을 수 있다는 것을 보장받아야 한다.

그림 21–1은 연구자들이 공식적인 연구윤리위원회의 심사를 받기 전에 프로토콜에 대한 많은 질문 중 일부에 대하여 강조하고 있다. CIOMS(Council for International Organizations of Medical Sciences)에서 개발된 것과 같이 국제 건강 연구에 대한 가이드라인과 국가 연구 가이드라인은 프로토콜을 개발할 때 고려할 필요가 있는 추가적인 관심 분야들을 확인할 수도 있다.

21.2 인센티브

때때로 인센티브가 연구를 위한 모집자들과 연구 참여자들에게 제공된다. 연구자들은 잠재적 연구 참여자들이 연구에 참여하는 것을 장려하기 위하여 유인책을 제공하는 것과 연구 참여자들에게 수고에 대한 보상을 하는 것이 윤리적 문제를 가지고 있지 않은지 고려할 필요가 있다.

연구 인센티브는 금전적인 것만은 아니다. 거의 모든 연구에서 연구 참여자들에 대한 혜택은 과학적 지식에 대한 연구 참여자들의 기여이고 과학적 연구의 결과인 – 연구 참여자들이 속한 지역사회의 위험과 질병 상태뿐 아니라– 자신들의 건강에 대한 위험과 질병상태에 대한 증가된 이해이다. 보건의료 분야의 많은 연구 프로젝트에서는 이 점이 연구 참여자들에 대한 충분한 보상이다. 동시에 무해성의 원칙은 연구 참여자들에게 연구 프로젝트에 참여에 대한 지나친 부담을 주어서는 안된다. 어떤 경우에는 연구 참여자들에게 교통비를 정산해 주거나 사용된 시간에 대한 보상을 하는 것이 적절할 수 있다.

참여율을 증가시키기 위하여 연구자들은 모든 연구 참여자들에게 작은 선물을 제공하는 것이나 설문지에 답한 모든 응답자들이 상당히 큰 선물을 받기 위한 추첨에 참여하도록 하는 것은 합리적일 수 있다.

빈혈(anemia)이 있다고 판명된 연구 참여자에 대한 철분제나 (관련된 건강 교육 자료가 치료를 받은 연구 참여자들에게 또한 제공되어 지기만 하면) 장내 기생충(intestinal parasites)을 가진 연구 참여자들에게 구충제 투약과 같이 연구에서 조사된 특정 상태에 대한 무료 처치를 제공하는 것은 적절할 수 있다. 임상시험의 경우에 연구 참여와 직접적으로 관련된 모든 의료비용을 지불하는 것은 때때로 적절할 수 있다.

그러나 연구 참여자들이 대가를 받고자하는 욕망은 연구 프로젝트에 참여하는 것이 자발적이라는 것에 대한 필요와 균형을 이루어야 한다. 사람들이 강압적으로 참여했다고 느낄 때 자발성의 원칙(principle of voluntariness)은 깨지는 것이다. 강압(coercion)은 사회적 압력이나 사람들이 연구에 참여하는 것에 동의하지 않는 것을 어렵게 하는 권위자로부터의 요청들이 포함된다. 예를 들면:

- 관리자에 의하여 직업과 관련한 건강 연구에 참여할 것을 요청받은 근로자들은 연구 참여에 동의하지 않으면 자신들의 직업을 잃을 수 있다는 두려움을 가질 수도 있다.
- 연구에 등록할 것을 의사로부터 요청받은 환자들은 요청에 따르지 않을 경우 자신들이 진료에서 고통을 받을 것이라고 두려워할 수도 있다.
- 죄수들은 연구에 참여하는 것이 명령이거나 불특정한 보상을 제공할 것이라고 믿을 수도 있다.

범주	질문의 예
기여 Contribution	• 제안된 프로젝트는 왜 중요한가? • 개인이나 지역사회가 연구를 통해 어떤 혜택을 받을 수 있는가?
보상 Compensation	• 연구에 참여하는 개인이나 지역사회에게 어떤 형태의 장려금, 배상, 또는 보상이 제공될 것인가? 그렇다면, 무엇을 제공할 것이며, 적절한 보상인가? 보상을 많이 하는 것이 강압적으로 보이지는 않는지 또는 너무 적은 보상이 착취로 보여질 수 있는지? • 연구 참여자들에 대한 위험은 최소한인가? • 연구와 관련된 부상은 어떻게 처리할 것인가? • 위험과 혜택이 균형적인가?
동의 Consent	• 잠재적 연구 참여자들이 어떻게 연구에 대한 정보를 얻을 수 있는가? • 참여에 대한 동의를 어떻게 문서화할 것인가? • 이해력 검사가 필요할 것인가? • 해당된다면,어린이들과 자발적인 잠재적 모집단에 대한 다른 구성원에 대해 어떻게 동의(가능하다면 승인)를 얻을 것인가? • 해당된다면, 연구 시작 전에 지역사회 모임을 개최할 것인가?
비밀보장 Confidentiality	• 연구 참여자들의 사생활 보호, 비밀보장과 개인 정보를 어떻게 유지할 것인가?
지역사회 Community	• 선정된 모집단에서의 연구가 왜 중요한가? • 연구가능 모집단이 연구의 목표를 달성하는데 적절한가? • 선정 과정은 공정한가? • 표본크기는 적당한가? • 자발적인 잠재적 연구 참여자들이 적절하게 보호되는가? • 프로토콜이 연구가능 모집단의 문화적 기대를 설명하는데 적합한가? • 해당된다면, 지역사회가 이 프로젝트에 참여하는 것에 동의하였는가?
이해의 충돌 Conflicts of interest	• 프로젝트의 재정과 장비에 대한 계획은 누가 할 것인가? • 잠재적 이해의 충돌이 윤리적이고 공정한 연구를 수행하는 연구자의 능력을 저해하는가?
공동연구자들 Collaborators	• 연구팀의 모든 구성원들이 윤리적인 연구를 수행하는데 적절하게 훈련되었는가? • 프로토콜과 모든 윤리적 표준을 연구팀의 모든 구성원들이 충실하게 지킬 것이라는 것을 확인하기 위해서 자료 수집과 자료 분석 기간 동안에 어떤 단계를 진행하여야 하는가?
위원회 Committees	• 프로젝트를 검토하기 위해 어떤 연구윤리위원회가 필요한가? • 해당이 된다면, 어떤 지역사회 조직이 제안된 프로젝트에 대해 조언을 해 줄 수 있는가?

■ 그림 21–1 연구 윤리에서 8가지 핵심적 고려사항(8 Cs)

강압은 연구 참여에 대한 위험 뿐 아니라 혜택에 대한 사전 결정을 할 수 있는 사람들의 능력을 유의하게 약화시킬 수 있는 무료 진료나 금전적 보상과 같은 관대한 인센티브를 포함할 수도 있다. 강압의 위험을 최소화하기 위하여 연구자들은 연구 참여자들이 연구 참여로부터 어떤 혜택을 얻을 수 있고 얻을 수 없는 것은 무엇인가에 대하여 아주 투명하여야 한다.

21.3 사전 동의 설명

사전 동의 설명(*Informed Consent Statements*)은 잠재적 연그 참여자들이 연구에 참여할 것인가에 대하여 논리 정연한 결정을 할 수 있도록 연구 프로젝트에 대한 필수적인 정보를 제공한다. 사전 동의서의 핵심 요소들은 그림 21–2에 요약되어있다. 사전 동의서는 읽는 사람이 연구 목적, 절차, 연구 참여자들의 기대와 연구 참여에 대한 혜택과 나타날 스 있는 위험들을 설명한 것에 대하여 이해할 수 있도록 가능한 명확하고 단순한 언어를 사용해야단 한다. 참여는 자발적이라는 것과 연구 참여자는 연구의 어떤 시점에서도 참여를 철회할 수 있다는 것을 강조해야 한다. 사전 동의서는 연구가능 모집단에 맞추어져야 하고 문화적 태도, 신념과 전통을 설명할 필요가 있을 수 있다.

범주	기술
연구	"연구"의 정의와 연구에 포함되는 내용
목적	연구과정의 목적에 대한 설명
연구 참여자들	개인이나 지역사회가 연구 프로젝트에 어떻게 그리그 왜 참여하게 되었는가에 대한 기술과 모집해야 할 전체 연구대상자의 수
절차	연구 절차의 기술(신체검사, 생물학적 시료의 수집, 무작위화 또는 눈가림 절차, 개입, 또는 연구 프로토콜에 포함된 절차를 포함)과 연구 참여자가 연구에 참여하여야 할 기간
혜택	연구 참여자들이나 사회에 대한 혜택의 기술(제공될 보상에 대한 명확한 설명 또는 연구 참여자는 직접적인 혜택을 받지 못할 것이라는 명확한 기술을 포함함)
위험	연구 참여와 관련하여 나타날 수 있는 위험, 불편과 비용에 대한 기술, 그로젝트 참여에 예기치 못하는 위험이 있을 수 있다는 기술, 연구와 연계된 부상에 대한 처리를 어떻게 할 것인가에 대한 기술
비밀보장	비밀이 보장된다는 것에 대한 기술
자발성	연구 참여는 자발적이라는 기술, 연구 참여자는 연구로부터의 중도 포기의 과정에 대한 설명과 함께 아무런 불이익 없이 언제든지 중도에 연구 참여를 포기할 수 있다는 기술
연락 정보	연구자들을 위한 연락 정보
서명	연구 참여자의 서명을 위한 공백

▪ 그림 21–2 사전 동의 설명에 대한 내용

21.4 사전 동의 과정

연구자들은 종종 연구 참여자들에게 연구과정을 설명하기보다는 서명을 받는데 더 많은 관심을 갖고 있지만, 사전 동의서는 단순한 문서가 아니라 연구과정이라고 생각되어져야 한다. 자율성의 원칙은 연구에서 잠재적 연구 참여자들이 연구에 참여할 것인가에 대하여 스스로 결정할 수 있다는 것과 사전 결정을 할 수 있다는 정보가 제공되었다는 것을 기술하는 것이다.

사전 동의 과정은 다음의 단계들로 구성한다:

- 잠재적 연구 참여자들에게 사전 동의서를 크게 읽고 연구 참여자들이 동의서의 복사본을 읽도록 하는 것
- 잠재적 연구 참여자들이 연구에 참여할 것인가를 생각하기 위한 적당한 시간을 주는 것
- 어떤 질문들에 대하여 답하는 것
- 개인이 연구 참여를 원하는 지와 사전 동의서 양식에 서명할 의사가 있는지에 대하여 질문하는 것

서명을 받는 것이 과정의 끝은 아니다. 연구자들과 연구 참여자들 사이의 의사소통 라인을 자료수집 동안과 자료수집 후까지 열어두어야 한다. 연구 참여자들이 연구에 대한 걱정이나 철회할 의사를 가지고 있으면 연구자에게 연락할 수 있도록 모든 연구 참여자들에게 연락 정보를 포함한 사전 동의서의 복사본을 주어야 한다.

연구자는 연구 참여자들이 연구과정과 동의서를 이해하고 있다는 것을 확실하게 하여야 한다. 이해력에 대한 간단한 검사가 유용할 수 있다. 예를 들면, 개입 연구를 위해 모집된 사람들은 "무작위화(randomization)"가 무엇을 의미하는지 자신들이 이해할 수 있는 단어로 설명해 줄 것을 요청할 수 있다. 옳은 답변은 연구 참여자가 활동성 개입 집단에 할당되기 보다는 대조군에 할당될 수도 있다는 것과 연구 참여자들은 선택에 관여할 수 없다는 것을 이해할 수 있도록 설명하는 것이다. 잘못된 또는 불완전한 답변은 동의서에 서명을 받기 전에 연구과정에 대한 추가적인 설명을 필요로 할 수 있다.

21.5 사전 동의서

대부분의 연구에서, 기대는 연구 참여자 각자가 사전 동의서에 서명할 것이라는 것이다. 이렇게

작성된 기록은 연구 참여자들이 연구에 대하여 사전 동의하였다는 것을 보여주기 때문에 연구 프로젝트를 후원한 기관에 대한 법적 보호를 제공한다. 전화 면접에서 사전 동의서는 잠재적 연구 참여자들에게 우편으로 발송되고 서명한 후에 면접 전에 연구자에서 우편으로 반송될 수 있다. 컴퓨터에 기초한 조사에서는 전자 서명이 제공될 수 있다.

연구 참여자들이 연구에 참여함으로써 피해를 받을 수 있는 경우와 연구가능 모집단이 글을 읽을 능력을 가진 사람들의 비율이 낮을 때와 같은 경우에는 작성된 동의서가 적절하기 않을 수 있다. 읽고 쓸 수 있는 연구 참여자들이 거의 없을 때, 연구 참여자들은 동의를 표현하기 위하여 지문이나 다른 표식을 제공할 수 있다. 대안적으로 서명할 서류를 읽지 못하는 사람에게 질문하는 것이 부적절할 때 구두 동의가 선호될 수 있다. 구두 동의(Oral consent or Verbal consent)는 일반적으로 독립적인 제 3자(연구자나 연구 참여자가 아닌 다른 사람)에 의해 목격되어야 한다. 어떤 경우에는 동의서를 녹음한다.

제한된 수의 연구들에서 개인에 대한 사전 동의 과정은 필요하지 않을 수 있다. 일부 익명의 설문지들은 다음과 같은 경우에는 사전 동의 과정을 강력하게 요구하지 않는다:

- 개인과 연결되지 않는 경우
- 민감한 문제에 대하여 질문하지 않는 경우
- 개인에 대한 신체검사를 하거나 생물학적 시료를 수집하지 않는 경우
- 연구에 대한 설명을 하는 것이 설문지를 완성하는 것보다 시간이 더 걸릴 만큼 설문지가 짧은 경우

이러한 경우 연구 참여자들에 대한 예측할 수 있는 위험이 없을 때 조사에 대한 완성은 때때로 참여 의지에 대한 적당한 증거로 고려되기도 한다.

다른 연구들도 동의를 필요로 하지 않을 수 있다. 예를 들면, 연구자들이 연구 참여자들의 사생활 보호에 대한 어떤 기대를 하지 않는 공공장소에서 사람들을 관찰하거나 연구 참여자들이 연구자들과 상호 교류를 하지 않는다면 동의는 필요하지 않다.

서로 다른 연구윤리위원회는 동의를 포기하는 것과 문서화된 동의에 대한 대안적인 방법을 허용하는 것에 대한 서로 다른 기준을 가지고 있을 것이다. 받아들일 것이라 생각할 수 있는 것이 무엇인가에 대해 관련된 위원회들과 상의하여야 한다.

21.6 비밀보장과 사생활 보호

사생활 보호(*privacy*)는 사람들이 자신에 대한 어떤 정보를 밝힐 것인가에 대한 권리를 갖는다는 확약이다. 사생활 보호에 대한 권리는 다음의 것들을 의미한다:

- 사람들은 자신들의 개인 정보를 연구자들과 공유하는 것을 허락하지 않을 권리를 갖는다.
- 대면 면접(face to face interview)을 포함한 연구에 참여하기로 동의한 사람들은 연구팀 외에는 어떤 사람도 관찰하거나 면접을 엿들을 수 없는 장소에서 연구자들과 만날 수 있는 선택권을 갖는다.

비밀보장(confidentiality)은 연구자들에게 제공된 개인 정보에 대한 보호이다. 비밀보장을 확약하는 하나의 방법은 개인과 연결된 이름, 주소, 식별번호와 같은 어떤 개인 식별 정보도 수집하지 않는 것이다. 이는 단면적 연구에서는 선택적일 수 있다. 그러나 시작 시점에서의 개인 자료가 추적 관찰된 자료와 연결되어야 하는 전향적 또는 장기관찰 연구에서는 가능하지 않다. 개인적으로 식별 정보가 수집되어야 할 때, 연구과정의 많은 단계에서 정보 보호가 이루어져야 한다:

- 모든 문서 기록들은 밀폐된 공간의 밀폐된 파일 상자에 보관하여야 한다. 모든 전산화된 자료 파일은 암호로 보호되어야 한다.
- 이름과 다른 식별 정보는 민감한 개인 정보를 포함하는 자료 파일에 포함하여서는 안된다. 대신에 분리된 두 개의 파일을 생성해야 한다. 식별 정보에 대한 파일 하나, 나머지 모든 자료에 대한 파일 하나. 이 두 파일은 유일한 연구 식별번호에 의해서 연결된다.
- 필수 연구 직원들만이 개인 식별 정보를 포함하고 있는 파일에 접근할 수 있다.
- 연구가 끝난 후(그리고 사전 동의서를 얼마나 오래 보관해야 하는지에 대한 관련된 연구윤리 위원회의 규정에 준수해서) 특정 시점에서 개인적인 식별 기록들은 폐기되어야 한다.

민감한 이슈에 대하여 질문하는 연구자들은 내용을 밝힐 것인가를 일찍 결정해야만 한다. 어떤 상황에서는 비밀보장을 확약하는 것이 법을 위반하는 것이라면 가능하지 않을 수 있다. 예를 들면, 아동 학대, 아내 폭력 또는 자살 사고에 대한 정책을 바꾸거나 일부 감염 진단에 대하여 공중보건 당국에 통보하고자 하는 연구자들에게 의무적으로 법적 명령을 하게 할 수도 있다. 이러한 이슈들과 관련된 자료를 어떻게 수집할 것인가에 대한 결정은 법률 전문가나 지역 당국에 상담을 요청할 수 있다. 심각한 유전성 질병에 대한 연구에 참여한 사람들에게는 유전적 상담이 제공되고 검사의 결과를 알기 원하는지에 대한 결정 기회가 주어져야 한다.

연구윤리위원회는 연구 참여자들의 이름이 연구와 연결되어 있을 때 연구가 연구 참여자들에게 위해한 정보를 수집하는 것이라면 동의서 양식에 연구 참여자들의 이름을 포함하는 통상적인 요구를 포기할 수도 있다. 여기에는 다음의 내용과 같은 연구들이 포함될 수 있다:

- 약물 또는 알코올 남용
- 성행위나 성적 선호도
- 정신 질환
- 이민 상태
- 불법 행위에 대한 참여
- 유전적 장애

연구가 이와 같이 잠재적으로 민감한 분야를 조사한다면 정보를 처리하기 위한 적절한 프로토콜이 개발될 수 있도록 계획 과정의 초기에 윤리위원회와 상의하여야 한다.

21.7 문화적 고려사항

프로토콜은 예상되는 연구 참여자들의 문화에 적절하여야 한다. 문화적으로 적절한 사람들을 모집하는 것은 여러 가지 다른 형태로 할 수 있다. 예를 들면, 어떤 문화에서는 개인이 연구 참여에 대한 요청을 받기 전에 호의의 표시로 작은 선물이 기대될 수 있다. 다른 지역에서는 이러한 것이 연구자에게 신세를 진 "빚"이라고 생각하기 때문에 강압적이라고 생각될 수 있다. 일부 문화에서는 연구 참여자들은 연구 완성 때 작은 선물을 기대할 수 있다. 다른 문화에서는 이와 같은 감사의 행위가 자원자들로 하여금 선물이 자신들의 과학에 대한 기부를 어떻게든 평가절하하려 한다고 느낄 수 있다. 어떤 문화에서 연구 참여자들은 질문에 답하기 전에 연구자들과 함께 차나 간단한 식사를 기대한다. 다른 문화의 사람들은 모든 보건의료 연구는 임상 장소에서 수행될 것이라고 기대한다. 어느 지역에서는 연구 참여 지망자들은 정부 지도자, 종교 지도자나 종족 지도자와 같은 지역사회 지도자들이 프로젝트를 승인하고 관찰하고 있다는 것을 알 필요가 있다. 다른 문화에서는 권위자와 연구 프로젝트의 연관성이 자발성(voluntariness), 비밀보장(confidentiality)이나 잠재적 자료의 남용에 대한 관심을 불러일으킬 수 있다.

사전 동의 과정은 지역 관습에 적응할 필요가 있을 수 있다. 개인 연구 참여자들이 자신의 참여에 대하여 동의할 것을 요청받지만 잠재적 연구 참여자들은 동의하기 전에 배우자, 부모, 또는 다른 가족과 상의할 시간이 필요할 수 있다. 일부 지역사회를 기반으로 하는 연구에서는 모든 사람이 연구자들로부터 동일한 이야기 모두를 들었다는 것을 확신할 수 있도록 전체 지역사회 모임이 개최되어야 한다. 지역사회와 연구팀을 중재하는데 도움을 줄 수 있는 지역 자문위원회(advisory board)를 구성하는 것은 유용하다. 사전 동의서와 연구 자료는 이용 가능한 다양한 언어로 바꿀 필요가 있을 수 있다.

조사 도구와 자료수집 과정은 문화적으로 적절하여야 한다. 그리고 연구자들은 문화적인 면을 존중할 수 있는 면접 기법에 대한 훈련을 받아야 한다. 하나의 문화에서 공개적으로 논의되는 주제들이 다른 문화에서는 민감할 수 있다. 하나의 문화에서 불편이 적은 검사들이 다른 문화에서는 극도로 고통스러울 수 있다. 예를 들면, 일부 문화에 속한 사람들은 체중을 측정하는데 아주 민감하지만 다른 문화에서는 체중에 대해서는 걱정하지 않지만 키를 측정하는 것에 대해서는 민감할 수 있다. 면접 또는 신체 계측을 하는 사람들에 대한 공식적 또는 비공식적인 제약들이 있을 수 있다. 여성 연구 참여자들은 남성이 조사하는 것을 원하지 않을 수 있고 나이 많은 연구 참여자들은 아주 젊은 사람이 면접하는 것에 대하여 불편해 할 수 있다. 연구 참여자들은 연구자와 혼자 있기를 기대할 수도 있고 다른 경우에는 연구 참여자들이 전체 과정에 가족의 구성원 모두 참여하는 것을 기대할 수도 있다.

연구 팀이 목표모집단의 구성원들을 포함할 수 없다면 프로토콜을 개발하고 수정할 때 연구가능 지역사회(source community)의 대표자들과 함께 일하는 것이 중요하다. 더불어 일부 연구윤리위원회들은 심사 과정의 일부로 프로토콜을 조사하기 위하여 문화 전문가를 필요로 한다.

21.8 취약 모집단

취약 모집단에 대해서는 제 16장에서 논의했다. 특정 연구 프로젝트가 잠재적으로 취약한 모집단에 왜 초점을 맞추어야만 하는지에 대한 옹호와 더불어 추가로 주의하여야 할 것은 다음의 내용을 확실하게 하는 것이다:

- 선정 과정이 공정한가
- 잠재적 연구 참여자들이 참여가 자발적이라는 것에 확약했는가
- 연구 참여자들(또는 연구 참여자의 법적 대리인)은 연구의 가능한 혜택과 위험 뿐 아니라 연구 참여자들의 기대에 대하여 완전히 동의했는가

대부분의 취약 모집단의 구성원들이 연구 프로젝트에 참여할 것인가에 대하여 자신들이 직접 선택할 수 있지만, 어린이들이나 인지 장애를 갖는 일부 성인들의 사전 결정은 의미가 없을 수 있다. 이러한 경우에는 법적으로 승인된 후견인이 연구 참여자를 대신하여 동의할 수 있다. 가능하다면, 법적 대리인의 동의(*consent*) 뿐 아니라 잠재적 연구 참여자들이 자신의 참여에 대하여 승인(*assent*)하여야 한다.

21.9 윤리 훈련 및 증명서 교부

연구윤리위원회는 일반적으로 연구 참여자들이나 연구 참여자들의 자료를 직접적으로 접촉할 모든 사람들이 공식적인 연구 윤리 훈련을 받을 것을 요구한다. 많은 기관들이 대면이든 온라인이든 자신들의 과정을 제공한다. 그리고 여러 후원 단체와 비영리 기관들이 이용 가능한 훈련을 제공한다. 다양한 측면의 연구 윤리에 대한 교육을 끝마치고 시험에 통과한 후에 윤리에 대한 훈련을 받았다는 것을 확인할 수 있는 (일반적으로 1년에서 3년 동안 유효한) 증명서가 조사자에게 발급된다. 연구윤리위원회가 연구팀의 모든 구성원들이 윤리 훈련을 받았는지에 대한 증거를 요구하기 때문에 이 증명서의 복사본들을 보관하고 있어야 한다.

CHAPTER 22

윤리 심사와 승인

Ethical Review and Approval

연구윤리위원회는 연구 실행 전에 연구 프로토콜을 세심하게 심사함으로써 연구 참여자들, 연구자들, 그리고 주 기관을 보호한다.

22.1 윤리위원회의 책임

미국에서 종종 임상시험심사위원회(*Institutional Review Boards, IRBs*)라고 불리는 **연구윤리위원회**(*research ethics committees, RECs*)의 세 가지 주된 목적은 다음과 같다:

- 관찰 연구나 실험 연구에 참여할 "사람(human subject)"과 연구자들에 의하여 조사되어질 연구 참여자들의 개인 정보를 보호하는 것(동물 보호와는 분리하고 동물 연구를 감독하는 위원회를 이용해라).
- 연구 활동의 결과로써 발생할 수 있는 법적 책임으로부터 연구자의 기관을 합법적으로 보호하는 것
- 연구자가 해가 되는 활동에 참여하는 것을 방지함으로써 연구자들을 보호하는 것

윤리심사위원회의 중요한 기능은 다음과 같다:

- 새 프로토콜과 수정된 프로토콜을 심사하는 것
- 프로토콜을 승인하거나 승인하지 않는 것

- (필요하다면) 사전 동의서가 기록되었는지 확인하는 것
- 장기간 연구 프로젝트의 계속적인 심사를 수행하는 것

22.2 경고: 윤리 심사는 시간이 걸린다

연구윤리위원회는 다양한 배경을 가진 적어도 다섯 명의 과학자와 비과학자로 구성한다. 각 구성원은 연구제안서(proposal)를 검토하고 연구제안서에 대하여 논의하고 기관의 윤리 기준을 충족하는지 결정하기 위하여 다른 구성원들을 만난다. 외부 과학 전문가와 지역사회 대표자가 연구 계획에 대하여 조언해 줄 수도 있다. 그 결과로 가장 효율적인 윤리심사위원회 조차도 가장 간단한 연구제안서를 심사할 때 면제 또는 승인을 발표하거나 프로토콜의 수정을 요청하기 위하여 한 달 이상이 필요할 수도 있다. 최종 승인 전에 위원회에 의해 재심사되어야만 한다. 복잡한 연구제안서에 대하여 심사는 몇 달이 걸릴 수도 있다. 예는 다음의 내용을 포함하는 연구들이다:

- 침습적 절차(invasive procedure)
- 민감한 질문
- 잠재적으로 유해한 개입
- 연구 목적에 대한 속임
- 작성된 사전 동의서의 포기
- 다양한 장소
- 국제적 연구팀

연구 시간표는 아주 긴 심사 기간을 가정해야만 한다. 그러므로 지원신청서는 계획 과정에서 가능한 한 빨리 윤리위원회에 재출하여야 한다.

22.3 지원신청 서류

일부 연구윤리위원회는 가능한 윤리적 관심을 나열한 서술적 연구 내용을 제출할 것을 지원자에게 요청한다. 다른 연구윤리위원회들은 (대부분의 문제들이 "아니오." 또는 "해당 없음."의 답을 필요로 하지만) 프로젝트에 대한 일련의 긴 문제에 대하여 답을 필요로 하는 십여 페이지 분량의 서식을 완성해줄 것을 요구한다. 그림 22-1은 연구윤리위원회들이 심사과정에서 주로 조사하는

범주	고려사항
연구 참여자들 Participants	• 기대하는 구성 요소와 연구모집단의 크기는 무엇인가? • 연구 참여자들을 어떻게 모을 것인가? 모집 방법이 강제적이지는 않는가? • 포함 기준과 배제 기준은 무엇인가? 기준은 합리적인가? • 연구가능 모집단이 연구문제에 대해 적절한가? • 필요하다면, 잠재적 자원자가 보호되는가?
위험과 혜택 Risks and Benefits	• 연구가 왜 중요하고 필요한가? 제안된 연구가 연구참여자들과 지역사회에 어떻게 혜택을 줄 수 있는가? • 자료는 어떻게 수집되는가? 기존 자료, 문서, 기록들과 시료들이 사용될 수 있는가? 조사, 면접, 포커스 그룹, 구술 역사(oral history), 프로그램 평가 또는 다른 방법을 이용하여 사람이나 집단을 조사할 것인가? 자료를 오디오나 비디오로 기록할 것인가? 비침습적인 임상 측정을 할 것인가? 연구 참여자들에게 운동 또는 지구력, 강도 또는 유연성에 대한 검사에 참여할 것을 요청할 것인가? 자료를 수집하기 위하여 어떤 기계를 사용할 것인가? 그리고 자료수집에 방사선 노출을 포함할 것인가? 혈액, 머리카락, 손톱, 담, 침, 가래, 피부 세포 또는 다른 생물학적 시료가 비침습적으로 수집되어지는가? 약이나 기구가 검정되어 질 것인가? • 연구 참여자들에게 가능한 육체적, 정신적, 재정적 그리고 다른 위험은 무엇인가? • 위험은 최소한인가?(적어도 최소화할 수 있는가?) • 위험은 기대되는 혜택과 비교하여 합리적인가?
사전 동의 Informed Consent	• 사전 동의서는 기관의 가이드라인을 지키고 있는가? • 사전 동의를 어떻게 받을 것인가? • 사전 동의를 어떻게 문서화할 것인가? • 문서화된 동의의 통상적인 방법에 대한 수정이 요구되는가?(예를 들면, 부모가 자녀에 대한 동의를 해 줄 것을 요청받고,어린이들이 연구 참여에 대한 승낙을 요청받는가? 또는 연구가능 모집단이 글을 읽는 능력이 매우 떨어지기 때문에 서명된 동의서의 포기가 요구되어지는가? 또는 연구에서 개인과 연결된 문서의 존재가 연구 참여자에게 해를 줄 수 있기 때문에 문서화된 동의를 하지 않는가?)
사생활 보호와 비밀보장 Privacy and Confidentiality	• 사생활 보호와 비밀보장을 어떻게 유지할 것인가? • 전산화된 자료와 전산화되지 않은 자료를 보호하기 위한 계획은 무엇인가?
안전 감시 Safety monitoring	• 사전 동의서는 연구 참여자들이 연구팀과 연구윤리위원회와 어떻게 접촉할 수 있는지 명확하게 기술하고 있는가? • 부작용으로 생각되어지는 것은 무엇인가? 부작용이 생긴다면 어떻게 처리할 것인가?
이해의 충돌 Conflicts of interest	• 프로젝트의 자금을 어떻게 모을 것인가? • 이해 당사자의 어떤 재정적 또는 개인적 충돌이 밝혀지거나 설명될 필요가 있는가?
연구자 훈련 Researcher training	• 조사자들이 윤리적인 연구를 수행할 준비가 되어 있는가?

그림 22-1 윤리심사위원회에 의해 요구되고 조사되는 정보의 예

범주	고려사항
문서 Documentation	• 모집된 모든 자료의 복사본이 첨부되었는가? • 설문지나 다른 평가 도구 복사본이 첨부되었는가? • 사전 동의서 복사본이 첨부되었는가? • 필요하다면, 연구 사이트나 윤리심사위원회의 승인 편지 복사본이 첨부되었는가? • 필요하다면, 승인된 연구제안서의 복사본이 첨부되었는가? • 연구팀의 모든 구성원에 대한 연구 윤리 훈련 증서의 복사본들이 첨부되었는가?

■ 그림 22-1 윤리심사위원회에 의해 요구되고 조사되는 정보의 예 (계속)

문제들을 요약하고 있다. 계획된 프로젝트의 연구 프로토콜과 서술적인 내용은 이러한 점과 연구 제안서를 평가하는 위원회에 의해 요구되는 기타 사항 각각에 대하여 설명하여야만 한다.

기존 자료를 분석하기 위한 연구제안서는 새로운 자료를 수집하는 연구보다 유의하게 짧을 수도 있다. 그러나 1차 분석과 2차 분석의 연구제안서 모두 다음의 내용을 필요로 한다:

- 예상되는 연구 참여자들에 대하여 기술하는 것
- 연구의 위험과 혜택에 대하여 논의하는 것
- 비밀보장을 어떻게 확실히 할 것인가에 대하여 설명하는 것
- 잠재적 이해의 충돌을 밝히는 것
- 연구 윤리에 대한 훈련의 증거를 제공하는 것
- 관련이 있는 모든 문서들을 제공하는 것

1차 연구에서 문서들에는 사전 동의서, 설문지와 모집을 위한 자료의 복사본이 포함될 수 있다. 2차 연구에서 지원신청서에는 자료가 공적인 영역에서 가져 왔거나 적절한 개인이나 기관들이 자료의 분석을 위한 연구 승인을 하였다는 증거를 반드시 포함하여야 한다.

22.4 심사 과정

모든 지원서 자료가 연구윤리위원회에 제출되면 다음 단계는 세 가지가 가능하다: (1) 면제(exemption), (2) 긴급 심사(expedited review)와 (3) 전체 심사(full review). 윤리심사위원회는 어떤 행위가 적절한지에 대하여 결정한다.

심사로부터의 **면제**(*exemption*)는 연구가 개인과 연관되어지지 않는 기존 기록들이나 생물학적 시료를 분석할 때 인정해 줄 수도 있다–그러나 반드시 인정해 주어야 하는 것은 아니다.

면제는 일반화할 수 있는 지식에 기여할 생각이 없는 일상적인 실천의 한 부분으로 수집된 자료에 대하여 인정해 줄 수도 있다. 이 점은 일상적인 실천 행위와 의도적인 연구 행위사이를 구분하는데 있어 중요하다. 실천 행위에는 학생들의 지식을 평가하는 선생님, 환자를 조사하는 내과의사, 감시 체계와 프로젝트 평가를 시작하는 지역사회 보건기구와 감시 자료를 수집하고 질병 발생 조사를 수행하는 공중보건 관계자들이 포함된다. 이러한 행위들의 어떤 것도 연구윤리위원회에 의한 심사를 필요로 하지 않는다; 모든 것이 받아들일 수 있는 실천 영역 내에 있다고 생각되어진다. 그러나 이러한 실행자들이나 조직들이 연구 활동에 참여하기로 결정한다면 윤리 심사가 필요할 것이다:

- 교육자가 새로운 교육학 방법을 평가하기 위하여 학생들에게 특별한 사전검사와 사후검사를 시킬 계획이 있다. 그리고 교수 저널에 그 결과들을 게재하기를 희망한다.
- 전문분야 컨퍼런스에서 환자들은 환례군 연구에 포함시키기 위해 의사는 환자 기록을 심사한다.
- 지역사회 조직의 고객에 대한 조사의 결과들은 후에 전문분야의 저널에 게재될 수 있을 것이다.

이러한 경우에 면제는 적절할 수 있다. 그러나 결정은 위원회에서 하는 것이지 연구자가 하는 것이 아니다.

긴급 심사(*expedited review*)는 이전에 승인된 프로토콜에 작은 변화가 요구될 때 가능할 수 있다. 때때로 긴급 심사는 일상적인 생활(또는 일상적인 검사 동안 임상 업무의 경우)에서 부딪히는 어떤 것보다 연구 참여자들의 위험이 더 크지 않은 새로운 연구에 대해서도 가능할 수 있다. 긴급 심사는 위원회의 전체 회의 없이 윤리위원회의 위원장이 연구제안서를 승인하도록 할 수도 있다. 그러나 결정은 모든 위원에게 통보하여야 하고 관심을 표현할 수 있는 기회를 주어야 한다.

연구제안서에 대한 **전체 심사**(*full review*)는 개인들과의 상호작용을 통하여 자료가 수집되어질 때, 개입이 개인이나 지역사회에서 시행되었을 때, 또는 명확한 개인 정보가 수집되었을 때 일반적으로 필요하다. 윤리심사위원회는 연구제안서를 승인하거나 거절할 권리를 가지고 있다. 프로토콜이 최초 심사에서 만족하지 않다면, 통상적으로 위원회는 연구자들에게 위원회가 연구제안서를 채택할 수 있다고 느끼도록 프로토콜을 변경할 것을 통지한다. 어떤 요구사항은 수용하기 쉬울 수도 있다. 연구자들은 단순히 요구사항을 따르기만 하면 된다. 어떤 경우에는 요구되는 변화가 프로젝트의 본질을 심각하게 바꾸거나 계획된 연구모집단에서 실행할 수 없을 수도 있다. 이러한 경우 연구자들은 연구윤리위원회에 자신들의 관심사를 표현할 필요가 있다. 그리고 수용할 수 있는 해결책을 찾기 위하여 연구윤리위원회와 같이 작업하는 것을 시도하여야 한다. 그러나 위원회는 연구자들의 바람에 순순히 따르지는 않는다. 연구심사위원회는 연구윤리위원회의 기준을 충족하지 못한 프로토콜에 대한 승인을 거부할 권리(때로는 의무)를 가지고 있다. 더욱이 위원회는 확실한 기준(예를 들면, 자료 보관 또는 조사자 훈련에 대한 기준)들이 프로토콜 승인 전에 충족되었다는 증거를 요구할 수 있다.

22.5 여러 위원회에 의한 심사

여러 기관의 연구자들이나 여러 나라나 여러 연구 장소의 연구 참여자들이 포함되는 연구를 심사하기 위하여 여러 연구윤리위원회가 필요할 수도 있다. 추가적으로 후원 기관이 자신들의 윤리위원회에 의한 심사를 요구할 수 있다. 예를 들면, 다른 지역에서 학위논문 연구를 수행하는 학생의 계획은 연구 프로토콜을 최소한 두 개의 윤리위원회에서 심사되어야 한다: 학생이 소속된 대학교의 윤리위원회와 연구를 하는 지역의 연구윤리위원회(또는 지역 대학이나 교육훈련 병원의 연구위원회).

여러 위원회에 연구제안서를 제출하기 전에 적어도 세 개의 이슈가 해결되어야 한다: 요구되어질 지원신청서, 사전 동의서 양식의 작성과 심사의 순서.

첫째, 각 심사위원회는 받기 원하는 지원신청 자료에 대하여 상의하여야 한다. 때로는 모든 위원회에 동일한 서류를 제출하는 것이 가능할 수도 있다. 더 많은 경우 각 위원회는 아마도 다른 윤리위원회에 제출된 모든 서류의 복사본뿐 아니라 위원회 고유의 지원신청 자료를 요구할 것이다. 연구자들은 각 지원신청서류가 연구 목적과 프로토콜을 동일한 방법으로 기술하고 있다는 것을 확실히 할 책임을 가지고 있다.

둘째, 많은 기관들이 선호하는 사전 동의서 양식을 가지고 있다. 사전 동의서 양식은 법적 서류처럼 보인다. 기관들은 단어의 표현이 자신들을 보호한다는 것을 확실하게 해 줄 것을 원한다. 그러나 선호하는 표현은 참여하는 기관에 따라 다를 수 있다. 연구 참여자들이 언어를 이해할 것이라는 것은 확실하게 하면서 동의 문장의 요구사항을 어떻게 합할 것인가에 대한 해결책에 도달하여야 한다.

셋째, 심사의 순서를 정해야 한다. 때로는 모든 위원회가 동시에 독립적으로 연구제안서를 심사한다. 반면에 심사가 연구제안서가 한 위원회에서 독립적으로 심사되고 승인되면 다음 위원회로 넘겨져 심사하는 형태인 "도미노(domino)" 방식으로 수행될 수도 있다. 위원회는 심사가 동시에 진행되고 있는 경우 조차도 자신들의 기관에서의 승인은 다른 모든 참여기관의 승인 여하에

달린다는 것을 흔히 규정한다. 프로토콜이나 사전 동의서의 변경이 한 위원회에 의하여 지시되었다면, 다른 모든 위원회는 반드시 연구제안서를 재심사하여야 한다. 여러 연구윤리위원회가 포함될 때 윤리 심사를 위한 유의한 추가 시간이 프로젝트 시간표에 수립되어 있어야 한다.

22.6 심사의 계속 진행

1년 안에 마칠 수 있는 연구들은 최초 승인 후에 연구윤리위원회와 추가적인 접촉이 필요하지 않을 수도 있다. 일반적으로 연구자는 프로젝트 지속에 대한 갱신을 위원회에 제공할 필요가 있다. 모집된 연구 참여자 수에 대한 정기적인 보고가 요구될 수 있다. 모든 부작용은 즉시 윤리심사위원회에 보고되어야 한다. 사전 동의서, 설문지와 모집을 위한 자료와 기타 연구 문서의 어떤 변경도 사전 승인을 받아야만 한다. 덧붙여 계속 진행 중인 연구 프로토콜들은 자료수집이 끝날 때까지, 어떤 경우에는 자료 분석이 끝날 때까지 매년(또는 연구윤리위원회의 재량에 따라서는 더 자주) 심사되어야 한다. 재심사를 진행 중인 보고서에는 (기관의 요구에 따라) 다음의 내용들이 포함될 필요가 있을 것이다:

- 프로토콜, 사전 동의서, 설문지와 기타 문서의 현재 판(version)
- 연구 참여자들의 기본 인구학적 정보를 포함한 연구에 참여한 연구 참여자 수의 보고
- 부작용이나 불평에 대한 보고
- 프로토콜이나 요청되어진 연구 자료들의 목록
- 결과물들의 요약(개입이 매우 유용하거나 위해하다고 밝혀진다면 조기에 중단할 필요가 있을 수 있는 실험 연구에 대하여 특히 중요하다.)

22.7 이해의 충돌

대부분의 윤리심사위원회와 많은 저널들은 연구자들이 연구와 관련된 잠재적 이해의 충돌을 밝힐 것을 요구한다. 잠재적 이익의 충돌(conflict of interest)은 다음과 같은 경우에 발생할 가능성이 있다:

- 신약이나 새로운 의료기구와 같은 제품이 검사되어지고, 한 명 이상의 연구팀 구성원이 제품을 생산, 개발하고 판매할 회사로부터 급여(또는 상담비나 사례비)를 받거나 (주식이나 소유권과 같은) 회사의 지분을 받을 때

- (특허권이나 저작권 같은) 지적재산권이 한 명 이상의 수입의 결과일 때

재정적 또는 기타 이익이 연구의 설계와 실행, 또는 보고를 편향시킬 수 있을 때—편향된 연구의 가능성을 가지고 있다는 것이 단순히 나타났을 때—잠재적 이해의 충돌은 밝혀져야 한다. 잠재적 이해의 충돌을 밝히는 것은 바이어스가 일어났거나 일어날 것을 인정하는 것이 아니다. 그러나 이것은 투명성에 대한 중요한 확약이다. 과학적 연구에 참여한 대부분의 대학과 기관들은 이해의 충돌로 여겨지는 것이 무엇이고 잠재적인 충돌을 언제 어떻게 밝힐 것인가에 대한 정책을 가지고 있다.

22.8 윤리 심사는 필요한 것인가?

윤리 심사는 사람을 대상으로 할 연구의 거의 모든 연구제안서에 대하여 요구된다. 사람들은 연구팀과 (사람, 전화, 우편, 인터넷과 다른 방법을 통한) 직접적인 접촉을 하거나 기존 개인 정보가 분석되어질 것이다. 작은 규모의 프로젝트는 심사가 면제될 수도 있을 것이다. 그러나 심사로부터 프로젝트가 면제되는 것에 대한 결정은 단지 관련된 위원회에 의해서만 이루어질 수 있다. 연구자들은 단순히 자신들의 프로젝트가 심사될 필요가 없다는 주장을 할 수 없다.

공식적인 심사 과정에서 연구 참여를 장려할 많은 인센티브들이 준비되어있다. 첫 번째, 기관의 승인은 연구자에게 법적인 보호를 해 준다. 승인 편지는 연구 계획이 세심하게 고려되었고 자료 수집과 분석 시작 전에 전문가들로 구성된 위원회에 의해 충분히 안전하다고 생각되어진다는 것의 증거가 된다. 또 다른 인센티브는 일부 지원금을 제공하는 단체는 연구 계획이 연구윤리위원회로부터 승인을 받을 때 까지는 자금을 지원하지 않을 것이다. 마지막으로 많은 수의 저널들은 저자들이 (나중에 연구제안서가 심사로부터 면제를 받았을 때조차) 연구윤리위원회가 프로젝트에 대하여 무엇을 심사하였는지에 대한 세부 사항을 제출할 것을 요구한다. 일부 저널들은 공식적인 승인 편지의 복사본을 요청하기까지 한다. 그러므로 연구자들은 어떤 자료를 수집하거나 어떤 자료 파일을 분석하기 전에 공식적인 심사를 할 수 있는 시간을 확보하여야 한다. 연구 프로토콜은 소급해서 승인받을 수 없다.

2차 연구: 기존 자료

Secondary Studies: Existing Data Sets

CHAPTER 23

몇몇 보건의료 연구들은 연구 참여자들로부터 새로운 정보를 수집하기 보다는 기존 진료 기록, 조사 자료, 또는 인구집단 자료를 분석한다.

23.1 2차 분석의 개요

일부 상황에서는 자료 수집이 2차 분석을 위한 기존 자료를 습득하는 것을 의미한다. 이러한 자료 파일들은 공적으로 이용할 수 있는 개인—수준의 자료나 인구집단—수준의 자료, 개인적으로 가지고 있는 조사 자료 또는 파일로 된 임상 기록일 수 있다. 자료원이 무엇이던 간에, 프로젝트를 2차 분석(secondary analysis)으로 만드는 것은 통계 분석을 시행하는 연구자가 자료가 조사되어질 사람들과 접촉을 하지 않았거나 하지 않는다는 것이다.

2차 분석을 시행하는 연구자는 2차 분석을 하지 않았다면 이용되지 않았을 축적된 자료를 분석하고 해석함으로써 과학적 지식에 기여한다. 때때로 연구자는 인터넷 웹사이트나 이메일로 보내진 전체 자료를 내려받을 수 있다. 이러한 파일들은 가끔은 받는 즉시 분석을 할 수 있도록 이미 정제된 자료를 포함한다. 어떤 경우에는, 자료가 단지 서류나 전자 기록으로만 이용할 수 있어 관련 정보를 분석 전에 추출하고 컴퓨터 데이터베이스에 입력하여야 한다.

23.2 공개적으로 이용 가능한 자료

많은 수의 정부 단체(또는 연방 기금이나 개인 조직으로부터 지원받은 연구팀)가 공개적으로 이용할 수 있는 자료를 만들거나 정기적으로 연구자가 이용할 수 있는 자료를 만든다. 이 조직들은 자료를 수집하는데 있어 전문가이다. 그러나 자료가 상대적으로 더 이상 쓸모없기 전에 전체 자료에 대한 빈틈없는 통계 분석을 수행하기 위한 자료원을 가지고 있지 않을 수 있다. 그러므로 자료를 공유하는 것은 자료로부터 가능한 한 많은 정보를 추출하기 위한 비용-효율적인 방법(cost-efficient way)이다. 특히 자료를 수집하는데 많은 비용이 소요될 때 좋은 방법이다. 예를 들면 CDC(the U.S. Centers for Disease Control and Prevention)는 웹사이트에 NHANES(National Health and Nutrition Examination Survey), NHIS(National Health Interview Survey), BRFSS(Behavioral Risk Factor Surveillance System)를 포함한 여러 개의 전국 규모의 단면적 연구에 대한 자료를 제공한다. Statistics Canada는 Research Data Centres Program을 통하여 CCHS(Canadian Community Health Survey)와 같은 자료에의 접근을 제공한다. United Kingdom's Medical Research Council은 모집단 건강 자료를 이용하기 위하여 연구자들이 연결할 수 있는 자료 지원 서비스(Data Support Service)를 가지고 있다. 세계보건기구(WHO, World Health Orgarnization)와 같은 유엔기구(United Nations Agencies)와 여러 국가로부터 이용 가능한 추가적인 자료가 있다.

연구자들은 후원하는 조직의 웹사이트로부터 전체 자료를 즉시 별도의 비용없이 직접 내려 받을 수 있다. 때로는 선별 과정이 있다. 연구자는 신청서 작성을 요구받을 수 있다. 이는 신청자가 자료의 복사본을 이메일이나 패스워드로 보호된 다운로드 사이트와의 연결을 통하여 제공받기 전에 관리자에 의해 승인을 받아야 한다는 것이다. 이러한 자료 파일들이 연구자에게 무료로 제공되지만, 때때로는 파일을 구입하여야 한다. 그리고 일부 자료 파일에 대한 접근은 자료가 수집된 지역의 시민이나 거주자로 제한되어진다.

2차 분석을 수행하는 연구자는 자료 수집을 위하여 사용된 방법들과 자료 파일의 내용들을 모두 이해할 필요가 있다. 그러므로 자료 파일을 내려 받는 것과 더불어 연구자는 (프로젝트의 개요, 프로토콜과 안내서; 설문지; 코드 북; 원 자료를 기술한 출판 논문들과 같은) 연구를 뒷받침하는 문서 모두를 내려 받고 읽어야 한다.

공개적으로 이용할 수 있는 자료를 만든 조사자들은 독립적인 분석에 의해 작성된 논문에 대하여 공동 저자가 될 것을 기대하지 않는다. 그러나 그들은 자신들의 기여가 인정되고 연구비 출처나 기술적 지원이 알려지기를 기대할 수 있다. 뒷받침하는 문서들(supporting documents)은 기대에 대하여 기술하여야 한다; 기대를 말하지 않았다면, 연구자는 명확성을 위해 접촉한 사람에게 물어보아야 한다. 또한, 때때로 분석에서 연구 설계와 자료 수집 과정에서 포함된 사람들의 지원이 필요할 수 있다. 지원한 사람들에게는 공동 저자의 자격을 부여할 수 있다. 그리고 그들의 기대가 무엇인지 물어보아야 한다.

이미 이용한 자료를 사용하는 것은 몇 가지 중요한 제한점이 있다. 하나는 분석자가 원 조사에 포함된 토픽에 대해서만 조사하는 것으로 제한된다는 것이다. 관련된 관심은 자료가 타당하고 표준화된 방법을 이용하여 수집되었다는 것과 뒷받침하는 문서들이 자료 수집을 위해 사용된 실제 절차를 정확하게 기술하고 있다는 것을 분석자가 믿어야만 한다. 또 다른 도전은 사용된 절차에 대한 질문에 답할 수 있는 사람을 찾는 것이 어렵다는 것이다. 자료를 내려 받을 수 있는 일부 웹사이트들은 연락할 사람에 대한 이름 목록을 가지고 있지 않다. 목록으로 작성된 접촉자들 중 일부는 연구 설계나 자료 수집 과정에서 필수적으로 포함되지 않았었을 수도 있다. 마지막 이슈는 다른 사람이 이미 했거나 하고 있는 분석의 중복에 대한 위험이다. 문헌 조사는 이미 출판되었거나 출판 중에 있는 관련된 결과물 모두를 알아낼 수도 있다. 그러나 문헌 조사가 진행 중에 있는 분석이나 저널에서 심사 중에 있는 논문 모두를 확인할 수 있는 것은 아니다. 자료에 대해 접촉할 수 있는 사람은 다른 연구자들이 자료에 대한 분석을 시행하고 있는지 다른 연구자들이 어떤 토픽에 초점을 맞추고 있는지 알지 못할 수 있다.

이런 어려움에도 불구하고, 2차 분석은 가끔 강력한 통계 분석 기술을 가지고 있는 연구자들에게 있어서는 뛰어난 선택이다. 그러나 시간과 자료 수집원이 제한된다.

23.3 개인 자료

개인 연구자들과 소규모 연구팀들은 아직 분석되지 않은 이용 가능한 자료를 가지고 있다. 때때로 연구자들은 아직 완전히 조사되지 않은 전산화된 자료 파일을 가지고 있다. 때로는 자료들이 현재 연구팀의 우선이 아니기 때문에 서류로 된 기록들을 한쪽으로 치워놓았을 수도 있다. 원 연구자나 연구 팀은 자료의 일부분에 대한 결과들을 출판했을 수도 있다. 그러나 잠재적으로 자료에서 흥미있고 참신한 면을 가지고 있으나 아직 분석되지 않은 여러 다른 부분이 남아있다. 이러한 경우, 원 연구자는 자료의 일부분을 분석하고 출판 가능한 집필을 할 수 있도록 새로운 연구자에게 제공할 수도 있다.

개인 자료에 대한 접근 요청은 새로운 연구자가 원 연구자와 연결될 수 있을 때 허락받기 가장 좋다. 학생들은 분석할 자료에 대해 교수에게 요청함으로써 자료를 쉽게 얻을 수 있을 것이다. 대안적으로, 학생들이 다른 대학교나 병원의 연구 집단에서 일하는데 관심이 있다면, 학생들은 교수에게 다른 기관의 동료들에게 연락을 취해달라고 요청할 수 있을 것이다.

개인적으로 가지고 있는 자료가 새로운 조사자와 공유될 때, 일반적으로 원 연구자들은 결과물의 출판에 공동 저자가 되기를 기대할 것이다. 각 분야의 역할과 책임에 대하여 가능한 한 빨리 동의를 구하여야 한다.

23.4 진료 기록

진료 기록은 환례군 연구에 대한 흔한 자료원이다. 연구 프로젝트가 모든 필요한 승인을 받고 어떤 법률이나 정책을 위반하지 않을 것이라고 하면, 일반적으로 진료 현장에서 근무하는 사람들은 연구 목적에 대한 환자 기록에 접근할 수 있다. 미국에서 Health Insurance Portability and Accountability Act(HIPAA) Privacy Rule은 충실히 지켜져야 한다.

때때로 관련된 정보가 전자 데이터베이스로부터 추출되어야 한다. 전자 기록들을 이용할 수 없을 때, 각 파일로부터 관련된 정보를 추출하기 위하여 자료 추출 양식이 생성되고 이용된다. 추출된 정보는 직접 컴퓨터 데이터베이스에 입력되거나 추후 자료 입력을 위해 서류로 기록될 수 있다. 가능하다면, 자료 파일들은 어떤 개인 식별 정보도 포함되어서는 안된다.

기존 임상 기록들을 이용하는 중요한 제한점은 환자 기록들이 가끔 불완전하다는 것이다. 연구자들은 결측 정보가 없다는 것과 같다고 가정할 수 없다. 예를 들면, 증후군에 대한 정보가 없는 것이 환자가 증후군을 경험한 적이 없다고 가정할 수는 없다. 환자는 증후군을 경험했을 수 있지만 의사에게 말하지 않았었을 수도 있다. 아마도 의사는 증후군이 일어났었는지를 특별히 묻지 않았을 것이다. 증후군이 특별하게 관련되지 않았기 때문에 환자는 증후군에 대하여 언급하였지만 의사가 기록하지 않았었을 수도 있다. 비슷하게, 한 의원의 환자 기록에 특정 약을 복용하였는지 언급되어 있지 않았더라도 다른 의원에서 의사에 의한 투약을 처방받았었을 수 있다. 자료가 연구자에게 유용한 특정 방법으로 수집되었을 때, 1차 연구 설계가 필요할 수 있다.

23.5 윤리위원회 심사

2차 분석이 시행되어질 기관의 연구윤리위원회에 의한 추가적인 승인은 다음과 같은 여러 조건을 충족한다면 통상적으로는 필요하지 않다:

- 분석되어질 자료가 공개적으로 이용가능하다.
- 자료가 어떤 개인적 식별 정보도 포함하고 있지 않다.
- 자료가 연방 정부, 널리 인정되고 신뢰할만한 기관에 의한 승인에 따라 수집되었다.

개인적인 자료로부터 수집되었다면, 자료를 심사하기 전에 분석자는 개인이 속한 기관 또는 자료를 가지고 있는 기관으로부터 승인을 받아야만 한다. 연구 목적을 위해 병원 기록을 이용하는 것은 연구윤리위원회의 심사를 필요로 한다.

프로젝트의 심사가 필요한지에 대한 의문을 가지고 있는 연구자들은 적절한 윤리위원회와 상의하여야만 한다. 프로젝트가 이러한 가정의 타당성에 대한 확인없이 심사로부터 면제되었다고 잘못 추측하는 것보다는 불필요한 연구제안서를 제출하는 실수를 범하는 것이 더 좋다. 제 22장에서 윤리 심사 과정에 대한 정보를 제공한다.

3차 연구: 체계적 고찰과 메타-분석

CHAPTER 24

Tertiary Studies:
Systematic Reviews and Meta-Analysis

체계적 고찰은 특정 연구 토픽과 관련된 모든 출판물에 대한 주의깊은 모음이고 요약이다. 메타-분석은 체계적으로 확인된 논문들의 결과에 대한 요약 통계량을 생성한다.

24.1 체계적 고찰 과정의 개요

제 7장에서 문헌고찰에 대한 소개에서 정리했던 것처럼, 체계적 고찰(*systematic review*) 과정은 다음의 내용들을 필요로 한다:

- 적절하게 좁은 연구문제의 확인
- 잘 정의된 조사 전략의 선택
- 논문들이 사전에 정의한 자격 기준을 충족하는지 결정하기 위한 모든 잠재적 관련 논문들의 선별
- 자격 조건을 갖춘 모든 논문들로부터 관련된 정보의 추출
- 논문들의 결과들에 대한 요약

그림 24-1은 체계적 고찰 과정을 요약하고 있다. 일부의 상황에서는 포함된 연구들로부터 자료를 통합하여 요약 통계량을 만드는 것이 적절하다. 이 과정을 "메타-분석(meta-analysis)"이라고 부른다. 이 과정이 반드시 필요한 것은 아니다.

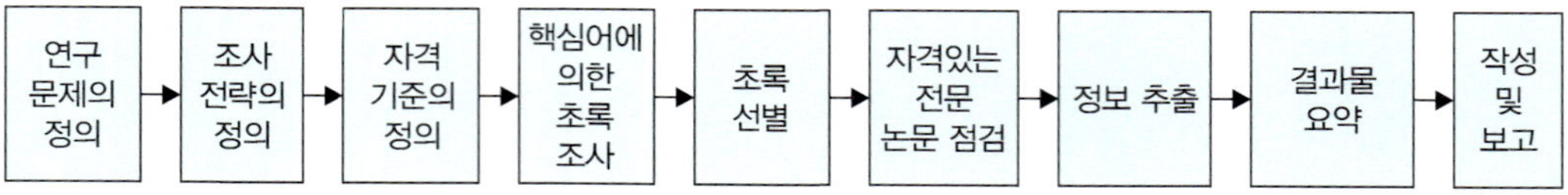

■ 그림 24-1 체계적 고찰의 과정

24.2 조사 전략

잘 정의된 연구문제를 확인한 후에, 체계적 고찰 또는 메타-분석에서 다음으로 중요한 단계는 적절한 조사 용어와 조사 제한(limiters)을 선택하는 것이다. 예를 들어, 체계적 고찰은 포함된 논문들이 다음의 내용을 충족하여야 한다:

- 확실한 특정 MeSH 용어를 갖는 MEDLINE에 색인되어 있는 논문
- 영어로 작성된 논문
- 1995년 이후 출판된 논문
- 환자-대조군 연구 설계나 코호트 연구 설계를 사용한 논문
- 표본크기가 최소한 20명 이상인 논문

또는 체계적 고찰은 (공동 저자나 동료들이 번역에 도움을 줄 수 있다는 가정 하에서) 어떤 언어로 어떤 연도에 출판되었던 간에 동일한 집합의 핵심어를 갖는 두 개 이상의 데이터베이스를 포함하여야 한다. 그러나 자격을 갖는 논문은 무작위화 통제 시험으로 제한될 수도 있다.

또는 체계적 고찰은 토픽에 대하여 출판된 전체 문헌을 완전하게 포함시키기 위하여 포함된 논문에서 인용된 모든 논문들을 찾는 것을 포함할 수도 있다. [때때로 이 과정을 "눈덩이(snowballing)"라고 부른다.] 목적은 바이어스가 없는 완전한 관련 논문들의 목록을 만드는 것이다.

조사 용어의 적절성을 점검하기 위하여, 연구문제와 관련되어 있다고 알려진 몇 개의 논문들을 확인하는 것이다. 그리고 조사 용어가 이러한 논문들을 모두 포함하고 있는지 결정한다. 조사가 하나 이상의 참고문헌을 놓친다면, 조사 전략을 수정할 필요가 있다. 그러나 이러한 과정이 싫어하는 논문들을 배제하기 위하여 사용되어서는 안된다. 왜냐하면 체계적 고찰을 최소화하는 포함 바이어스(inclusion bias)의 원인이 될 수 있기 때문이다.

자격있는 논문들을 확인하기 위한 **체계**(*system*)는 제자리에 있어야 한다. 초록 데이터베이스는 모든 자격 기준을 충족하는 논문들에 대하여 **체계적**으로 조사된다. 토픽이 적절하게 좁다면, 핵

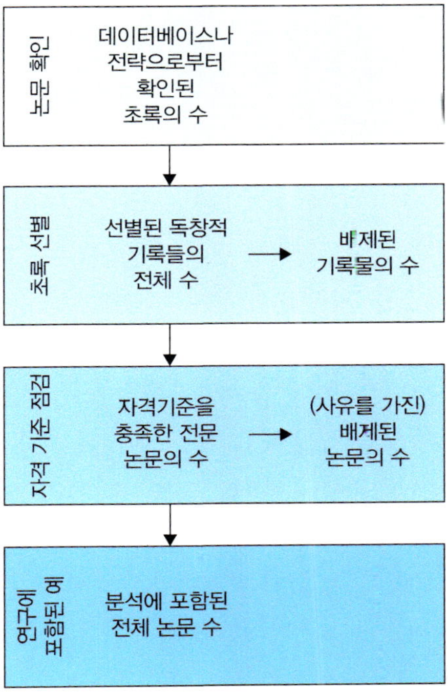

■ 그림 24-2 체계적 조사 전략과 보고를 위한 수

심어 조사와 제한된 요인들은 자격에 대해 선별된 초록이나 논문의 수를 합리적인 수준으로 줄일 수 있다. 보통 100개의 논문 이하이다. 일부는 더 많은 수의 논문들을 필요로 하지만, 대부분의 체계적 고찰은 선별 후에 약 10~25개의 논문들을 포함한다. 최종 자격을 결정하기 위하여 이렇게 선별된 논문들 각각에 대하여 전문(full-text)을 읽어야 한다. 이상적으로는 각 논문이 두 명의 독립적인 검토자에 의해 평가되어야 한다. 그림 24-2는 이 과정을 요약하고 있다. 각 단계에서의 논문의 수—확인, 선별, 적격성 점검, 원고에서의 포함—는 연구 보고서에 포함되어야 한다.

24.3 자료 추출

모든 적격 논문들이 확인되면, 이 논문들의 내용이 다음과 같은 기술적 특성(descriptive characteristics)을 목록화하기 위하여 **자료 추출 표**(*data extraction tables*)에서 추출되어야 한다:

- 연구 장소(The study location)
- 연구 연도(The study year)

- 연구 설계(The study design)
- 연구모집단(study population)과 표본크기(sample size)
- 흥미있는 핵심 결과
- 연구의 강점과 제한점

자료추출 표는 연구문제와 관련된 관찰치를 쉽게 수집하고 비교할 수 있도록 고려되어야 한다.

체계적 고찰의 결과들을 해석할 때, 관심이 있는 항목에 대해 통계적으로 유의한 결과들을 찾을 수 없는 연구들은 유의한 연관성을 찾는데 가치가 있을 수 있다. 연구자는 통계적으로 유의한 결과물들($p<0.05$)과 통계적으로 유의하지 않은 결과물들($p \geq 0.05$) 모두를 기록하고 보고하여야 한다. 예를 들어, 보고서는 "노출 A와 질병 B 사이의 연관성에 대한 40개의 출판된 연구 중에 5개가 A에 노출된 사람들 중 질병 B의 비율이 증가되었고, 나머지 35개의 연구들을 연관성을 보이지 않았다."라고 기술할 수 있다. 보고서가 단순하게 "5개의 연구가 A에 노출된 사람들 중에서 질병의 B의 증가된 위험을 발견하였다."라고 말하는 것보다 문헌에 대한 좀 더 자세한 서술일 것이다. 뒤의 문장은 노출 A가 질병 B와 연관되어 있다는 것에 대한 합의에 대해 부적절하게 표현하고 있다. 보건의료 문헌에서 체계적 고찰의 중요한 기여 중의 하나는 합의의 영역과 추후 연구가 필요한 불일치 영역을 확인할 수 있는 능력이다.

체계적 고찰의 보고서들은 결과물들에 있어 가능한 출판 바이어스의 영향에 대하여 설명할 필요가 있다. **출판 바이어스**(*publication bias*)는 통계적으로 유의한 결과를 갖는 논문들이 통계적으로 유의하지 않은 결과들을 갖는 논문들보다 출판될 가능성이 높을 때 일어난다. 동일한 노출과 동일한 질병 사이의 연관성을 찾기 위한 10개의 연구가 있다면, 노출이 위험하다는 것을 발견한 하나의 논문이 유의한 연관성을 보이지 않은 나머지 9개의 연구보다 출판될 가능성이 더 높을 것이다. 나머지 9개의 논문이 출판되었다고 할지라도, 이들 연구에서 일부 다른 통계적으로 유의한 측면들이 강조될 것이고 노출과 질병 사이의 연관성은 대단하게 생각되지 않을 것이다. 출판 바이어스가 일어났다는 것을 보이는 것은 가능하지 않을 수 있다. 그러나 합의를 하는 것은 단지 제한된 수의 연구들이 출판되어지고 결과들이 혼합되었을 때 보수적으로 해석되어져야 한다.

24.4 메타-분석

메타-분석(meta-analysis)은 하나의 요약 통계량(summary statistic)을 생성하기 위하여 체계적 고찰을 하는 동안에 확인된 여러 논문들의 결과들을 통합한다. 비슷한 연구들의 유사한 통계량에 대해서만 통합할 수 있다. 예를 들어, 효율의 요약 통계량은 동일한 활동성 개입, 동일한 형태의 대조군과 유사한 모집단을 갖는 질–높은 여러 무작위화 통제 시험들로부터 추정될 수 있다. 그러나 다른 연구 설계나 유사하지 않은 모집단을 사용한 연구들로부터의 결과들은 통합될 수 없다. 보정되지 않은 여러 개의 조 비차비(crude odds ratio)를 통합하는 것은 적절할 수 있지만, 조 비차비의 혼합 또는 연령 보정 비차비(age–adjusted odds ratio)를 통합하는 것은 적절하지 않다.

자료를 통합하기 전에, 연구자는 연구 결과들을 비교할 수 있다는 것을 보여주어야 한다. 동질적 연구들(homogeneous studies)은 요약 통계량으로 결합될 수 있다. 그러나 크게 조심해야 할 것은 연구들이 이질적(heterogeneous)인 경우에도 사용될 수 있다는 것이다. 연구들 사이의 측정에서 변동의 양은 동질성에 대한 Q–통계량이나 다른 적절한 통계량을 이용하여 조사할 수 있다.

요약 통계량이 연구들 사이의 변동에 대하여 적절하다고 나타나면, 다음 단계는 **효과크기**(*effect size*)의 통합된 추정치를 생성하기 위하여 사용될 수 있는 모형을 선택하는 것이다. 효과크기는 요약 비차비, 요약 발생률비, 효능, 상관계수와 평균의 차이와 같은 측정의 추정치이다. 두 가지 중요한 선택이 있다: 고정효과 모형과 임의효과 모형.

- **고정효과 모형**(*fixed effect model*)은 연구 들이 아주 동질적일 때 (만텔–한젤 보정 비차비 Mantel–haenzel adjusted odds ratio와 같은) 통합 추정치를 생성할 때 사용할 수 있다.
- **임의효과 모형**(*random effect model*)은 이질성에 대한 검정(test of heterogeneity)이 포함된 논문들이 유사하지 않다는 것을 보여줄 때 필요하다.

요약 측도의 점 추정치(point estimate)는 두 형태의 모형에 대하여 비슷할 것이다. 그러나 임의효과모형이 요약 통계량에 대한 더 넓은 95% 신뢰구간을 가질 것이다. 왜냐하면 임의효과모형은 포함된 연구들 사이의 변동을 보정하기 때문이다.

한번 모형이 선택되면, 특정 컴퓨터 소프트웨어 프로그램을 통합 통계량의 값과 신뢰구간을 추정하기 위하여 사용할 수 있다. 가중치에 대한 다른 방법이 사용될 수도 있지만, 일반적으로는 통합 추정치에 대한 각 연구의 기여는 포함된 연구들의 표본크기를 기반으로 가중화된다. 메타분석 기법에 대한 단계별 안내는 Cochrane Collaboration과 다른 자료 집단으로부터 이용할 수 있다.

기여한 연구들과 요약 측도(summary measure)는 **숲 도표**(*forest polt*)을 사용하여 묘사된다(그림 24–3). 숲 도표는 일반적으로 다음의 내용들을 갖는다:

- 수평 축에 효과 크기를 나타낸다.

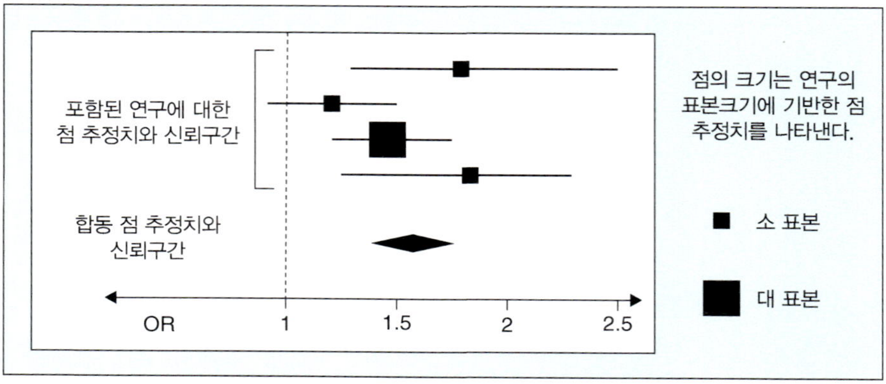

■ 그림 24-3 숲 도표의 예

- 수직선은 (비차비가 1인 것과 같이) 효과가 없다는 것을 나타내는 효과 크기를 보여준다.
- 효과 크기에 대한 점 추정치를 나타내기 위한 사각형이나 다른 표시를 사용한 포함된 각 논문들로부터의 정보에 대한 행과 95% 신뢰구간을 보여주기 위한 수평선을 사용한다.
- 메타-분석에서 각 연구가 어떻게 가중화되었는가를 보여주기 위한 변화하는 크기의 점 추정치에 대한 표식들(markers). 작은 표식은 작은 수의 표본크기를 갖는 연구를, 큰 표식은 많은 수의 표본크기를 갖는 연구를 나타낸다.
- 요약 측도의 표현은 가끔 다이아몬드 모양을 사용한다.

메타-분석의 타당성을 위협하는 두 가지 중요한 점이 있다: 포함된 연구들의 낮은 질과 출판 바이어스. 체계적 고찰 과정 동안 사용된 선정 기준은 타당성이 의심스러운 연구들을 배제시킬 수 있다.

출판 바이어스의 가능성—통계적으로 유의하고 좋은 결과를 보고하는 연구들의 우선적인 출판—은 **깔대기 도표**(*funnel plot*)를 이용하여 조사할 수 있다. 포함된 논문 각각에 대한 점은 x축에 효과크기(effect size)를 y축에 표본크기(sample size)를 보여주는 깔대기 도표에 그려진다(그림 24-4). 출판 바이어스가 일어나지 않는다면, 포함된 연구들에 대한 점들은 콘 모양(cone shape)의 형태를 가질 것이다. 출판 바이어스가 통계적으로 유의하지 않은 결과들을 갖는 출판물의 수를 줄인다면, 콘의 한 부분은 결측되어 있을 것이다. 이러한 상황에서는 통합 추정치는 실제 효과 크기를 과추정(overestimate)할 것이다.

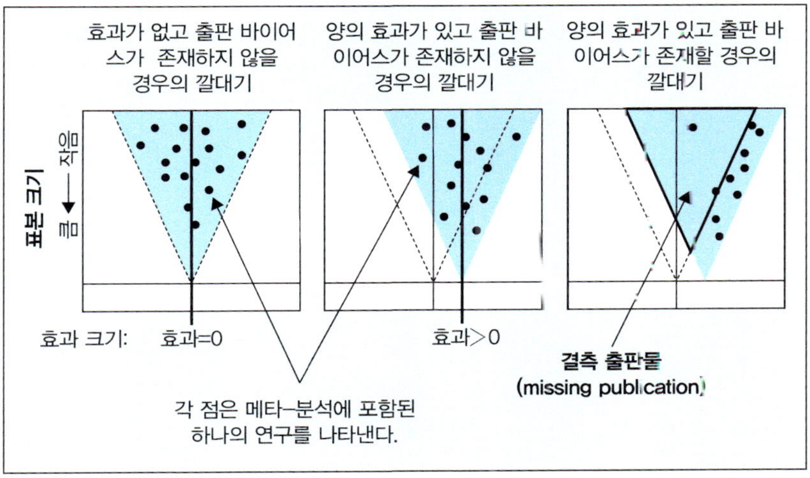

■ 그림 24-4 깔대기 도표의 예

STEP

4

자료 분석

Analyze Data

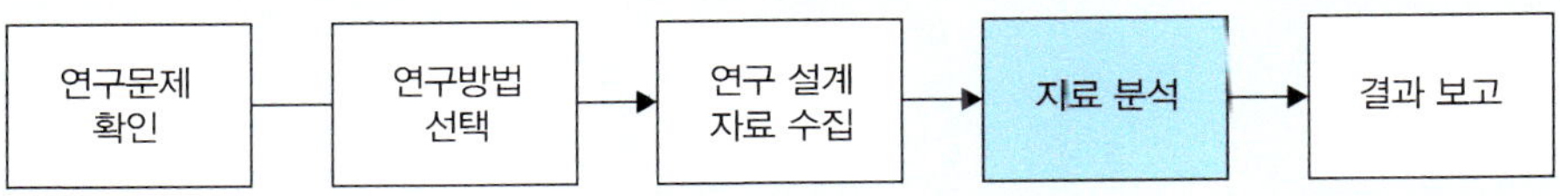

연구과정에서 네 번째 단계는 세 번째 단계에서 수집된 자료를 편집하고 분석하는 것이다. 대부분의 연구 프로젝트들은 기술통계량과 일부 비교통계량의 사용 만을 필요로 한다.

- 자료 관리(Data management)
- 기술 통계량(Descriptive statistics)
- 비교 통계량(Comparative statistics)
- 고급 보건의료 통계량(Advanced health statistics)

자료 관리

Data Management

CHAPTER 25

자료 관리는 자료를 보관하는 전체 과정을 말한다. 자료 관리는 체계적 검토에서 적격성을 보기 위하여 고려되었어야 할 논문들이 모두 추적되었는지, 환례군 연구를 위해 환자 차트로부터 자료들이 추출되었는지, 단면적 연구나 환자-대조군 연구에서 응답이 제대로 입력되었는지, 그리고 장기관찰 코호트 연구나 실험 연구에서 행해진 임상 평가의 모든 결과들이 기록되었는지에 대하여 관리한다. 자료가 수집된 후에 파일들은 정제되어야 하고 통계분석 시작 전에 재코드화할 필요가 있다.

25.1 코드북

자료 입력을 시작하기 전에 각 변수들을 기술하고, 수집된 정보를 어떻게 컴퓨터 데이터베이스에 입력시킬 것인가를 정의한 코드북(codebook)을 만드는 것이 도움이 된다(그림 25-1). 양적 조사(quantitative surveys)에 대하여 숫자나 알파벳과 같은 코드가 설문지에서 제공된 폐쇄형 질문(close-ended questions)에 대한 의견으로 할당된다. 자유롭게 응답한 의견을 어떻게 코드화하고 입력할 것인가에 대한 명확한 도구를 제공할 수 있기 때문에 개방형 질문(open-ended questions)에 대한 코드북은 더욱 더 필수적이다.

정보를 어떻게 컴퓨터 파일에 입력시킬 것인가에 대한 특정 정보를 제공하는 것과 더불어, 코드북은 다음의 내용을 명확하게 하여야 한다:

- 각 변수의 이름(대문자, 대문자와 숫자의 결합 등을 사용한다. 밑줄과 같은 기호로 시작하는 것은 피한다.)
- 질문의 표현
- 변수의 형태

문제 번호	변수 명	질문	변수 형태	변수 길이	코드
1	INTDATE	(면접일자)	date	8	• DD-MM-YYYY로 입력
2	AGE	당신의 나이는 몇 살입니까?	numeric	3	• 숫자 입력 • 결측=999
3	SEX	당신의 성별은 무엇입니까?	text	1	• 남성=M • 여성=F • 결측=(빈칸)
4	WORK	다음 범주 중 당신의 근무 상태를 가장 잘 설명한 것은 무엇입니까?	text	10	• 전일 근무=FULLTIME • 일부 근무=PARTTIME • 일하기를 원하지만 미고용 상태=UNEMP • 퇴직=RETIRED • 학생=STUDENT • 주부=HOMEMAKER • 기타=OTHER → **기타면 4b로 가시오. 그렇지 않으면 5번으로 가시오.**
4b	WORK_ OTHER	기타라면 직업을 적어주세요.	text	50	• 응답자에 의해 작성된 값을 텍스트로 입력 : 반드시 WORK=OTHER로 입력한 사람들에 대해서만 입력
5	STUDENT	현재 학교에 등록되어 있습니까?	text	1	• 예=Y • 아니오=N • 잘 모르겠음/결측/응답 거부=D
6	ALC	얼마나 자주 술을 마십니까?	numeric	1	• 전혀 안 마심=0 • 한 달에 1번 미만=1 • 한 달에 1번=2 • 한 달에 2번=3 • 한 주에 1번=4 • 한 주에 2-3번=5 • 한 주에 4-5번=6 • 거의 매일=7 • 잘 모르겠음=8 • 응답 거부/결측=9
7	STD_ EVER	의사가 성병에 걸렸다고 말한적이 있습니까?	numeric	1	• 예=1 • 아니오=0 • 잘 모르겠음=7 • 응답 거부=8 • 결측=9

■ 그림 25-1 코드북 입력의 예

- 조사에서 질문에 대한 가능한 응답으로 나열된 선택 사항(options)
- 응답을 컴퓨터 데이터베이스에 입력하는 방법
- 결측 응답에 대하여 어떻게 처리할 것인가에 대한 지침

코드북은 자료에서 발생할 수 있는 문제를 어떻게 처리할 것인가를 기술하는데 사용된다. 예를 들면, 응답을 위한 지침이 하나의 답변만을 선택하도록 하였을 때 응답자가 여러 선택 목록에서 두 개의 답을 선택했다면 어떻게 처리해야 하는가? 우연히 동일한 사람에 대해서 완성된 조사지가 두 개라면 어떻게 해야 하는가? 조사지에 작성한 내용이 명확하지 않거나 자료 입력자가 입력한 내용이 무엇인지 또는 어떤 항목을 체크한 것인지 확신할 수 없다면 어떻게 할 것인가? 생각하지 못했던 곤혹스러운 일이 생기면 어떻게 할 것인가? 코드북은 이러한 상황들을 어떻게 처리할 것인가에 대해 기술될 수 있도록 수정하여야 한다.

코드북은 응답에서의 결측 값을 데이터베이스에서 빈칸으로 남겨놓을지 (입력 코드가 0과 1인 이분형 변수라면 9를 입력하는 것과 같이) 숫자 코드로 입력할 것인지, 아니면 "결측(MISSING)"이라는 단어를 적을 것인지를 각 변수들에 대하여 결정하여야 한다. 통계분석 과정은 결측 자료(missing data)를 어떻게 처리할 것인가에 대하여 코드북이 무엇을 설명하고 있는지에 근거하여 보정할 필요가 있다. 예를 들어, 연령에 대한 결측 정보를 999로 입력했다면, 이 값으로 입력된 자료는 제거될 필요가 있을 것이다. 이 값이 제거되지 않으면, 평균 연령은 인위적으로 높게 나타날 것이고, 표준편차는 매우 클 것이다.

25.2 자료 입력

자료는 일반적으로 (마이크로소프트 엑세스 Microsoft Access와 같은) **데이터베이스 프로그램**(*database* program)에 입력된다. 이러한 프로그램의 장점 중 하나는 입력된 자료를 시각적으로 보여줄 수 있고, 질문에 대해 사전에 승인된 응답을 포함하고 있으며, 질문들 사이를 자동적으로 건너뛸 수 있도록 고안되어 있다는 것이다.

대안적인 방법은 자료를 (마이크로소프트 엑셀 Microsoft Excel과 같은) **스프레드시트 프로그램**(*spreadsheet* program)에 직접 입력하는 것이다. 변수 명(variable names)은 첫 번째 행에 입력하고 한 변수의 값은 각 열에 입력한다. 이러한 자료입력 방법의 장점은 필드(fields)와 변수 명을 정의하고 자료 입력 체계에 대한 코드화와 검정을 위한 자료입력 형태를 만들 것을 요구하지 않는

다는 것이다. 단점은 일관적이지 않은 코드를 입력하기 쉽다는 것이다. 이 점이 자료를 정제하는 것을 더욱 더 어렵게 만든다. 또 다른 단점은 이미 입력된 자료의 행에 우연히 새로운 자료를 입력하기 쉽다는 것이다.

데이터베이스와 스프레드시트 파일 모두 분석을 위한 표준 통계 소프트웨어 프로그램으로 전송할 수 있다.

자료 입력의 정확성을 점검하기 위하여 완성된 조사지의 일부(최소 전체 자료의 10%)에 대해서는 이중-입력을 할 필요가 있다. **이중-입력**(*double-entry*)은 서로 다른 컴퓨터 파일에 두 사람이 동일한 자료를 입력하거나 한 사람이 동일한 자료를 두 번 입력하도록 한다. 그리고 나서 두 파일의 일치성(agreement)을 보기 위하여 입력된 기록들을 비교한다.

(U.S CDC's free Epi Info Program의 일부인 Data Compare Utility와 같은) 특정 소프트웨어 프로그램이 두 파일에 저장된 개인 기록들을 유일한 식별번호(ID number) 또는 다른 변수에 따라 연결될 수 있도록 만들어 비교한다. 이러한 프로그램들은 일반적으로 일치 수준에 대한 통계량을 제공한다. 일치도가 아주 높지 않다면, 최종 자료 파일의 정확성을 확인하기 위하여 모든 기록들에 대한 이중-입력과 비교가 필요할 것이다.

파일 비교 프로그램들은 일반적으로 정제된 최종 자료 파일을 생성하는데 도움을 준다. 이 프로그램들은 문제가 되는 입력을 확인하고 연구자로 하여금 원 조사지를 살펴본 후 정제된 최종 자료 파일에 가장 좋은 응답을 선택할 수 있도록 한다. 예를 들어, 두 데이터베이스 파일 중 하나에는 연구 참여자의 나이가 32세라고 입력되어 있고, 나머지 파일에는 42세로 입력되어 있다고 하자. 연구 참여자에 의해 완성된 최초 조사지에 실제 나이가 42세라고 적혀있었다면, 42세가 정제된 파일의 올바른 입력으로 선택되어진다.

25.3 자료 정제

자료의 정제(*data cleaning*)는 자료 파일에서 오타를 포함한 오류를 수정하는 과정이다. 그림 25-2는 빈칸(space), 오타와 대문자 대신에 소문자 입력과 같은 오류가 어떻게 수정될 수 있는지 보여주고 있다.

서류에 근거한 자료수집 방법이 사용되었을 때, 잘못된 입력을 수정하기 위해서는 원 조사지를 찾아보는 것이 중요하다. 예를 들어, 변수 SEX에 대하여 "N"은 "M"에 대한 오타라고 생각할 수 있지만, 변수 STUDENT에 대하여 "R"은 "Y" 또는 "N"인지 분명하지 않다. 이러한 경우 응답자의

변수	정제 전		정제 후	
	응답	빈도	응답	빈도
SEX	F M m N	498 493 3 1	F M	498 496
STUDENT	N N R Y y [Missing]	899 2 1 87 1 4	N Y [Missing]	903 89 2

■ 그림 25-2 자료 정제의 예

파일을 검토하여야만 한다. 컴퓨터 데이터베이스에서 결측치(missing value)는 원 조사지를 다시 살펴보게 한다. 때때로 컴퓨터 파일에서 결측된 정보는 원 조사지에는 표시되어 있으나, 자료 입력자에 의해 간과되었을 수 있다.

특히 불합리한 응답에 대한 정제가 필요하다. 예를 들면, 연구 참여자의 나이가 192라고 입력되어 있다고 하자. 이 숫자는 분명히 오타라고 생각할 수 있고 원 조사지에서 올바른 나이를 찾아야만 한다. 원 조사지에 기록된 나이가 192이거나 컴퓨터에 의존한 조사여서 서류적인 추적이 불가능하다면, 이 값은 명백히 나타날 수 없는 나이이므로 분석에서 제외하여야 한다. 그러나 성인에 대한 연구에서는 연령이 105세인 사람이 포함될 수 있다. 그러므로 데이터베이스에 입력한 내용에 대한 일치도를 보기 위해 원 조사지를 점검할 필요가 있지만, 이 값은 제거되거나 무시되어서는 안된다.

자료의 정제는 중복된 입력들을 데이터베이스로부터 삭제되었다는 것과 모든 연구 참여자들의 자료가 데이터베이스에 입력되어 기록들이 완성되었다는 것을 확인할 수 있어야만 한다.

25.4 자료 재코드화

새로운 범주에 대한 변수의 **재코드화**(*recoding*)는 자료 분석 전 또는 자료 분석 중에 할 수 있다. 집중적인 분석 전의 **재코드화**는 고안된 새로운 범주에 대해 알고 있을 때 가장 쉬운 방법이다. 예를 들어, 변수 AGE가 18세 미만의 연구 참여자에 대해서는 0(아니오), 18세 이상에 대해서는 1(예)

로 코드화된 새로운 ADULT 변수를 만들어 사용할 수 있다. 변수 WORK는 응답이 FULLTIME인 전일 근무자에 대해서는 코드 1(예), 나머지 응답에 대해서는 코드 0(아니오)인 새로운 변수를 만들어 사용할 수 있다.

아주 기본적인 실행을 통해 정제된 자료 파일을 보호할 수 있다. 정제된 자료 파일의 원 판(original version)이 안전하게 백업(backup)될 때까지는 재코드화를 하여서는 안된다. 저장된 파일은 연구자가 원 상태로 돌아가고 싶거나 재코드화하는 동안에 파일이 손상된다면 새로운 작업을 진행할 수 있도록 한다. 또한 동일한 변수 명으로 재코드화하지 말아야 한다. 즉 새로 재코드화한 값을 원래 값으로 대체해서는 안된다. 대신에 다른 (새로운) 변수로 재코드화하여야 한다. 파일 내에 원래 변수와 새로운 변수를 포함하는 것은 연구자가 원 값과 재코드화한 값을 비교할 수 있도록 하며, 재코드화가 올바르지 이루어졌는가를 확인할 수 있도록 한다.

25.5 비밀보장 유지

제 23장에서 연구 참여자의 어떤 정보도 연구자에게 알려지지 않도록 하는 비밀보장 유지(maintaining the confidentiality)의 중요성을 강조하고 있다. 비밀보장 유지를 위한 한 가지 방법은 서명된 동의서를 포함한 모든 서류 기록들을 밀폐된 방이나 비밀 장소에 안전하게 보관하는 것이다. 또 다른 방법은 (자료가 컴퓨터 파일로 입력되고, 파일들이 정제된 후) 기록들이 더 이상 필요하지 않다면, 개인적으로 확인한 정보를 폐기하는 것이고, 동의서를 포함한 기록들의 안전한 폐기에 대하여 연구윤리위원회로부터 승인을 받는 것이다.

비밀보장을 보호하기 위한 또 다른 방법은 안전하게 컴퓨터화된 자료 파일을 만드는 것이다. 일반적으로, (이름이나 주민등록번호와 같은) 개인 식별 정보는 연구 참여자들에 대한 (조사에서의 응답이나 실험실 검사 결과와 같은) 다른 정보를 포함하고 있는 전자 파일에 포함되어서는 안된다. 개인들의 기록을 연결할 필요가 있다면—가끔은 연결할 필요가 없다—기록들은 연구에서 사용한 유일한 식별번호에 의해서 확인된 정보를 연결하여야 한다. 개인의 이름을 포함한 파일은 연구 참여자들의 다른 자료들과 같은 컴퓨터에 저장하지 말고 분리된 안전한 장소에 보관하여야 한다. 식별 정보를 포함한 파일들은 비밀번호를 지정하여 보호하여야만하며, 파일 정보에 대한 접근은 필수 연구자들에게만 제한적으로 허용되어야 한다. 연구 참여자 정보의 안전에 대한 문제나 관심이 일어나면, 정보기술 전문가나 연구윤리위원회와 상의하여야 한다.

CHAPTER 26

기술통계량

Descriptive Statistics

적절하고 정확하게 사용되었을 때, 통계량들은 보건의료 연구 자료의 의미를 설명하는데 필수적이고 유용한 정보를 제공한다. 기술통계량은 연구모집단과 다른 자료들의 기본적인 특성을 기술하는데 사용된다.

26.1 연구방법에 따른 분석 계획

통계량들은 연구에서 수집된 자료에 대한 완전한 이야기를 만드는데 사용된다. 대부분의 논문에 대하여, 특히 고급 통계량에 대하여 제한된 경험을 가진 연구자들에 의해 작성된 논문들에 있어서 분석의 목적은 연구결과를 명확하게 만드는 것을 가능하게 하는 가장 간단한 통계량을 사용하는 것이다. 대부분의 연구들은 회귀분석과 같은 복잡한 통계량의 사용을 필요로 하지 않는다. 또한 잘못된 고급 통계 검정의 사용은 도움이 되지 않는다.

주요 연구방법에서 흔히 사용되는 분석 계획의 형태를 그림 26-1에서 보여주고 있다. 각 연구방법에서는 연구모집단에 대하여 기술하는 것으로부터 시작한다. 환례군 연구나 단면적 연구와 같이 비교군이 없는 연구들은 단지 단일변량 분석(univariate analysis) 만을 필요로 할 것이다. 셈(빈도)(counts(frequencies)), 비율(proportions), 그리고 평균(average)과 같은 단순한 통계량들이 연구모집단을 적절하게 기술하는데 사용될 것이다. 환자-대조군 연구, 코호트 연구와 실험 연구와 같이 두 개 이상의 모집단을 비교하는 연구들에서는 발생률비(rates ratio), 비차비(odds ratio)를 포함한 비교 통계검정(27장에서 기술되어진다)과 같은 이변량 분석(bivariate analysis)을

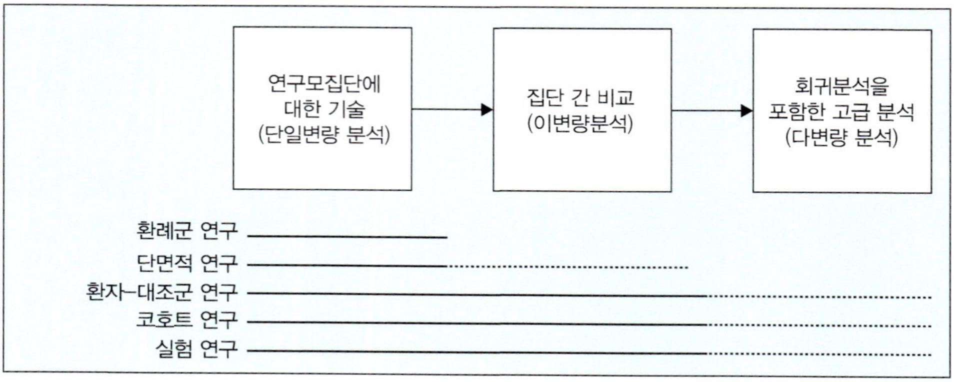

■ 그림 26-1 분석 계획

시행하기 전에 연구모집단에 대한 기술을 마쳐야 한다. 한 번에 3개 이상의 변수들 사이의 관계를 조사하기 위한 고급 통계 분석(제 28장에서 간략하게 기술되어진다)은 거의 요구되지 않는다.

26.2 변수의 형태

변수(*variable*)는 둘 이상의 값이 할당될 수 있는 특성(characteristic)이다. 모집단에 기초한 보건의료 연구에서 조사될 수 있는 변수의 예를 보면 연령, 성별, 연간 수입, 집에서 사용하는 언어, 알코올 섭취 빈도, 천연두 병력과 콘택트렌즈 사용 등이다. 개인에 대한 변수의 값은 시간에 따라 변화하지 않지만 모집단 내에서 개인에 대한 반응은 때때로 차이가 나기도 한다.

많은 통계 프로그램과 데이터베이스 프로그램에서 연구 참여자들의 값은 각 열(column)에 하나의 변수를, 각 행에 개인의 값을 나타낸다. 성별에 대한 하나의 값—여성은 F, 남성은 M—이 각 행에 표시될 것이다. 다른 열에는 연령을 나타낼 수 있고 개인의 나이는—일반적으로 숫자로 표현—각 행에 입력할 것이다. 변수를 분류하는 여러 가지 방법이 있다(그림 26-2):

- **비율변수**(*ratio variables*)는 0(zero)이 "없음(nothing)"을 표현하는 척도로 나타날 수 있는 숫자를 갖는다. 예를 들면, 키는 피트(feet)로 측정되고 0피트는 키가 없다는 것을 의미한다. 그 결과로 키의 비율은 의미를 가질 수 있다. 키가 6피트인 사람은 키가 3피트인 사람에 비해 키가 2배 크다고 할 수 있다. 그 비율은 2:1이다.
- **구간변수**(*interval variables*) 또한 숫자로 나타낸다. 그러나 0이 "없음(nothing)"을 표현하지 않는 척도이다. 외부 온도가 0℃가 온도가 없다는 것을 의미하지 않는다. 날씨가 좀 더 추워지면

변수의 형태	정의	예
비율변수	0이 의미를 갖는 척도	혈압, 키, 체중 (체중이 10 kg에서 20 kg으로 증가한다면, 체중은 2배라고 말할 수 있다. 그러므로 20 kg에 대한 10 kg의 비율은 의미가 있다.)
구간변수	0이 의미를 갖지 않는 척도	기온(℉ 또는 ℃) (온도가 20℃에서 40℃로 모르더라도 2배라고 말 할 수 없다. 왜냐하면, 0℃는 온도가 없다는 것을 나타내지 않기 때문이다.)
서열/순위변수	응답에 순위를 할당한 순서의 시리즈(처음부터 마지막까지), 그러나 값에 할당된 숫자는 의미가 없음	최고 교육 수준, 없음(1)부터 항상(5)까지의 척도, 전혀 동의하지 않음(1)부터 매우 동의함(5)까지의 척도
명목/범주형변수	연속되는 순위나 순서를 갖지 않는 범주	고용 범주, 혈액형
이항변수	오직 두 개의 값만 가능한 명목변수	예/아니오, 남/여, 환자군/대조군

■ 그림 26-2 변수의 형태

기온은 −10℃ 또는 그 이하로 떨어질 것이다. 40℃의 높은 기온을 갖는 날이 최고 기온이 20℃인 날보다 두 배 덥다고 말할 수는 없다.

- **서열변수**(*ordinal variables*) 또는 **순위변수**(*ranked variables*)는 처음부터 마지막까지, 최고에서 최저까지, 또는 가장 우호적인 값에서 가장 우호적이지 않은 값까지의 응답에 대하여 순위화한다. 순위는 숫자로 부여할 수 있다. 예를 들어 연구 참여자에게 동의의 정도를 묻는 조사에서 얻은 응답에 대하여 동의는 "3", 중립은 "2", 그리고 동의하지 않음은 "1"로 코드화할 수 있다. 반대로 응답에 대하여 동의는 "1", 중립은 "2", 그리고 동의하지 않음은 "3"으로 코드화할 수도 있다. 또는 중립을 "0", 동의를 "1", 동의하지 않음을 "−1"과 같이 표현할 수도 있다. 척도가 무엇이던 답의 순위는 숫자로 나타낸다(그림 18-4는 순위의 다른 형태에 대한 예이다).
- **명목변수**(*nominal variables*) 또는 **범주형 변수**(*categorical variables*)는 연속하는 순위나 순서를 갖지 않는 범주형 값을 갖는다. 예를 들어, 연구 참여자가 좋아하는 레크리에이션 활동 또는 혈액형 등을 숫자를 이용하여 순위를 표현할 수 있는 방법은 없다. 이항변수(binomial variables)는 가능한 답이 두 가지(통상적으로 예와 아니오)인 범주형 변수의 하나이다.

비율변수와 구간변수는 연속형 변수(continuous variables)로 서열변수와 명목변수는 이산형 변수(discrete variables)로 표현하기도 한다.

26.3 중앙 경향성의 측도

기술통계량(descriptive statistics)은 모집단에서 변수에 대한 "평균(average)"을 기술하는데 사용된다. 숫자 변수에 대하여 평균은 종종 중앙 경향성(central tendency)이라고 불리기도 한다. 평균을 보고하는 여러 가지 방법이 있다(그림 26-3):

- **표본 평균**(*sample mean*)은 질문에 대한 모든 응답 값을 더한 후 질문에 답한 전체 인원 수로 나누어 계산한다.
- **중위수**(*median*)는 모든 응답을 가장 작은 값부터 가장 큰 값까지 순서대로 나열했을 때 중앙에 위치하는 수이다.
- **최빈수**(*mode*)는 응답자가 가장 많이 응답한 값이다.

비율변수와 구간변수에 대하여 중앙경향성은 평균, 중위수, 또는 최빈수를 이용하여 기술할 수 있다. 서열변수에 대해서는 중위수 또는 최빈수로 보고할 수 있다. 범주형 변수에 대해서는 최빈수를 사용할 수 있다.

26.4 산포도

평균과 중위수는 자료의 중앙에 대한 정보를 제공하지만, 자료가 얼마나 큰 변동(variability)을 갖는가에 대한 정보를 제공하지는 못한다. 예를 들어 평균 연령이 50세인 성인을 대상으로 한 연구

연구 참여자에 의해 보고된 값	중앙경향성의 측도	값	계산
25 40 30 50 30 62	평균	39.5	(25+40+30+50+30+62)÷6=237÷6=39.5
	중위수	35	25–30–30–40–50–62의 가운데 두 값은 30과 40이다. 35는 30과 40의 중앙값이다.
	최빈수	30	연구 참여자 중 두 사람이 30이라고 응답을 하였고 다른 값들은 응답이 한 번 밖에 나오지 않았다.

■ 그림 26-3 평균, 중위수와 최빈수의 예

에서 연구 참여자들은 모두 50세일 수도 있고, 18세부터 104세까지 퍼져 있을 수 있다. 이에 대한 정보는 결과에 대한 의미를 해석할 때 매우 중요하다. **산포도**(*measure of dispersion*)는 응답 값에 대한 변동과 범위를 기술하는데 사용된다.

변수에 대한 **범위**(*range*)는 가장 큰 값과 가장 작은 값의 차이다. 예를 들어, 연구에 참여한 가장 나이가 어린 사람이 18세이고 가장 나이가 많은 사람이 104세라면, 범위는 104−18=86세이다.

중위수는 응답 값을 중심으로 양쪽에 동일한 수의 관찰치를 갖도록 중앙에 위치한 값이다. **사분위수**(*quartile*)는 자료를 동일하게 네 부분으로 나누는 세 값이다. 마찬가지로 **삼분위수**(*tertile*)는 자료를 동일하게 세 부분으로 나누고, **오분위수**(*quintile*)는 자료를 다섯 부분으로 동일하게 나누는 값이다. **십분위수**(*deciles*)는 자료를 동일하게 열 개의 부분으로 나눈다.

사분위수 범위(*IQR, inter-quartile range*)는 25백분위수(percentile)와 75백분위수 사이의 범위이다. 이 범위는 응답 값의 중앙에 속한 50%의 값을 포함한다. 상자그림(box−plot) (또는 box−whisker plot)은 이러한 정보를 묘사하는데 사용할 수 있다(그림 26−4).

상자그림은 특히 응답 값이 왜곡되었을 때 응답 값에 대한 분포를 나타내는데 도움을 줄 수 있다. 왜곡(skewing)은 상자그림에서 "휘스커(whiskers)"가 중위수를 중심으로 한 쪽이 다른 한 쪽

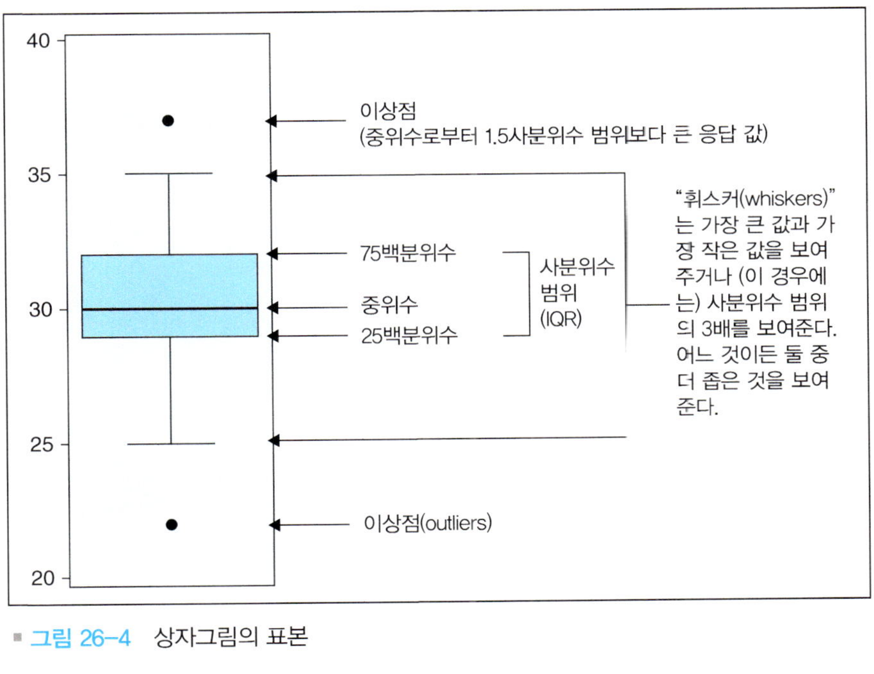

▪ 그림 26−4 상자그림의 표본

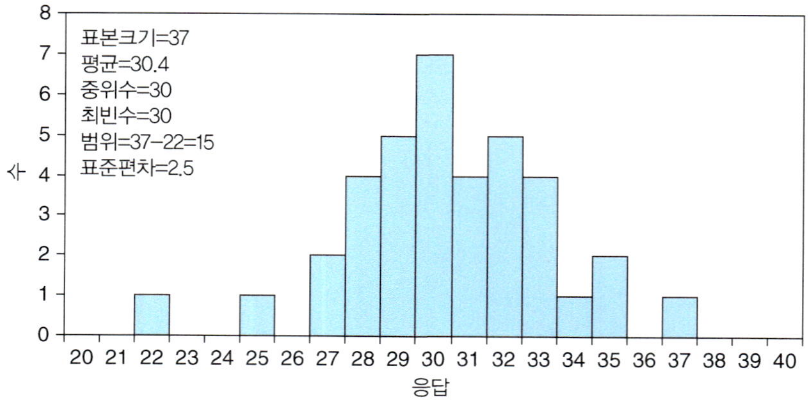

■ 그림 26-5 히스토그램의 표본

그림 26-4에서 보여준 자료와 동일하다.

보다 멀리 떨어져 있을 때 발생한다.

히스토그램(*histogram*)은 비율변수나 구간변수와 같은 수량 변수(numeric variables)의 값을 묘사하는 대안적 방법이다(그림 26-5). 히스토그램에서 *x*축에 응답 값을, *y*축에 응답한 수를 보여준다. 히스토그램에서 각 막대는 동일한 폭을 갖는다. 중요한 것은 분포의 중앙에 있는 막대 사이에 빈틈(gap)이 없어야 한다는 것이다. 여기서 응답 값은 서로 군집되어 있다(응답이 하나도 없는 변수의 값에 대해서는 빈칸이 있을 수 있다).

정규분포[*normal distribution*, **가우시안 분포**(*Gaussian distribution*)] 또는 응답 값에 대한 점근적 정규분포(approximately normal distribution)를 보여주는 히스토그램은 중앙에서 하나의 정점을 갖는 종형 곡선(bell shaped curve)를 가질 것이다(그림 26-6). 그러나 모든 수량 변수가 정규분포를 따르는 것은 아니다. 분포가 왜곡되었을 수도 있다. 이때 응답 값들은 히스토그램에서 가장 많은 값을 갖는 정점으로부터 왼쪽으로 멀리 떨어져있거나(좌왜향, left skewed) 오른쪽으로 멀리 떨어져 있다(우왜향, right skewed). 분포는 하나의 정점을 갖는 **단봉 분포**(*unimodal distribution*) 대신에 정점이 두 개인 **이봉 분포**(*bimodal distribution*)일 수도 있다. 응답한 사람의 수가 모두 같은 경우에는 정점을 갖지 않고 평평할 수도 있다.

상대적으로 정규분포—종형 곡선—를 갖는 변수들에 대하여 **표준편차**(*standard deviation*)는 응답 값에 대한 범위의 좁고 넓음을 나타낸다. 응답 값이 정규분포를 따르면:

- 평균 ±1 표준편차에 값의 68.4%가 포함된다.

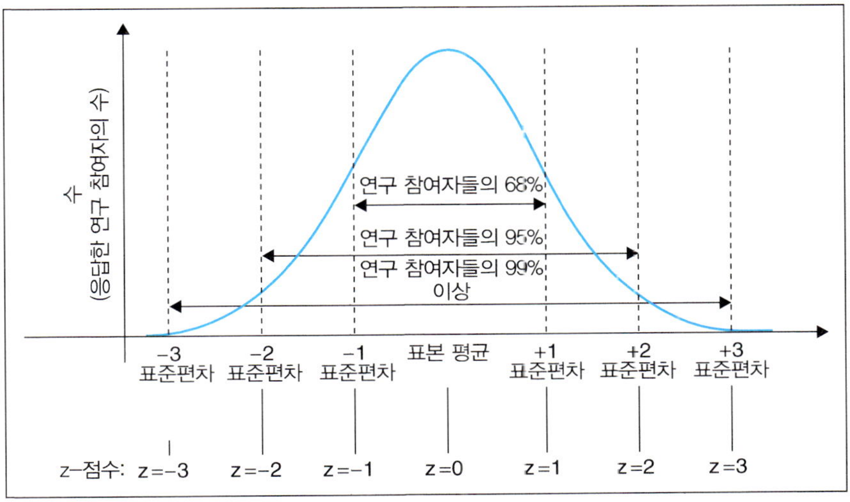

■ 그림 26–6 정규분포를 따르는 수량 변수에 대한 응답 분포의 예

- 평균 ±2 표준편차에 값의 95.4%가 포함된다.
- 평균 ±3 표준편차에 값의 99.7%가 포함된다(그림 26–6).

표준편차가 작다는 것은 대부분의 값들이 평균 근처에 있다는 것을 의미한다. 표준편차가 크다는 것은 값의 범위가 넓다는 것을 의미한다.

z–점수(*z-score*)는 응답 값이 표본 평균으로부터 얼마나 큰 표준편차를 가지고 있는 가를 나타낸다. 예를 들면,

- 모집단에서 나이가 정확히 평균인 사람의 z−점수는 0이다.
- 모집단에서 나이가 평균보다 1표준편차 큰 값을 갖는다면 z−점수는 1이다.
- 모집단에서 나이가 평균보다 2표준편차 작은 값을 갖는다면 z−점수는 −2이다.

히스토그램이나 상자 그림은 범주형 변수의 값을 묘사하는데 사용할 수 있다. 대신에 이러한 응답 값에 대한 분포는 막대도표(bar chart) 또는 파이차트(pie chart)로 나타낼 수 있다. 히스토그램과 마찬가지로 막대도표의 x축은 응답 값을 y축은 그 응답이 나온 수를 보여준다. 그러나 막대도표에서는 x축을 숫자 또는 단어로 표현할 수 있다. 히스토그램이 숫자 선을 따라 동일한 간격의 수량화된 막대를 요구하는 반면에 막대도표에서 응답 값은 어떤 순서로 나타날 수도 있다(그림

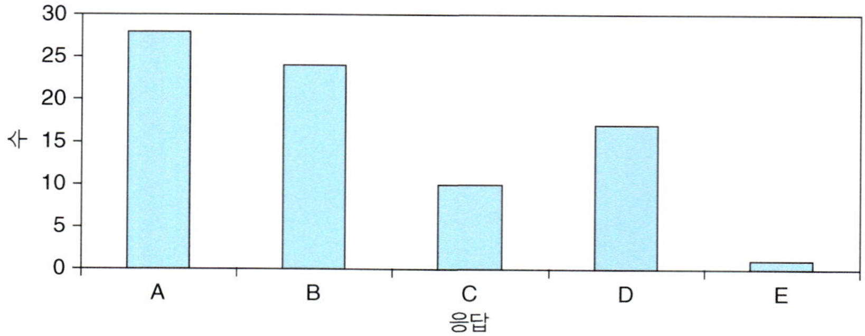

■ 그림 26-7 막대도표의 표본

26-7). 막대도표에서 막대는 수직적 또는 수평적으로 그릴 수 있으며, 일반적으로 막대 사이에는 공간이 있다.

기술통계량의 목표는 변수에 대한 모든 응답 값을 정확하게 기술하는 것이다(그림 26-8):

- 비율변수 또는 구간변수에 대하여는 전형적으로 평균과 표준편차가 보고된다.
- 서열변수(또는 그림 26-6에서 보여준 종형 곡선을 갖는 정규분포를 따르지 않는 비율변수와 구간변수)에 대하여는 흔히 중위수와 사분위수 범위가 보고된다.
- 범주형 자료에 대하여 특정 응답 값을 갖는 연구 참여자의 비율은 모집단을 기술하는데 사용할 수 있다.

변수 형태	일반적으로 사용되는 중심경향성의 측도	일반적으로 사용되는 산포도	그림으로 묘사하는 전형적인 수단
비율	평균	표준편차	히스토그램
구간	평균	표준편차	히스토그램
서열/순위	중위수	사분위수 범위	상자 그림
명목/범주	최빈수	–	막대도표, 파이차트
이항	최빈수	–	막대도표

■ 그림 26-8 변수 형태에 따른 일반적인 기술 통계량

26.5 통계적 정직성

연구자들은 자료를 정확하게 기술하고 통계 검정의 결과를 올바르게 브고할 의무를 가지고 있다. 그렇게 하지 않는 것은 잘못된 연구가 된다. 연구에서 가장 심각하게 잘못된 형태는 다음과 같다:

- 허위 보고(Falsification): 결과를 허위로 보고하는 것
- 위조(Fabrication): 거짓된 자료를 만드는 것
- 표절(Plagiarism): 적절한 인용을 하지 않고 다른 사람의 생각이나 단어를 사용하는 것

통계적 정직성은 단순한 허위 보고, 위조와 표절을 피하는 것 이상을 요구한다. 또한 채택된 통계 실행에 대한 충실성을 필요로 한다. 예를 들어, 연구자가 희망하는 통계적으로 유의한 결과를 산출하기 위한 통계 검정 방법을 찾을 수 있다. 그러나 과학적 성실성은 연구자들이 확립된 통계 방법을 따를 것을 요구한다. 수용할 수 없는 실행에는 다음과 같은 예 들이 포함된다:

- (많은 검정 중 하나는 보고서에서 통계적으로 유의한 결과를 산출할 수 있을 것이라고 기대하면서) 자료에 대한 아주 많은 형태의 통계 검정을 실행하는 것 대신에 연구자는 질문에서 조사된 변수들에 대한 정확한 검정을 선택하여야 한다.
- 새로운 범주 변수의 검정에 대하여 통계적으로 유의한 결과를 산출하기 위하여 선호하는 절단점(cut-off point)을 선택하여 비율변수들을 범주형 변수로 재코드화하는 것
- 타당하고 표준적인 이유없이 질문에 대한 일상적이지 않은 응답 들인 **이상점**(*outliers*)을 무시하는 것. 예를 들어, 80파운드로 기록된 체중은 자료 파일에서 오류라고 가정할 수 있으며, 분석에서 제외할 수도 있다. 그러나 성인의 체중이 80파운드일 수 있기 때문에 자료 파일로부터 80파운드의 성인을 삭제하는 것은 합리적이지 않다.

통계 분석은 자료로부터 실제 이야기(true story)를 발견하는 것이고, 선호하는 결과를 위하여 자료를 창조적으로 조작하는 것이 아니다.

26.6 상담과 협동

연구자는 연구 설계 과정 동안에 다음의 내용을 확실하게 하기 위하여 통계학자와 상담하여야만

한다:

- 표본추출 방법(sampling methods)과 표본크기(sample size)는 적절한가?
- 설문지를 통하여 이용 가능한 자료를 얻을 수 있는가?
- 분석 전략은 합리적인가?

연구 후반에 한 번 전문가와 점검을 하는 것은 연구 자료에 있어 확인되지 않은 결함의 위험을 증가시킨다. 연구문제에 대한 응답이 정교한 분석기법의 적절한 사용을 요구한다면, 공동연구자 그리고 결과 논문의 공동 저자로 참여할 전문가를 초청하는 것이 좋다. 공동 작업에 전문가를 초청할 때는 프로젝트의 다른 공동 저자와의 상담이 가능한 한 일찍 이루어져야 한다(제 5장).

CHAPTER 27

비교 통계량

Comparative Statistics

비교 통계량은 성별, 연령, 노출, 질병 상태, 또는 다른 특성들에 따른 연구 참여자들의 집단을 비교한다. 비교 통계량 검정의 예는 발생률비(rate ratio), 비차비(odds ratio), t-검정(t-test)과 카이제곱 검정(chi-square test) 등이다. 이 장에서는 p-값(p-value), 신뢰구간(confidence interval)과 보건의료 연구에서 사용되는 가장 일반적인 비교 통계량에 대하여 간단하게 소개 할 것이다.

27.1 연구방법에 따른 비교 분석

몇몇 연구 유형에서는 비교 통계량 검정의 사용을 요구한다. 이러한 검정은 연구 참여자들이 두 개 이상의 집단으로 나누어지고 집단 간의 특성을 비교한다. 예를 들어 환자-대조군 연구에서는 환자군(질병을 가진 사람)과 대조군(질병을 갖지 않은 사람)이 연령 분포와 다른 인구학적 특성에 대하여 비슷하다는 것을 보여주기 위하여 비교 검정을 사용하는 것을 필요로 한다.

추가적인 비교 검정은 환자군과 대조군의 노출력(exposure history)에 차이가 있는가를 결정하는데 적용할 수 있다. 비교 검정은 장기관찰 연구(longitudinal study)와 실험 연구(experimental study)의 연구참여자들에 대한 전 · 후 특성을 비교하는데 사용할 수 있다. 그림 27-1은 여러 가지 일반적인 연구방법에 대한 비교 통계량 사용을 요약한 것이다.

27.2 통계 검정을 위한 가설

비교 통계량 검정은 동일함을 보기 보다는 차이에 대한 검정을 설계한다. 따라서, 통계 검정의 문

연구방법	첫 번째 단계	핵심 분석
환자-대조군 연구	환자군과 대조군이 질병 상태를 제외하고는 비슷한 특성을 가지고 있는가?	환자군과 대조군이 서로 다른 노출력을 가지고 있는가를 알아보기 위하여 비차비(ORs, odds ratio)를 이용한다.
코호트 연구	노출군과 비노출군이 노출 상태를 제외하고는 비슷한 특성을 가지고 있는가?	위험요인에 노출된 사람과 노출되지 않은 사람의 질병 발생률에 차이가 있는가를 알아보기 위하여 발생률비(RRs, rates ratio)를 이용한다.
실험 연구	개입을 받은 집단과 대조군이 노출 상태를 제외하고는 비슷한 특성을 가지고 있는가?	개입을 받은 실험군과 개입을 받지 않은 대조군이 서로 다른 결과를 보이는가를 알아보기 위하여 발생률비 또는 다른 척도를 이용한다.

■ 그림 27-1 비교 집단에 대한 분석 계획

제는 일반적으로 차이에 대한 문장으로 표현한다. 평균 간에 차이가 있는가? 비율에 차이가 있는가? 분포는 서로 다른가? 통계적 차이에 대한 질문은 가능성 있는 두 가지 답을 가지고 있다. 값의 차이가 있다 또는 차이가 없다.

영가설(*null hypothesis*, H_0)은 비교하고자 하는 두 값 사이에 차이가 없다는 것을 보여주기위한 통계 검정의 기대 결과를 기술한다(영null은 없다nothing는 것을 의미한다). **영가설의 결과**(*null result*)는 통계적으로 유의한 차이가 없다는 것을 의미한다. **대립가설**(*alternative hypothesis*, H_a)은 차이가 있다는 기대 결과를 기술한다(그림 27-2). 예를 들어, 두 집단의 연구 참여자들의 평균 연령을 비교하는 검정에 대하여 설정된 가설은 다음과 같다:

- H_0: 두 평균 사이에는 유의한 차이가 없다.
- H_a: 두 평균 사이에는 유의한 차이가 있다.

두 집단 내의 범주형 자료의 분포를 비교하는 검정에서 설정된 가설은 다음과 같다.

- H_0: 두 모집단에서 응답 값에 대한 분포는 유의한 차이가 없다.
- H_a: 두 모집단에서 응답 값에 대한 분포는 유의한 차이가 있다.

27.3 영가설의 기각

통계 검정은 동일함에 대한 답을 하는 것이 아니기 때문에, 통계 검정을 통하여 제공된 답이 연구자로 하여금 두 값이 동일하다고 결정적으로 말하는 것을 허용하는 것은 아니다. 대신에, 연구자

목표	통계적 질문	영가설(H_0)	대립가설(H_a)
환자-대조군 연구에서 환자군과 대조군의 평균 연령이 동일하다고 생각되어질 만큼 유사한가에 대한 검정	평균에 차이가 있는가?	평균 간에 차이가 없다.	평균 간에 차이가 있다.
평균 연령이 40세인 모집단으로부터 뽑은 연구 참여자들의 평균 연령이 40세와 가까운 값을 갖는가에 대한 검정(연구모집단이 연구가능 모집단을 대표할 수 있는가에 대한 검정)	연구모집단의 평균 연령은 40세와 차이가 있는가?	평균 연령은 40세와 차이가 없다.	평균 연령은 40세와 차이가 있다.
코호트 연구에서 치실을 이용하는 빈도를 묻는 범주형 질문에 대한 응답 값의 비율이 남성과 여성 연구 참여자들에 대하여 비슷한 값을 갖는가를 검정	응답 값의 분포는 차이가 있는가?	분포는 차이가 없다.	분포는 차이가 있다.
개입 전에 시행한 사전검사 점수와 개입 후에 시행한 사후검사 점수의 변화가 평균적으로 차이가 있는가에 대한 검정	연구 참여자들의 사전검사 점수는 사후검사 점수와 차이가 있는가?	점수에는 차이가 없다.	점수에는 차이가 있다.

■ 그림 27-2 통계 검정을 위한 가설의 예

는 통계 검정의 결과가 값들 간에 차이가 있는지 없는지에 대한 결론을 내려야 한다. 이러한 결정을 기술할 때 연구자가 사용하는 말은 "영가설을 기각한다." 또는 "영가설을 기각할 수 없다."이다:

- 영가설을 기각하는 것(*Rejecting the null hypothesis*)은 값들이 차이가 없다는 주장을 기각함으로써 값들 간에 차이가 있다는 결론을 내리는 것을 의미한다.
- 영가설을 기각할 수 없다는 것(*Failing to reject the null hypothesis*)은 값들이 차이가 있다는 것에 대한 증거가 없다는 것을 의미한다. 이 결과는 값들이 유사하다고 생각될만큼 가까운 값을 가지고 있다는 것을 말하는 것과 같다. 그러나 영가설을 기각할 수 없다는 것은 값들이 동일하다는 증거가 될 수는 없다.

영가설을 기각하거나 채택하기 위한 결정은 검정의 결과가 우연에 기인하는가에 대한 가능성(likelihood)에 기초한다. 우연이라는 개념을 이해하기 위한 하나의 방법은 동일한 모집단 내에서의 변동(variability)을 고려하는 것이다. 동일한 모집단이 연구가능 모집단(source population)으로부터 추출되었을 때, 표본모집단에서의 평균 연령은 연구가능 모집단의 평균 연령과 정확하게 같지는 않다(하나의 연구가능 모집단으로부터 추출된 서로 다른 표본에서 구한 표본 평균의 다양

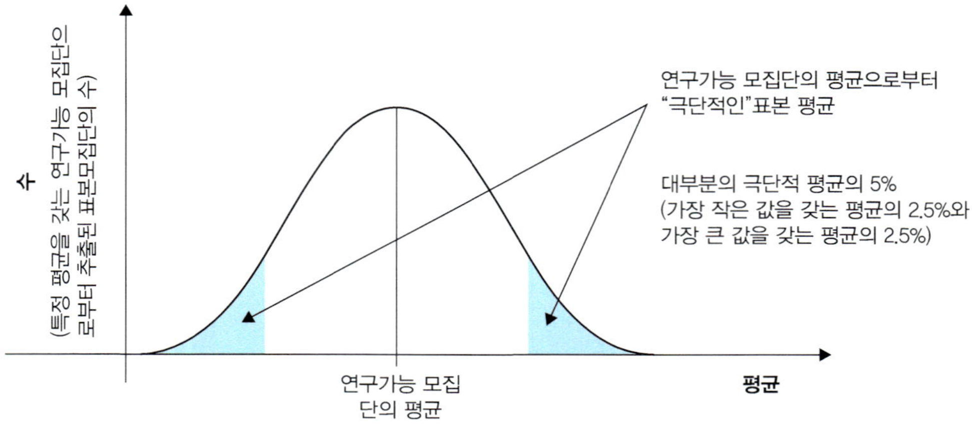

■ 그림 27-3 대규모 연구가능 모집단으로부터 추출한 표본모집단에 대한 평균 연령 분포의 예

성에 대한 설명을 그림 7-1에서 보여주고 있다). 연구가능 모집단으로부터 추출된 표본모집단의 평균 연령에 대한 기대 값의 범위는 통계량을 이용하여 추정할 수 있다(그림 27-3). 몇몇 표본모집단은 평균 연령이 연구가능 모집단의 평균과 매우 가까운 값을 갖는다. 반면에 다른 표본모집단에서 구한 평균 연령은 연구가능 모집단의 평균과 아주 많이 떨어져 있을 수 있다.

연구가능 모집단의 평균 연령으로부터 아주 극단적으로 떨어져 있는가를 정할 절단점(cut-off point)을 정의할 수는 없다. 그러나 표준은 표본 평균의 5%가 평균의 참값(true mean)으로부터 아주 멀리 떨어져 있을 경우를 극단적이라고 말하는 것이다. 그러므로, 연구가능 모집단으로부터 추출된 표본들의 5%가 극단적인 평균(extreme mean)을 갖는 것을 기대할 수 있다.

유사하게, 동일한 연구가능 모집단으로부터 추출된 두 표본모집단이 있다면, 동일한 모집단에 속한 사람들이 표본으로 추출되었더라도 두 집단의 평균 연령은 동일하지 않을 것이다. 비교 통계 검정은 연구모집단 내의 두 집단 간에 차이가 있는가를 검정할 때 기대하는 차이를 제공한다. 예를 들면, 환자-대조군 연구에서 환자군과 대조군의 평균 연령을 비교하는 검정은 환자군과 대조군이 동일한 평균 연령을 갖는 연구가능 모집단에서 추출이 되었을지라도 두 군의 평균 연령 사이에는 차이가 있다는 사실을 알아보는 것이다. 검정은 환자군과 대조군이 동일한 평균 연령을 갖는 연구가능 모집단으로부터 추출되었다면 평균 연령이 어느 정도 차이가 있는가를 조사할 수도 있다. 환자군과 대조군의 평균 연령의 차이는 우연히 기대되는 5%의 극단적인 차이 안에 포함된다.

평균 연령의 차이가 클 때, 통계 검정은 집단의 평균이 유의하게 차이가 없는 것이 아니라는 것을 강하게 표현할 수 있다. 그러므로 연구자는 영가설을 기각하고 환자군과 대조군의 평균 연령

간에는 차이가 있다는 결론을 내린다. 환자군과 대조군 사이의 평균 연령의 차이는 환자군으로 연구가능 모집단에 속한 사람들의 평균 연령과 대조군으로 연구가능 모집단에 속한 사람들의 평균 연령이 차이가 있다는 증거를 얻을 수 있다. 이러한 결론은 연구가능 모집단 간의 차이가 각각의 연구가능 모집단으로부터 추출된 환자군과 대조군의 표본에 반영되었다는 것을 가정한다.

통계 검정이 환자군과 대조군의 평균이 아주 가깝다는 것을 보여준다면, 연구자는 영가설을 기각하지 못할 것이고 평균 간에는 차이가 없다는 결론을 내릴 것이다.

27.4 *p*–값의 해석

p–값(value) 또는 **확률 값**(*probability value*)은 통계 검정에서 관찰된 결과가 집단 간의 실제적인 차이를 반영하고 있는가를 결정하기 위하여 사용된다. 해석은 모든 통계 검정에 대해서 비슷하다: 연구에 대한 *p*–값은 영가설(H_0)을 기각할지를 결정한다. 기준은 **유의수준**(*significance level*) α=0.05 , 또는 5%를 사용하는 것이다. 우연히 기대되는 가장 극단적인 응답 값의 5% 안에 결과가 있는 통계 검정은 영가설을 기각하는 결론을 내릴 것이다(그림 27–4). 마찬가지로, 유의수준 α=0.01을 이용하는 연구는 검정에서 영가설을 기각할 수 있는, 통계적으로 유의한 결과를 발견하기 더 어렵게 만든다. 유의수준 α=0.10을 사용하는 연구는 통계적으로 유의한 결과를 제공하기 쉽다.

p–값은 통계 검정에 대한 대립가설에 기초하여 단측(one–sided) 또는 양측(two–sided) 검정으로 보고된다. 대부분의 통계 검정은 단순히 차이를 나타내는 ("평균들은 차이가 있다"와 같은) 대립가설을 사용하는 반면에, 일부 검정에서는 차이의 방향에 대한 기술을 하는 ("남자는 여자보다 평균 나이가 많을 것이다"와 같은)대립가설을 설정한다(그림 27–5). 대립가설에서 방향이 정해

H_0	결론	
	$p<0.05$*=H_0기각	$p\geq0.05$*=H_0채택
평균 간에 차이가 없다.	평균 간에 차이가 있다.	평균 간에 차이가 없다.
비율 간에 차이가 없다.	비율 간에 차이가 있다.	비율 간에 차이가 없다.
분포 간에 차이가 없다.	분포 간에 차이가 있다.	분포 간에 차이가 없다.

*α=0.05를 가정한다.

■ 그림 27–4 *p*–값의 해석

영가설(H_0)	양측 대립가설(H_a)	단측 대립가설(H_a)
평균 간에 차이가 없다.	평균 간에 차이가 있다.	환자군의 평균이 대조군의 평균보다 높다.
비율 간에 차이가 없다.	비율 간에 차이가 있다.	실험군의 비율이 대조군의 비율보다 낮다.
점수에 차이가 없다.	점수에 차이가 있다.	평균적으로, 사후 점수가 사전 점수보다 높다.

■ 그림 27–5 단측과 양측 대립가설의 예

지면, 극단값(그림 27–3에서 음영으로 표시된 부분의 모든 값)은 분포의 한 쪽 부분에 나타날 것이다(모든 극단 값이 분포의 왼쪽에 있거나 오른쪽에 있을 것이다). 방향이 정해지면, 단측 p–값을 이용할 수 있다. 그렇지 않은 상황에서는 양측 p–값이 영가설을 기각하거나 채택하는 결론을 내리는데 사용된다.

27.5 신뢰구간의 해석

신뢰구간(*confidence intervals, CIs*)은 연구모집단에서 측정한 값을 기반으로 하여 연구가능 모집단에서 측정되는 기댓값에 대한 정보를 제공한다(그림 27–6). 예를 들면, 대도시에서 표본추출된 1,000명의 연구모집단에서 평균 연령이 30세라 하더라도, 연구자는 전체 도시의 평균 연령이 정확하게 30세라고 가정할 수는 없다. 95% 신뢰구간은 연구가능 모집단에서 기대되는 평균 연령이 30세와 얼마나 가까운가를 나타낸다. 연구모집단에서 평균 연령에 대한 95% 신뢰구간이 28세부터 32세라면, 연구자는 이 도시에 속한 사람들의 평균 연령이 28세부터 32세 사이에 있다는 것을 95% 확신할 수 있다.

신뢰구간의 폭은 연구에서 표본크기(sample size)와 관련이 있다. 표본크기가 크면 클수록 더 좁은 신뢰구간을 갖는다. 연구가능 모집단에 속한 모든 구성원이 연구모집단에 포함된다면, 연구가능 모집단의 속성에 대한 정확한 값을 알 수 있기 때문에 신뢰구간은 필요하지 않다.

통상적으로 95% 신뢰구간이 보고된다. 이 값은 통계 검정에서 유의수준(significance level) α=0.05에 대응하는 값이다. 95% 신뢰구간은 연구가능 모집단에서 측정된 참값(true value)을 구간 안에 포함시키지 못하는 것의 기대 수준이 5%라는 것을 의미한다. 99% 신뢰구간(α=0.01)을 사용하면 신뢰구간은 더 넓으며, 연구가능 모집단의 참값이 신뢰구간 내에 포함될 가능성은 더 높을 것이다. 그러나 99% 신뢰구간을 사용하는 것은 더 적은 결과가 극단으로 분류되기 때문에 통계적으로 유의한 결과를 얻는 것을 더 어렵게 만든다. 대안적으로 90% 신뢰구간(α=0.10)이 사용될

통계량(statistics)	95% 신뢰구간을 포함한 결과	해석
모든 연구 참여자들의 평균 연령(세)	30 (28,32)	연구모집단의 평균 연령(30세)을 근거로, 연구가능 모집단의 평균 연령은 28세부터 32서 사이에 있다는 것을 95% 확신할 수 있다.
질병을 갖고 있는 모든 연구 참여자들의 비율	9.0 (7.3,10.9)	연구모집단에서 질병을 가지고 있는 사람들의 비율(9.0%)을 근거로, 연구가능 모집단에서 질병의 유병률은 7.3%에서 10.9% 사이일 것이라는 것에 대해 95% 확신할 수 있다.
비차비(OR)	1.7(0.6,5.3)	연구모집단에서의 비차비(OR=1.7)를 근거하여 연구가능 모집단에서의 비차비는 0.6에서 5.3 사이에 있을 것이라는 것에 대해 95% 확신할 수 있다. 신뢰구간이 OR=1.0을 포함하고 있기 때문에 노출과 질병 사이에는 관련성을 가지고 있지 않다는 결론을 내릴 수 있다.
상대위험도(RR)	1.6 (1.1,2.4)	연구모집단에서의 상대위험도(RR=1.6)를 근거로, 연구가능 모집단에서의 상대위험도는 1.1과 2.4사이에 있을 것이라는 것에 대해 95% 확신할 수 있다. 신뢰구간이 RR=1.0을 포함하고 있지 않기 때문에 노출이 질병 발생의 위험을 증가시키는데 관련이 있다는 결론을 내릴 수 있다.

그림 27-6 신뢰구간(CIs)의 해석

수도 있다. 90% 신뢰구간은 폭이 더 좁아지고 더 많은 결과들이 극단적인 값으로 분류되기 때문에 통계적으로 유의하다고 생각되는 결과를 얻기 더 쉬울 것이다. 그러나 90% 신뢰구간은 95% 신뢰구간이 연구가능 모집단의 참값을 포함하는 것에 비해 참값을 포함할 가능성이 더 낮다. 예를 들어, 비차비(OR)에 대한 90% 신뢰구간은 99% 신뢰구간보다 OR=1.0을 포함하기 쉽지 않다. 90% 신뢰구간은 실제 비차비를 포함하는 것이 쉽지 않지만, 비차비가 노출과 질병(결과) 사이에 통계적으로 유의한 연관성을 보여주는 것으로 생각될 가능성은 더 높을 것이다(그림 27-7).

27.6 연관성의 측도

다양한 연구방법에 대하여 가장 흔한 형태의 비교 분석 방법은 이 장에서 설명할 연관성의 측도(measure of association)이다. 생태학적 연구(ecological study)에서 사용된 상관성(correlation, 제 8장), 환자-대조군 연구(case-control study)에서 사용된 비차비(OR, 11장)와 코호트 연구(cohort study)에서 사용된 발생률비(RR, 제 12장) 등이다.

비차비와 발생률비는 종종 2×2 분석(2×2 analysis)이라고 불리는 것을 이용하여 두 수준으로 나누어진 두 변수 간의 응답을 비교한다. 비차비와 발생률비를 계산하기 위하여 컴퓨터를 이용하

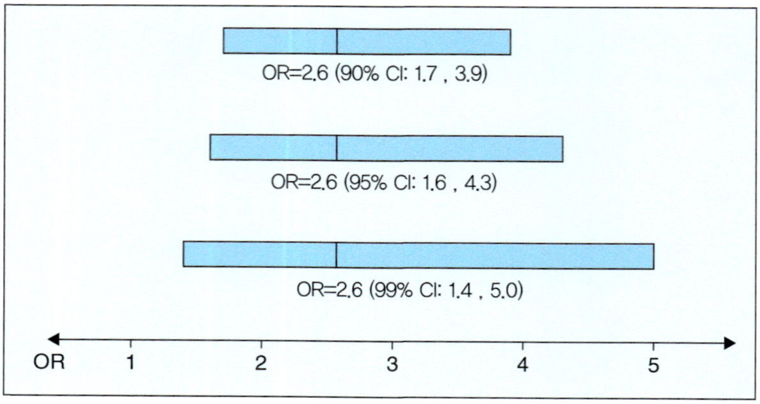

■ 그림 27-7 동일한 비차비(OR)에 대한 90%, 95%, 그리고 99% 신뢰구간

기 전에 두 개의 범주로 나누어져 있지 않은 변수들은 이항변수(binomial variables)로 재코드화(recoded)하여야 한다. 이항변수는 예=1, 아니오=0 등의 숫자로 코드화한다. 어떤 상황에서는 서열변수(ordinal variables)를 동의함(동의한다와 매우 동의한다)과 동의하지 않음(동의하지 않는다와 매우 동의하지 않는다)으로 나누는 것처럼 범주에 대한 절단점(cut-off point)이 명확하다. 때때로 모집단을 중위수(median), 사분위수(quartile) 또는 표본 값에 근거한 절단점을 이용하여 상대적으로 동일한 수의 집단으로 나눌 수 있다. 대안적으로, 연구모집단을 어린이와 성인으로 구분하기 위하여 18세를 기준으로 하는 것처럼 생물학적 또는 사회학적으로 의미가 있는 절단점을 정의할 수도 있다. 절단점의 선택은 노출과 질병(결과)이 통계적으로 유의한 연관성을 갖는가에 영향을 줄 것이다. 이에 따라 범주를 어떻게 나눌 것인가에 대한 결정은 정당화될 수 있어야 한다.

2×2 분석의 결과들은 종종 그림 27-8에서 제시한 것과 같이 표를 이용하여 표현된다. 비차비와 발생률비에 대해서는 기준 집단(reference group)이 잘 정의되어야한다. 예제에서와 같이 남성과 여성, 허리둘레가 35인치 이상인 사람과 미만인 사람, 흡연자와 비흡연자, 그리고 현재 흡연자와 비흡연자들을 비교할 수 있다(흡연에 대한 변수가 두 값이 아니라 세 값을 가질 경우에는 두 개의 분리된 비차비가 흡연 상태에 대하여 계산되어진다). 95% 신뢰구간은 검정의 통계적 유의성에 대한 정보를 제공한다. 예를 들어, 환자군과 대조군의 성별 분포를 비교한 비차비의 95% 신뢰구간은 OR=1.0을 포함한다. 이는 환자군의 남성 비율이 대조군에 비해 더 높거나 낮다는 것이 검정에서 명확하지 않다는 것을 의미한다. 그러므로 환자군과 대조군의 성별 비율은 통계적으로 유의한 차이를 보이지 않는다는 결론을 내릴 수 있다.

노출 (exposure)		환자군(AMI)의 백분율 (n=150)	대조군 (no AMI)의 백분율 (n=250)	OR (95% CI)	해석
성별	여성	39.3%	42.4%	기준 집단	연구에서 환자군과 대조군의 남성의 비율이 유의한 차이를 보이지 않는다.
	남성	60.7%	57.6%	1.14 (0.75,1.72)	
허리둘레> 35인치	아니오	37.3%	51.2%	기준 집단	환자군은 대조군에 비해 허리둘레가 35인치 이상인 사람의 비율이 높다.
	예	62.7%	48.8%	1.76 (1.16,2.67)*	
흡연	비흡연	68.0%	73.6%	기준 집단	연구도집단에서 환자군과 대조군은 흡연 상태에 따라 유의한 차이를 보이지 않는다.
	과거 흡연	11.3%	10.8%	1.14 (0.58,2.18)	
	현재 흡연	20.7%	15.6%	1.43 (0.84,2.44)	

*a=0.05 수준에서 통계적으로 유의함

■ 그림 27-8 급성 심근경색증에 대한 환자-대조군 연구에서 비차비의 예

27.7 적절한 검정의 선택

2×2분석보다 복잡한 통계적 비교에 대하여, 분석의 목적과 분석되어질 변수의 형태에 따라 적절한 검정 방법을 선택하여야 한다. 통계 검정을 정의하고 사용하는 단계가 그림 27-9에 요약되어있다.

첫 번째, 비교하여야 할 변수들을 선정하고 검정의 목적을 명확하게 기술한다. 목적은 다음과 같다:

- 남성과 여성의 평균 연령을 비교하는 것(변수: 연령, 성별)
- 환자군과 대조군에서 혈액형의 비율이 유사한가에 대해 알아보는 것(변수: 혈액형, 질병 상태)
- 운동 프로그램을 시작한 사람들이 실험에 참여할 때 측정했던 심박동수(heart rate)가 프로그램을 시작한지 한 달 후에 낮아졌는가를 결정하는 것(변수: 초기 심박동수, 한 달 후의 심박동수)

그리고 조사된 변수의 형태에 적합한 검정을 선택한다. 몇몇의 검정들은 조사되어질 변수들이 특정 분포나 특성을 가질 것을 요구한다. 연구자는 검정을 시험하고 결과를 해석하기 전에 변수들이 검정에 대한 가정(*assumption*)을 충족했는지 확인하여야 한다.

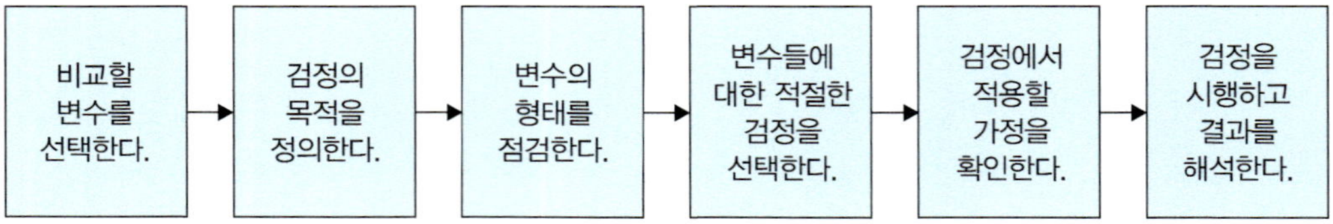

■ 그림 27-9 가설검정에 대한 계획

통계 검정은 종종 모수 검정과 비모수 검정으로 분류된다. 두 형태의 검정에 있어 기본적인 차이는 모수 검정이 비모수 검정에 비하여 조사되어질 변수에 대하여 더 많은 가정이 필요하다는 것이다.

- **모수 검정**(*Parametric test*)은 조사되어질 변수들이 특정 분포를 갖는 것을 가정한다. 종종 변수들이 정규분포(normal distribution)를 따르거나 점근적으로 정규분포(approximately normal distribution)를 따를 것을 요구한다. 이러한 검정들은 관심이 있는 변수에 대한 분산—평균을 중심으로 한 관찰치의 산포—이 비교하여야 할 모집단에서 동일하거나 적어도 비슷할 것을 요구한다.
- **비모수 검정**(*Nonparametric test*)은 응답 값의 분포에 대한 가정을 하지 않는다.

모수 검정들은 전형적으로 응답 값이 상대적으로 정규분포(종형 분포)를 갖는 비율 변수나 구간 변수에 대하여 사용된다. 대부분의 모수 검정들은 비모수 검정에 비하여 통계적으로 더 높은 검정력(statistical powerful)을 갖는다. 그러므로 조사되어질 변수들이 표본크기(sample size), 분포(distribution)와 등분산성(equal variance) 등 검정에서 요구하는 가정에 대하여 타당하다면 선호하는 것은 모수 검정을 이용하는 것이다.

비모수 검정들은 조사에서 응답 값이 1(매우 동의하지 않음)부터 5(매우 동의함)까지의 척도를 사용하여 선호도를 표시하도록 연구 참여자들에게 질문하는 순위변수(ranked variables)에 대하여 주로 사용된다. 또한 비모수 검정들은 비율변수나 구간변수의 분포가 정규분포를 따르지 않을 경우에 사용된다. 추가적으로 비모수 검정들은 두 집단(환자군과 대조군, 남성과 여성, 아동과 성인과 같은) 변수들을 포함한 범주형 자료에 대해서도 사용될 수 있다.

27.8 목표값에 대한 모집단 비교

몇몇의 통계 검정의 목적은 연구모집단에서 통계량의 값을 특정 목표 값과 비교하는 것이다. 예를 들면, 실험 연구에서 연구 참여자들이 학부 학생들의 평균 연령이 21세인 대학교의 학생이라고 하자. 연구자는 연구 참여자들의 평균 연령이 실제적으로 21세에 근접하는지에 대해 확인하기를 원할 것이다. 연구모집단에서 연령의 분포가 그림 27-10의 (a)와 같은 분포를 보인다면, 21세는 연구모집단의 평균 연령에 대하여 2 표준편차 내에 있을 것이다. 결론은 표본 평균은 평균이 21세와 다르다고 생각되어질 만큼 21세와 멀리 떨어져 있지 않다 일 것이다. 다른 말로 하면, (a)에서 보여지는 표본들은 평균에 차이가 없다는 영가설을 기각하지 못할 것이다. 결론은 연구모집단에서의 평균과 대학 전체 학생 모집단에 대한 평균은 전반적으로 유의한 차이를 보이지 않는다 이다. (b)에서도 연구 참여자들의 평균 연령이 (a)보다는 21세로부터 멀리 떨어져 있지만, 21세는 95% 신뢰구간 안에 포함된다. 그러나 (c)에서는 연구 참여자들이 대학 전체 학생의 평균보다 몇 살은 더 많으며, 21세는 95% 신뢰구간 안에 포함되지 않는다. 이러한 내용은 연구모집단이 대학교의 학부 학생 전체 모집단을 적절하게 대표하지 못한다는 것이다. 이러한 경우에 영가설은 기각되어지고, 평균은 차이가 있다는 결론을 내린다.

27.9 독립 모집단의 비교

때때로 연구 참여자들은 **독립적인 모집단**(*independent population*)으로부터 모아진다. 독립적인 모집단은 연구 참여자 개인이 비교되어질 모집단 중 오로지 한 집단에만 속한다. 예를 들어, 비교되어야 할 모집단이 연령에 따라 나누어졌다면, 18세에서 49세까지의 연령을 갖는 모집단은 50세부터 99세까지의 연령을 갖는 모집단과 겹쳐지지 않을 것이다. 연구모집단에 속한 개인 연구 참여자

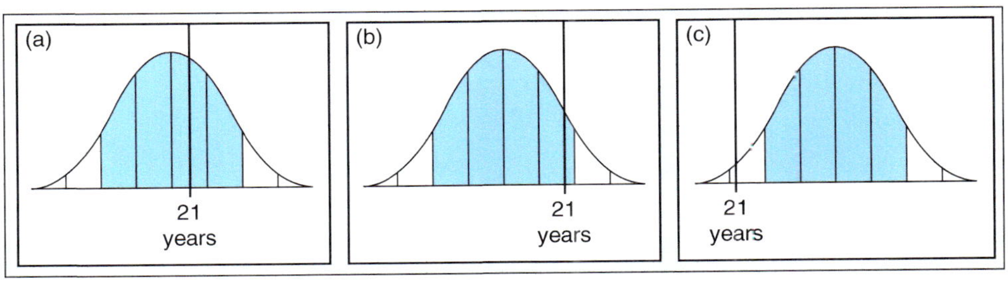

그림 27-10 서로 다른 값을 갖는 표본 평균의 비교(1표본 *t*검정)

들은 이들 집단 중 하나로 할당된다. 그러므로 모집단들은 독립적이라고 고려되어진다.

다양한 통계 검정이 독립적인 모집단을 비교하는데 사용되어질 수 있다. 사용하여야 할 적절한 검정은 조사되어질 변수의 형태에 의존한다(그림 27-11). 예를 들어, 2표본(독립 표본) t-검정(two sample t-test)은 환자-대조군 연구에서 환자군과 대조군의 평균 연령을 비교하는데 사용될 수 있다. 휘셔의 정확 검정(Fisher's exact test)은 코호트 연구에서 노출군과 비노출군에서의 남성의 비율이 유사한가를 조사하기 위하여 사용될 수 있다. 카이제곱 검정(Chi-square test)은 실험 연구에서 개입군과 대조군의 인종이나 종족에 대한 연구 참여자들의 분포가 비슷한가를 결정하기 위하여 사용될 수 있다.

통계 검정을 실행할 때 각 비교 집단뿐 아니라 이들 모집단을 비교하기 위하여 사용된 통계 검정의 결과에 대하여 관심이 있는 변수들의 기본 정보에 대한 표를 생성하는 것이 도움이 된다. 그림 27-12는 코호트 연구에서 남성 연구 참여자들과 여성 연구 참여자들의 응답 값이 다른가를 알

	조사된 변수의 형태			
	비율/구간 (모수 검정)	서열/순위 (비모수 검정)	이항	명목/범주
평가할 통계량	평균	중위수	비율	비율
한 모집단에서의 통계량이 가설에서 설정한 값과 차이가 있는가에 대한 검정	1표본 t-검정 (one sample t-test)	1표본 중위수 검정 (one sample median test)	이항검정 (binomial test)	카이제곱 적합성 검정 (chi-square goodness of fit test)
두 모집단에서 통계량이 차이가 있는가에 대한 검정	독립 표본(2표본) t-검정 [independent (two sample) t-test]	맨-휘트니 U 검정 (Mann-Whitney U test) 윌콕슨 순위합 검정(Wilcoxon rank sum test) 윌콕슨-맨-휘트니 검정 (Wilcoxon-Mann-Whitney test)	휘셔의 정확 검정 (Fisher's exact test)	카이제곱 검정 (Chi-square test)
세 개 이상의 모집단에서 통계량에 차이가 있는가에 대한 검정	1요인 분산분석 (One-way ANOVA), F 검정(F test)	크루스칼-월리스 검정(Kruskal-Wallis test)	카이제곱 검정 (Chi-square test)	카이제곱 검정 (Chi-square test)

■ 그림 27-11 두 개 이상의 집단을 비교하기 위한 검정

변수	보고	남성 (n=200)	여성 (n=200)	변수 형태	비교 검정	검정의 p-값	해석
연령	평균 (표준편차)	43.7 (7.8)	41.1 (8.1)	비율 (정규)	독립표본 t-검정	0.001	평균 간에는 차이가 있다.
현재 흡연	%	12.0%	9.5%	이항 (예/아니오)	휘셔의 정확 검정	0.519	비율 간에는 차이가 없다.
거주 지역	n(%)			명목	카이제곱 검정	0.864	비율 간에는 차이가 없다.
북부		90(45.0%)	87(43.5%)				
중부		50(25.0%)	48(24.0%)				
남부		60(30.0%)	65(32.5%)				

■ 그림 27-12 연구모집단에서 남성과 여성을 비교하기 위한 검정의 예

아보기 위한 검정에 대한 결과물의 표본을 보여준다. 이 예제에서 독립 표본 t-검정의 p-값(p-value)이 0.05보다 작기 때문에 남성이 여성보다 평균 연령이 유의하게 높다. 그러나 휘셔의 정확 검정의 p-값(p-value)은 0.05보다 크기 때문에 남성과 여성에 있어서 흡연률은 유의한 차이를 보이지 않는다.

그림 27-12에서 보여준 표는 출판된 원고에서 통상적으로 포함하고 있는 것보다도 더 많은 정보를 포함한다. 그러나 이것은 올바른 검정이 사용되어졌는가와 올바른 해석이 이루어졌는가에 대하여 연구자가 이중-점검(double-check)을 하도록 한다. 또한 연구 보고서의 연구방법을 다루는 부분에서 통계 방법에 대한 기술을 할 수 있도록 한다. 더 간단명료한 비교표가 최종 보고서를 위하여 준비되어진다. 결과표에 대한 표본을 그림 27-13에서 볼 수 있다.

변수		남성(n=200)	여성(n=200)	p-값
연령	평균(표준편차)	43.7(7.8)	41.1(8.1)	0.001*
현재 흡연	%	12.0%	9.5%	0.519
거주 지역	n(%)			
북부		90(45.0%)	87(43.5%)	0.864
중부		50(25.0%)	48(24.0%)	
남부		60(30.0%)	65(32.5%)	

* a=0.05 수준에서 통계적으로 유의함

■ 그림 27-13 그림 27-12의 간단한 표현

27.10 짝지은 자료의 비교

검정의 또 다른 자료는 연구 목적이 동일한 연구 참여자들의 사전–사후 결과를 비교하는 것일 때 사용되어진다(그림 27–14). 연구 목적이 코호트 연구에서 연구 참여자가 조사 시점에서 측정한 체중과 조사 1년 후 측정한 체중 사이에 차이가 있는가를 알아보는 것이라면, 짝지은 t–검정(matched–pairs t–test)을 사용할 수 있다. 안전한 운전코스가 운전 면허시험의 합격률을 높이는지 알아보기 위하는 것이 목적이라면, 얼마나 많은 응시자가 사전–검사에서 통과하고 사후–검사에서 통과하지 못했는지, 얼마나 많은 응시자가 사전–검사에서 통과하지 못하고 사후–검사에서 통과했는지, 그리고 사전–검사와 사후–검사의 결과가 바뀌지 않은 응시자가 얼마나 많은가를 조사하기 위하여 멕네마 검정(McNnemar's test)을 사용할 수 있다. 또한 멕네마 검정은 차이들이 코스가 시험 합격률에 유의한 영향을 주었는지를 나타내는지에 대한 결정에 사용될 수 있다.

그림 27–15는 짝지은 검정의 결과물에 대한 표본을 보여준다. 이 예제에서, 짝지은 t–검정에 대한 p–값(p–value)이 0.05보다 작기 때문에 3개월 운동 프로그램에 참가한 연구 참여자들은 연구기간동안 체중이 감소하였다. 그러나 연구 참여자들은 10분 내에 1마일을 달릴 수 있는 능력은 향상되지 않았다. 멕네마 검정에서 p–값(p–value)이 0.05보다 크다. 연구기간 동안에 이 변수에 대한 값의 차이가 없다는 것을 나타낸다.

	조사된 변수의 형태			
	비율/구간 (모수 검정)	서열/순위 (비모수 검정)	이항	명목/범주
평가할 통계량	평균	중위수	비율	비율
한 모집단에서 두 번 측정된 변수의 값이 차이가 있는가에 대한 검정 (동일한 모집단에서 전–후 또는 두 개의 짝지은 집단)	짝지은 t–검정 (matched pairs or paired t–test)	짝지은 쌍에 대한 윌콕슨 부호순위 검정 또는 부호 검정 (Wilcoxon signed rank test or sign test for matched pairs)	맥네마 검정 (McNemar's test)	맥네마 검정 (McNemar's test)
세 개 이상 짝지은 집단에서의 변수의 값에 차이가 있는가에 대한 검정	1요인 반복측정 자료의 분산분석 (one–way repeated measures ANOVA)	후리드만 검정 (Frieman test)	코크란 Q 검정 (Cochran's Q test)	코크란 Q 검정 (Cochran's Q test)

■ 그림 27–14 짝지은 모집단을 비교하기 위한 검정

변수	보고	사전 검사	사후 검사	차이	변수 형태	비교 검정	검정의 p-값	해석
표본크기	n	40	40	0	수	–	–	–
체중 (파운드)	평균 (표준편차)	177.9 (18.8)	171.5 (18.6)	–6.5 (5.7)	비율 (정규)	짝지은 t–검정	<0.001	평균적으로 사전–사후 검사의 체중은 유의한 차이가 있다.
10분 이내에 1마일을 달릴 수 있는 능력	n(%)	12 (30%)	16 (40%)	6 아니오→예 2 예→아니오 32 변화 없음	이항	멕네마 검정	0.289	연구 참여자의 사전–사후 검사에서 10분 이내에 1마일을 달릴 수 있는 능력을 갖는 사람들의 비율은 차이가 없다.

■ 그림 27–15 3개월 운동 프로그램에 참가한 연구 참여자들에 대한 사전검사와 사후검사를 비교하기 위한 검정의 예

CHAPTER 28

고급 보건의료 통계에 대한 간단한 소개

A Brief Guide to Advanced Health Statistics

제한된 수의 연구들만이 회귀분석이나 이 장에서 기술할 고급 통계량을 필요로 한다. 사용자-친화적 통계 소프트웨어 프로그램들은 거의 모든 사람들이 고급 통계 분석을 가능하게 하지만 이런 프로그램들은 사용자가 적절한 검정을 선택하고 결과의 의미가 무엇인가를 해석할 것을 요구한다. 연구자들은 이러한 검정들을 언제 사용할 수 있는지, 검정의 사용을 적절하게 하기 위한 조건은 무엇인지, 어떻게 분석을 실행하는지, 그리고 결과를 어떻게 해석하는지에 대하여 알지 못하고 사용하여서는 안된다. 이 장에서는 가장 흔히 사용되는 고급 통계 기법 중 일부에 대하여 간략하게 소개를 할 것이다.

28.1 교란과 효과수정

연구자들이—한 번에 세 개 이상의 변수들에 대한 분석을 하는—다변량 통계 모형(multivariate statistical models)을 사용하는 중요한 이유 중 하나는 변수들 사이에서 일어날 수 있는 교호작용(interaction)을 조사하는 것이다. 다변량 통계 모형은 (외생변수 extraneous variable 또는 **잠복변수** *lurking variable*와 같은) **제 3변수**(*a third variable*)가 서로 다른 두 변수들 사이의 실제 관계를 감추거나 왜곡시키는 경우에 특히 유용하다. 교란(confounding)과 효과수정(effect modification)을 포함한 여러 종류의 **제 3변수 효과**(*third variable effects*)가 일어날 수 있다.

교란(confounder)은 노출변수와 결과변수 사이의 연관성을 실제보다 더 유의하게 또는 덜 유의하게 나타나게 만들 수 있다. 예를 들면, 신체적 무활동과 첫 번째 심장발작 사이의 연관성에 대한 (보정하지 않은) 조비차비(crude odds ratio)가 활동을 하지 않는 성인들이 활동적인 성인들에 비해 심장발작을 가질 가능성이 4배라고 하자. 아직도 연령은 이러한 연관성을 혼동시킬 수 있다. 나이가 많은 비활동성 성인들이 나이가 적은 비활동성 성인들에 비해 심장발작을 일으킬 가능성이 더 높기 때문에 연령은 여전히 위와 같은 연관성을 혼동시킬 수 있다. 연령-특수 분석(Age-specific analysis)에서 나이가 적은 비활동성 성인은 나이가 적은 활동성 성인보다 심장 발작을 일으킬 위험이 2배일 수도 있다. 또한 나이가 많은 비활동성 성인이 나이가 많은 활동성 성인보다 심장 발작을 일으킬 위험이 2배일 수도 있다. 연령으로 층화된 분석에 대한 결과는 연령이 운동과 심장발작 사이의 연관성에 혼란을 준다는 것을 나타낸다. 제 3변수가 교란변수라는 것이 밝혀지면, 연령-보정 비차비(age-adjusted odds ratio)와 같은 보정된 연관성의 측도가 노출과 결과 사이의 연관성에 대하여 보고되어야 한다. 예를 들어, OR=4의 조 비차비를 보고하는 대신에 연령-보정 비차비 OR=2를 보고하는 것이 더 정확할 것이다.

(때때로 "교호작용(interaction term)"이라고 불리는) 효과수정(effect modifier)은 다양한 노출들로부터 서로 다른 생물학적 응답을 경험한 사람들로 구분된 집단을 생물학적으로 나타내는 제 3변수이다. 예를 들면, 폐경 상태는 여성들의 생식건강과 관련된 여러 연구들에 있어서 효과 수정변수일 수 있다. 특정 노출이 폐경 전 여성들의 유방암 발생 위험을 감소시키는 것과 연관되어 있지만, 폐경 후 여성들의 유방암의 발생 위험을 증가시키는 것과 관련되어 있을 수 있다. 제 3변수가 효과 수정변수로 밝혀지면, 효과 수정변수의 각 수준에 대한 (폐경 전 여성과 폐경 후 여성에 대한 분리된 결과들과 같은) 층-특수 연관성의 측도(stratum-specific measures of association)로 분리하여 보고하는 것이 가장 좋다. 생물학적으로 다른 집단들에 대한 결과를 묶는 것은 의미가 있는 차이를 감출 수도 있다. 그러므로 효과 보정이 일어날 때에는 연관성의 보정된 측도나 조 측도를 보고하지 않아야 한다.

그림 28-1은 교란변수와 효과 수정변수를 확인하기 위해 필요한 단계를 요약하고 있다. 교란변수나 효과 수정변수가 되기 위해서는 제 3변수가 노출(또는 예측)변수와 결과변수 모두와 독립적으로 연관되어 있어야 한다.

이 두 가지 연관성이 확인되어야 한다. 노출과 결과 사이의 관계에 대한 조 비차비(또는 다른 연관성의 측도)는 제 3변수의 각 수준에 따른 분리된 연관성의 측도로 계산할 수 있다. 즉 남성과 여성에 대한 비차비를 분리해서 계산할 수 있다. 조 측정치와 층-특수 측정치(crude and stratum-specific measure)는 동일성 또는 교호작용에 대한 브레스로우-데이 검정(Breslow-Day test), −2 로그 우도 검정(−2 log likelihood test) 또는 다른 적절한 통계 검정을 이용하여 비교할 수 있다. 적합한 검정을 실행한 후에, 다음과 같이 해석할 수 있다:

- 조 비차비와 층-특수 비차비가 비슷한 값을 갖는다면, 교란이나 효과 수정이 일어나지 않았다는 것이다. 그러므로 조 측정치를 보고한다.
- 층-특수 연관성의 측도가 서로 같지만 조 연관성의 측도와는 차이가 있다면, 제 3변수는 교란

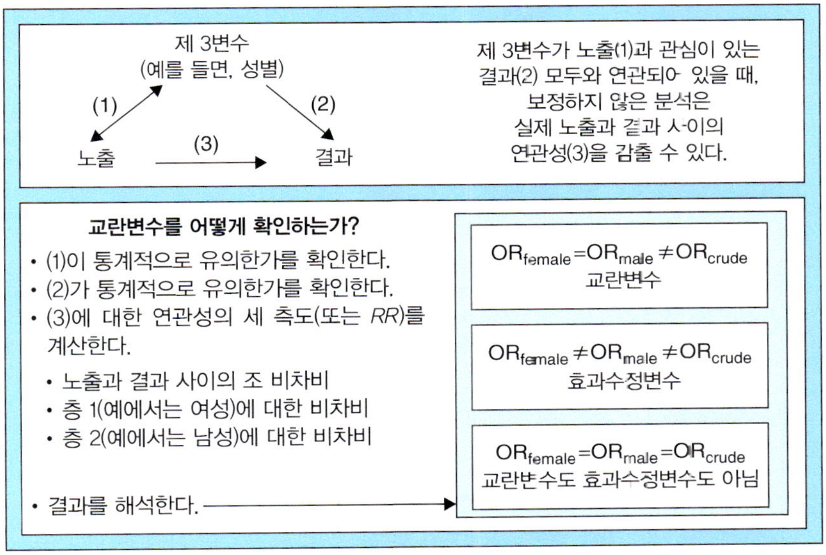

■ 그림 28–1 교란변수와 효과수정변수

변수이다. 그러므로 보정된 측정치를 보고한다.

- 층–특수 연관성의 측도가 서로 다르고 조 연관성의 측도와도 차이가 있다면, 제 3변수는 효과수정변수이다. 그러므로 층–특수 측정치를 보고한다.

28.2 회귀분석

회귀분석(Regression)은 분석에서 하나 이상의 교란변수나 교호작용에 대하여 보정하는 가장 쉬운 방법이다. 회귀모형(*regression models*)은 하나 이상의 예측(독립)변수(*predictor or independent variables*)와 하나의 결과(종속)변수(*outcome or dependent variable*) 사이의 관련성을 구하기 위하여 사용한다. 회귀모형은 다른 변수들을 통제한 후(즉, 다른 변수들의 값은 상수를 갖는다는 가정 후)에 조사된 결과에 대한 하나의 예측변수의 효과를 나타낸다. 회귀분석의 가장 중요한 두 가지 형태는 선형 회귀모형(linear regression model)과 로지스틱 회귀모형(logistic regression model)이다. 이에 대한 내용은 다음 절에서 설명할 것이다. 두 형태의 회귀모형에서 대하여, 모형을 적합하기 위한 단계는 유사하다. 그림 28–2에 그 내용이 요약되어 있다.

일부 통계 소프트웨어 프로그램은 분석자에게 다음의 내용을 요구한다:

단계	
1	결과(종속)변수를 선정한다.
2	결과변수에 대한 적절한 형태의 회귀분석 방법(선형 회귀모형 또는 로지스틱 회귀모형)을 확인한다.
3	하나 이상의 예측(독립)변수 들을 선택한다.
4	모형이 요구하는 가정(변수의 형태, 결과변수와 예측변수의 분포)에 대하여 확실하게 점검한다.
5	(예측변수들과 결과변수 사이의 관련성을 가장 잘 설명할 수 있는 모형인) "가장 잘-적합된"모형("best-fit" model)을 산출하기 위한 예측변수 들의 집합을 결정하는데 도움을 줄 수 있는 변수 선택방법을 선정한다.
6	모형에서 잠재적인 문제들을 조사한다. 예를 들면 다음과 같다. 가능한 자기상관(autocorrelation)에 대한 잔차를 조사한다. (두 개의 예측변수들이 높은 상관성을 가지고 있을 때 발생할 수 있는 다중공선성(multicollinearity)과 같은) 예측변수 들 사이의 가능한 교호작용을 점검한다. 설명이 필요한 또 다른 잠재적인 문제를 찾는다.
7	회귀모형의 결과들을 해석한다. (예를 들어, 필요한 모든 공변량은 포함되었으며, 논리적이지 않은 모든 공변량들은 제거되었는지와 같은) 결과들은 논리적인가를 고려한다.

■ 그림 28-2 회귀 모형의 적합 단계

- 특정 추정 기법(최소제곱 모형(ordinary least squares model), 일반화 최소제곱 모형(generalized least squares model), 또는 최대우도추정 모형(maximum likelihood estimation model))과 같은 모형에 대한 다양한 사양을 선정한다.
- 모형에 포함될 변수들을 선택하기 위하여 컴퓨터가 사용할 방법을 선택한다. 예를 들어, "모든 변수"방법("enter"method)은 모든 예측변수들을 모형에 포함할 것이다. "전진 단계적"방법("forward stepwise"method)은 추가적인 변수가 모형에 대한 적합성을 더 이상 유의적으로 향상시키지 않을 때까지 가장 좋은 예측변수를 모형에 추가한다. "후진 단계적"방법("backward stepwise"method)은 제거된 변수가 모형에 대한 적합성을 유의적으로 감소시킬 때까지 모형으로부터 변수들을 제거한다.
- 잔차(residual)를 조사하여 모형의 적합도를 점검한다. 잔차는 실제 자료가 모형에 의하여 예측된 값들과 얼마나 잘 부합되는 가에 대한 측도이고 모형의 적합성(goodness of the fit)에 대한 통계 검정의 결과이다.

통계학 참고문헌과 통계학자들이 회귀분석과 고급 분석기법에 대한 자세한 정보를 제공할 것이다.

28.3 선형 회귀분석

선형 회귀모형은 결과변수가 비율변수이거나 구간변수일 때 사용한다.

단순 선형 회귀모형(*simple linear regression model*)은 하나의 예측변수와 결과변수 사이에 선형적인 관련성이 있는지 조사한다. 그림 28-3은 단순 선형 회귀분석의 결과들을 어떻게 해석하는지에 대한 예를 보여주고 있다. 예측변수들과 결과변수 사이의 관련성은 산점도표(scatterplot)를 사용하여 시각적으로 표현할 수 있다. 회귀모형은 이 점들에 대해 가장 적합한 직선을 찾는다. 직선의 기울기(slope of the line)는 (통계 소프트웨어 프로그램의 결과들에서 β로 표현하는) 예측변수에 대한 계수이다. 직선에 대한 *y*축 절편(intercept)은 회귀모형에서 상수에 대한 계수이다.

이 값들은 가장 잘 적합된 직선에 대한 식을 세우는데 사용된다. 그리고 회귀식은 예측변수의 여러 값에 대한 결과변수의 기대되는 값을 예측하는데 사용할 수 있다. 모형에 대한 r^2은 상관계수(correlation coefficient)의 제곱이다. 이 값은 회귀모형이 결과변수의 값에 있어서 변동을 어느 정도 잘 예측하는지에 대한 정보를 제공한다. r^2은 0부터 1사이의 값을 갖는다. 값이 클수록 모형이 더 잘 적합되었다는 것을 나타낸다.

다중 선형 회귀모형(multiple linear regression model)은 결과변수의 값에 대한 여러 예측변수의 효과를 조사한다. 그림 28-4는 두 개의 연속형 예측변수를 갖는 다중 선형 회귀분석에 대한

회귀모형에 대한 결과물:

	β (계수)	*SE* (표준오차)	*p*-값
예측변수_1	3.1	0.4	<0.01
상수	0.9	6.4	0.89

회귀직선에 대한 r^2=0.79이다. r^2은 예측변수들이 결과변수의 값에 대한 변동을 79% 설명한다는 것을 의미한다.

회귀직선에 대한 식:

결과변수=3.1×예측변수_1+0.9

예측변수_1의 값	기대되는 결과변수의 값
10	30.9
15	47.4
28	87.7

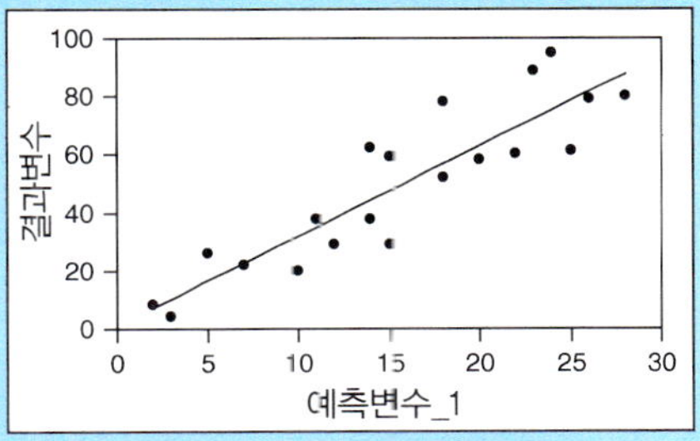

■ 그림 28-3 단순 선형 회귀모형의 예

회귀모형에 대한 결과물:

	β(계수)	*SE*	*p*–값
예측변수_1	0.5	0.1	<0.01
예측변수_2	0.6	0.2	0.01
상수	–6.2	6.2	0.33

회귀직선에 대한 r^2=0.870이다. r^2은 예측변수들이 이 결과변수의 값에 대한 변동을 87% 설명한다는 것을 의미한다.

회귀직선에 대한 식:

결과변수=0.5×예측변수_1+0.6×예측변수_2–6.2

예측변수_1의 값	예측변수_2의 값	기대되는 결과변수의 값
10	30	16.8
11	30	17.3
11	31	17.9

예측변수_2의 값이 일정하다면, 예측변수_1이 1-단위 증가할 때 결과변수의 기대되는 값이 0.5-단위 증가한다는 것이다.

예측변수_1의 값이 일정하다면, 예측변수_2가 1-단위 증가할 때 결과변수의 기대되는 값이 0.6-단위 증가한다는 것이다.

▪ 그림 28–4 두 연속형 변수를 갖는 다중 선형 회귀분석의 예

결과를 어떻게 해석하는가에 대한 예를 보여주고 있다. 예측변수들과 상수에 대한 계수(β)는 가장 잘 적합된 직선의 식을 만드는데 사용된다. 회귀식은 다른 예측변수들이 일정한 값을 가지고 있다는 것으로 통제한 후에 각 예측변수의 결과변수에 대한 효과를 조사하는데 사용된다.

다중 선형 회귀모형은 연속형과 범주형 예측변수 모두를 가질 수 있다. 이때 범주형 변수들은 숫자로 표현될 수 있어야 한다. 그림 28–5는 교호작용이 없는 다양한 형태의 예측변수들을 갖는 모형을 어떻게 해석하는지에 대하여 보여준다. 예를 들어, ("예측변수_2"에 대한 계수 β=2이기 때문에) "예측_2"변수의 값이 1–단위 증가하면 결과변수의 값이 2–단위 증가한다는 것이다. (성별에 대한 계수 β=18.7이기 때문에) 남성이 여성에 비해 결과 값이 18.7 더 크다고 할지라도, "예측변수_2"와 결과변수 사이의 관련성은 남성과 여성 모두에 대해 같다.

다중 선형 회귀모형에서 예측변수들은 교호작용(interaction)이 일어날 수 있다. 예를 들어, 교호작용은 남성과 여성에 대해 가장 잘 적합된 회귀직선이 고려되어질 만큼 큰 차이를 가지고 있을 때 나타날 수 있다. 그림 28–6은 여러 예측변수들 사이에서 교호작용이 일어날 때 모형을 어떻게 해석하는지를 보여주고 있다. 예를 들면, 예측변수_2가 1–단위 증가할 때 결과변수의 기대되는 값은 여성에게는 2.4–단위 증가하지만 남성에서는 단지 1.2–단위 증가한다는 것이다. 회귀모형에 대한 식에는 특정 교호작용에 대한 용어를 사용함으로써 교호작용을 표현한다.

회귀모형에 대한 결과물:

	β(계수)	*SE*	*p*–값
성별	18.7	2.2	<0.01
예측변수_2	2.0	0.1	<0.01
상수	−17.9	2.7	<0.01

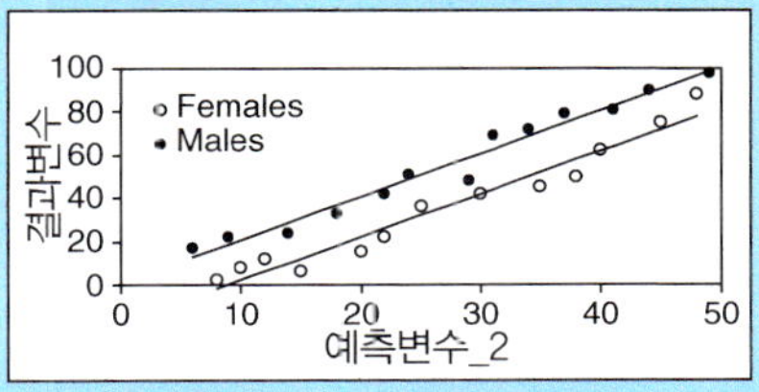

회귀직선에 대한 식:

결과변수=18.7×성별+0.2×예측변수_2−17.9

성별 값	예측변수_2의 값	기대되는 결과변수의 값
0	20	22.1
1	20	40.8
1	21	42.8

예측변수_2의 값이 일정하다면, 남성은 여성보다 결과변수의 기대되는 값이 18.7–단위 더 높을 것이다.

남성에 대하여, 예측변수_2가 1–단위 증가할 때 결과변수의 기대되는 값은 2.0–단위 증가한다는 것이다.

■ 그림 28–5 (그래프에서 남성과 여성에 대한 직선이 평행한 것처럼) 교호작용이 없는 하나의 연속형 변수와 하나의 범주형 변수를 갖는 다중 선형 회귀분석의 예

회귀모형에 대한 결과물:

	β(계수)	*SE*	*p*–값
성별	28.0	4.1	<0.01
예측변수_2	2.4	0.1	<0.01
성별×예측변수_2	−1.2	0.1	<0.01
상수	−20.3	2.8	<0.01

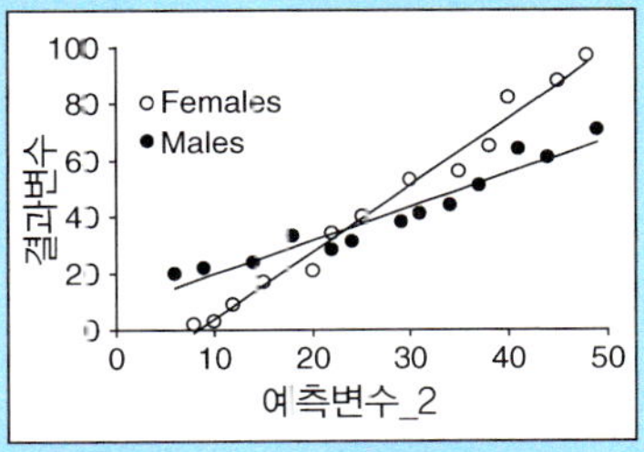

회귀직선에 대한 식:

결과변수=28.0×성별+2.4×예측변수_2−1.2×성별×예측변수_2−20.3

성별 값	예측변수_2의 값	기대되는 결과변수의 값
0 (female)	20	27.7
0 (female)	21	30.1
1 (male)	20	31.7
1 (male)	21	32.9

여성에 대하여, 예측변수_2가 1–단위 증가할 때 결과변수의 기대되는 값이 2.4–단위 증가한다는 것이다.

남성에 대하여, 예측변수_2가 1–단위 증가할 때 결과변수의 기대되는 값은 12–단위 증가한다는 것이다.

■ 그림 28–6 (그래프에서 남성과 여성에 대한 직선이 평행하지 않은 것처럼) 교호작용을 갖는 하나의 연속형 변수와 하나의 범주형 변수를 갖는 다중 선형 회귀분석의 예

환자군(대조군이 아님)을 예측하는 회귀모형의 결과는

	회귀계수(β)	표준오차(*SE*)	비차비(95% 신뢰구간)	유의확률(*p*–값)
성별	0.59	0.49	1.8 (0.7, 4.7)	0.23
식이섭취	1.44	0.52	4.2 (1.5, 11.7)	0.01
상수	−0.82	0.37		0.03

성별에 대한 비차비=exp(β)=exp(0.59)=1.8
95% 신뢰구간의 하한=exp(β−1.96×*SE*)
=exp(0.59−1.96×0.49)=0.7
95% 신뢰구간의 상한=exp(β+1.96×*SE*)
=exp(0.59+1.96×0.49)=4.7

식이섭취에 대한 비차비=exp(β)=exp(1.44)=4.2
95% 신뢰구간의 하한=exp(β−1.96×*SE*)
=exp(1.44−1.96×0.52)=1.5
95% 신뢰구간의 상한=exp(β+1.96×*SE*)
=exp(1.44+1.96×0.52)=11.7

"식이섭취"(연구 참여자가 어떤 음식을 섭취했는가에 대해 예/아니오로 측정한 변수)를 통제한 후 환자군에 대한 오즈는 성별에 따라 차이가 없다.

성별을 통제한 후, 특정 음식을 섭취한 사람이 특정 음식을 섭취하지 않은 사람들에 비해 환자군에서 유의하게 더 높은 오즈를 갖는다.

모형에 대한 r^2=0.140이다. r^2은 예측변수가 결과 변수의 값에 대한 변동의 14%를 설명한다는 것을 의미한다.

노트: 95% 신뢰구간에 대해서는 1.96, 99% 신뢰구간에 대해서는 2.576, 그리고 90% 신뢰구간에 대해서는 1.645가 승수(곱하는 수)로 사용되었다.

■ 그림 28–7 다중 로지스틱 회귀모형의 예

28.4 로지스틱 회귀분석

(종종 로짓 회귀모형 logit regression model 이라고 불리는) **로지스틱 회귀모형**(*logistic regression models*)은 결과 변수가 이분형 변수(dichotomous variables)일 때 사용된다. 로지스틱 회귀분석은 환자군=1, 대조군=0을 갖는 환자 상태가 결과 변수인 환자–대조군 연구에서 흔히 사용된다. 결과가 예/아니오의 형태인 결과 변수에 대하여 예=1, 아니오=0으로 값을 주는 것이 전형적인 방법이다. 로지스틱 회귀분석에서 예측 변수(predictor variables)는 범주형이거나 연속형일 수 있다.

그림 28–7은 로지스틱 회귀분석의 결과에 대한 예를 보여주고, 결과를 어떻게 해석할 것인가에 대하여 설명하고 있다. 로지스틱 회귀모형에서 예측 변수에 대한 계수는 비차비(odds ratio)의 자연 로그 값, ln(*OR*)이다. 그러므로 예측 변수와 결과 변수 사이의 연관성에 대한 비차비는 회귀계수에 지수 함수를 취한 값, exp(β)로 구할 수 있다. 각 예측변수에 대한 비차비는 예측 변수가 1 단위 변화할 때 결과의 오즈(odds)—일반적으로 환자군의 오즈 또는 예라고 분류된 집단의 오즈

—가 얼마나 변하는가를 나타낸다. 비차비에 대한 신뢰구간은 그림에서 보는 것과 같이 회귀계수와 회귀계수에 대한 표준오차(standard error)를 이용하여 계산할 수 있다.

28.5 가변수

회귀모형에서 예측변수들(predictive values)은 다양한 형태를 가질 수 있지만 수량 응답 값(numeric responses)이어야만 한다. 명목형 범주 변수들은 순서화되거나 순위가 할당될 수 없는 응답 값을 갖는다. 범주형 응답을 이분형(0/1) 변수로 변환시키는 **가변수**(*dummy variables*)를 만들 수 있다. 추가적으로, 로지스틱 회귀모형(logistic regression model)을 적용할 때, 비율변수나 구간변수를 변수의 수준에 따른 비차비를 추정하기 위하여 가변수로 변환시키는 것이 도움이 된다.

그림 28-8은 이러한 재코드화(recoding) 작업을 어떻게 하여야 하는지에 대한 예를 보여준다. 원래 범주형 변수가 *n*개의 응답 가능한 값을 갖는다면, 원 질문의 모든 응답을 포함하기 위하여 $n-1$개의 가변수가 요구된다. $n-1$개의 모든 변수들이 (일부가 단계적 선택 과정(stepwise selection method)에서 제거될지라도) 회귀모형에 포함된다.

28.6 생존 분석

생존분석(*Survival analysis*)은 연구모집단에 속한 사람들이 (연구에 참여한 시점 또는 특정 상황에 대하여 진단받은 시점과 같은) 연구시작 시점부터 사망 또는 다른 결과물과 같이 잘-정의된 사건

	가변수의 값			
원래 문제에 대한 응답이	가변수_B (원래 문제에서 B라고 응답하였는가?)	가변수_C (원래 문제에서 C라고 응답하였는가?)	가변수_D (원래 문제에서 D라고 응답하였는가?)	가변수에 근거한 결론
A	0(아니오)	0	0	응답은 B, C와 D가 아니고 A이다.
B	1(예)	0	0	응답은 B이다.
C	0	1	0	응답은 C이다.
D	0	0	1	응답은 D이다.

■ 그림 28-8 가변수

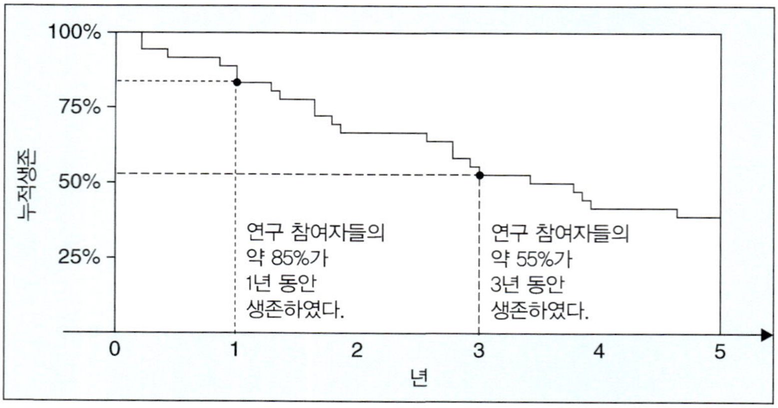

■ 그림 28-9 카플란-마이어 표의 예

(well-defined event)까지 경험한 지속시간의 분포를 조사한다. 생존분석에는 다음과 같은 측도들을 이용한다:

- 생존시간의 중위수(Median survival time)
- 진단 후 누적 생존(cumulative survival)
- 생존의 조건부 확률과 누적 확률을 기록한 생명표(life table)
- 누적 생존율을 보여주는 카플란-마이어표(Kaplan-Meier plots) (그림 28-9)

한 모집단에서의 생존시간이 다른 모집단에 비해 더 짧은가를 결정하기 위하여 로그-순위 검정(log-rank test)을 사용할 수 있다. 두 모집단에서 (사망과 같은) 사건의 지속시간을 비교한 위험비(hazard ratio)를 추정하는 콕스의 비례위험 회귀분석(Cox proportional hazards regression) 또한 생존분석에서 사용될 수 있다.

28.7 지리정보시스템/공간 분석

위성위치확인시스템(GPS, global positioning system) 좌표나 지리적 자료가 수집된다면, 공간 소프트웨어 프로그램(spatial software program)이 지리적 부분에 대한 분석을 수행하는데 유용할 것이다. 지리적 자료는 **지리정보시스템**(*GIS, geographic information system*)에 통합시킬 수 있다. 지리정보시스템(GIS)은 다음과 같은 공간 분석에 대하여 사용할 수 있다:

- 모란 계수(Moran's coefficient)나 기어리 계수(Geary's coefficient)와 같은 통계량을 이용한 공간 질병 집락(spatial disease cluster)의 확인
- 사회적 또는 물리적 환경과 질병 사이의 연관성에 대한 결정
- 위치 사이의 거리에 대한 추정
- 건강 서비스의 접근과 관련이 있는 지리적 요인의 확인

의학 지리학과 보건의료 지리학 참고문헌은 공간 분석에 도움을 줄 것이다.

STEP

5

결과 보고

Report Findings

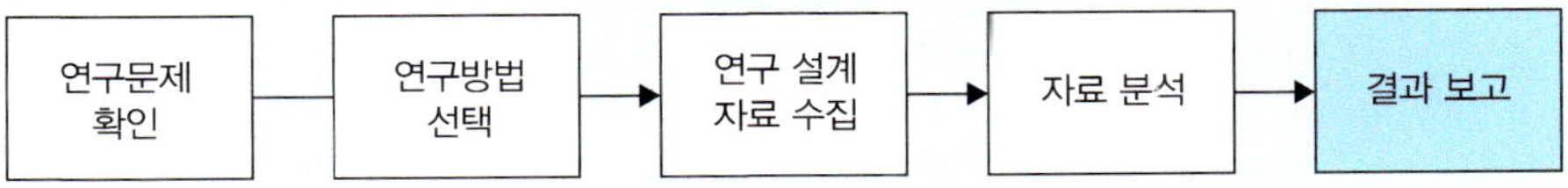

연구과정의 마지막 다섯 번째 단계는 연구 보고서를 작성하고 발표와 출판을 준비하는 것이다. 이 절에서는 원고 작성, 수정과 결과물의 보급에 대한 정보를 제공한다.

- 논문 구조
- 인용
- 원고 작성 전략
- 비평적 수정
- 포스터와 발표
- 목표 저널의 선택
- 제출, 심사와 출판 과정
- 왜 출판하여야 하는가?

CHAPTER 29

논문 체계: 논문 구조

Article Structure

연구 논문들은 대부분 동일한 구조를 갖는다: 초록, 서론, 연구방법, 연구결과와 고찰

29.1 초록

초록(*abstract*)은 논문의 요약이다. 초록의 중요한 기능은 원고에 대한 광고를 하는 것이다. 왜냐하면, 대부분의 컴퓨터 데이터베이스와 검색 엔진들이 단지 초록만을 점검하기 때문이다. 연구자들이 논문의 전문(full-text)에 대한 복사본을 가지고 있더라도, 논문에 대한 관심이 떨어진다면 과거 초록을 읽는 것만 못할 수 있다. 그러므로 초록은 정확하고 합리적으로 완성되어야 하고 주목할 수 있도록 작성하여야 한다. 초록을 작성하는 것은 대부분의 저널들이 최대 150개에서 250개의 단어들로 초록을 제한했을 때 도전적인 일이다. 통상적으로 논문의 나머지 부분들을 작성하고 초점, 핵심 결과와 결론이 명확해진 후에 초록을 작성하는 것이 가장 쉬운 일이다.

구조화 초록(*structured abstract*)은 내용을 작성하기 위하여 연구목적(objectives), 연구방법(methods), 연구결과(results), 결론(conclusion)과 같은 부제(subheading)를 사용한다.

비구조화 초록(*unstructured abstract*)은 일반적으로 동일한 개요를 따르지만, 절의 제목을 작성하지 않는다.

29.2 서론

서론(*introduction*)은 독자들이 논문에서 사용한 연구방법과 연구결과를 이해하기 위하여 알아야 하는 연구배경(background)을 제공한다. 이 절에서는 가끔 연구모집단(study population), 연구 장소(study site)와 연구 연도(study years)에 대한 정보를 포함한다. 사람(person), 장소(place)와 시간(time)에 대한 특성들이 초록에서 적었던 것과 같이 논문의 본문에 포함되어야 한다.

고찰과 비교하여 서론의 길이는 목표 출판물에 따라 다양하다. 일부 저널에서는 전형적인 서론은 단지 하나나 두 개의 단락으로 구성되지만 긴 고찰이 기대되기도 한다. 다른 저널들은 서론은 길지만, 고찰은 상대적으로 짧을 수 있다.

서론은 이전 연구들과의 비교와 새 연구가 새로운지에 대한 논의를 포함할 수 있지만, 내용은 고찰을 대신해서 작성하여야 한다. 일부 서론에서는 핵심 정의에 대한 목록을 제공한다. 그러나 이 부분은 연구방법에서 대체할 수 있다. 많은 서론이 논문의 시작 단락을 제공하고 있기는 하지만, 대부분의 서론은 연구의 중요성과 유의성에 대한 서술과 논문이 설명할 특정 목적, 목표와 가설을 포함한다.

29.3 연구방법

연구방법(*Methods*)은 사용된 연구 설계를 명확하게 확인하는 것으로 시작된다. 사람, 장소와 시간에 대한 특성들이 서론에서 제공되지 않았다면, 그 내용들은 연구방법에서 작성하여야 한다. 핵심 노출, 결과와 기타 변수들에 대한 정의(definition)가 제공되어야 한다. 예를 들면, 환자-대조군 연구에서 환자군에 대한 정의는 자세하게 설명되어야 한다; 실험 연구에서는 개입군과 대조군 모두에 대하여 자세히 기술하여야 한다. 몇몇의 연구들에서 조사도구를 타당하게 만들기 위한 단계와 더불어 정확한 표현의 제공과 설문지 항목의 순서 등이 중요할 것이다.

1차 연구에 대하여, 연구방법은 표본을 확인하고 연구 참여자들을 모집하는 것을 기술하고 선정 기준과 배제 기준을 작성하는데 사용된다. 면접 기법과 (관련이 있다면) 실험 방법, 신체검사 점검표와 측정방법을 포함한 자료수집에 대한 방법 또한 기술하여야 한다. 2차 분석에서는 보고서는 누가, 어떻게 자료를 수집할 것인지, 그리고 있다면 새로운 논문의 저자들이 자료 수집에서 한 역할을 확정하여야 한다.

연구방법은 연구 참여 장려를 위해 제공할 것이 무엇인지, 어떻게 사전 동의서를 기록했는지,

지역사회 집단과 어떻게 교류했는지, 그리고 어떤 연구윤리 위원회가 프로젝트를 심사했는지와 같은 윤리적 고려사항에 대한 정보들을 제공하여야 한다. 윤리적인 이슈는 저널의 선호에 따라 부록(endmatter)에 포함될 수도 있다.

이 절은 사용된 통계 방법에 대한 기술로 끝맺음한다.

연구방법은 대부분의 연구방법들이 자료 수집을 시작하기 전에 확정되기 때문에, 자료 수집 이전에 작성되어지기도 한다.

29.4 연구결과

연구결과(*Results*)는 연구 참여자들에 대한 표본크기와 인구학적 요인에 대하여 명확하게 정의한 연구모집단에 대한 기술로부터 시작한다. 통계 분석의 추가적인 결과들은 가능하다면 표와 그림들을 사용한다. 대부분의 연구들은 화려한 다변량 통계량(multivariate statistics)을 요구하지 않는다. 통계 검정에 대한 결과들은 저자들이 검정이 언제 사용되었으며 어떻게 해석하여야 하는 가에 대한 충분한 이해없이 보고하여서는 안된다.

29.5 고찰

고찰(*Discussion*)은 통상적으로 새로운 연구의 핵심 발견에 대한 요약으로 시작된다. 핵심 발견들은 서론(introduction)의 마지막 단락에서 자세하게 설명한 목적, 목표 드는 가설과 부합하여야 한다. 다음의 단락들은 새로운 연구와 기존의 연구들을 비교하여야 하고 관련된 기존 문헌에 대한 빈틈없는 고찰과 적절한 수의 인용을 포함하여야 한다.

모든 논문들은 연구의 제한점에 대하여 적어도 한 단락을 포함시킬 필요가 있다. 제한점에 대한 단락은 타당하지 않거나 정확하지 않은 연구결과들을 제공하는 (여러 형태의 바이어스와 같은) 잠재적 문제들을 확인하여야 한다. 또한 문제점을 최소화할 수 있는 단계와 왜 원하지 않은 심각한 문제가 일어났는지에 대하여 설명하여야 한다.

고찰의 마지막 단락은 연구의 결론을 서술하여야 한다. 적절한 결론은 원칙과 저널에 따라 다양하지만 결론에서는 분석으로부터 얻은 새로운 이론, 연구의 정책적인 내포 또는 추후 연구에 대한 방향을 포함할 것이다.

29.6 부록

몇몇의 저널들은 결론(conclusion)과 참고문헌 목록 사이에 정보를 나열한다. 소위 **부록**(*endmatter*)이라고 불리는 부분에는 다음의 내용을 포함할 수 있다:

- 저자의 소속과 연락 정보(제목 쪽에 표시되어 있지 않다면)
- 논문에 대한 각 저자의 기여도
- 연구에 도움을 주었지만 저자 기준을 충족하지 못한 사람들에 대한 감사
- (연구 참여자가 제출한 사전 동의서와 프로젝트를 검토한 위원회의 명칭과 장소에 대한 공표와 같은) 연구의 윤리적 측면에 대한 정보
- 모든 자금 출처에 대한 목록
- 가능한 이해의 충돌에 대한 고지(개인의 재정적 이해의 충돌과 재정적 관심을 갖는 조직에 고용되는 것과 관련한 잠재적인 갈등 모두)

몇몇의 저널들은 논문의 최종 출판된 판(final published version)에서 이러한 정보를 제공하지만 제출된 원고에서는 이러한 내용들을 삭제할 것을 요청한다. 이유는 몇몇의 저널들이 이중-눈가림 심사 과정(double blind review process)을 사용하고, 이러한 정보들은 저자들의 신분이나 소속을 드러내기 때문이다. 각 저널의 저자에 대한 지침이 어떤 정보들을 부록에서 제공하여야 하는지를 알려줄 것이다.

29.7 표와 그림

많은 보건의료 저널들은 가끔은 각 논문에 대하여 (표와 그림을 결합하여) 최대 4개까지 표와 그림의 수를 제한한다. 이러한 제한은 표와 그림의 내용이 연구의 가장 중요한 측면을 강조할 수 있도록 조심스럽게 선택되어져야 한다는 것을 의미한다. **표**(*tables*)는 본문 안에 한 문장이나 두 문장으로 쉽게 기록할 수 없는 통계 결과들을 정리하고 표현하는데 사용한다. 그래프(graph)나 **그림**(*figures*)은 결과를 전달할 때 자료에 대한 시각적인 표현이 단어를 이용하는 것보다 더 효과적일 경우에 사용된다. 사용된 그림은 단순하게 장식하기 위해서가 아니라 의미를 가지고 있어야 한다. 표나 그림에서 제공한 정보를 본문에서 반복할 필요는 없다. 그러나 각 표와 그림에 대하여 번호를 붙여야 한다.

전체 연구 참여자들	n	87
성별	n(%)	
남		47(54%)
여		40(46%)
입학 시 기온(°F)	평균(표준편차)	100.3°(0.9°)
입학 시 증후군	n(%)	
설사		80(92%)
구토		56(64%)
기침		9(10%)

■ 그림 29-1 환례군 연구에 대한 빈도표의 예

표는 본문에 내용이 없을 때에도 독립적으로 해석하고 이해할 수 있을 만큼 충분한 정보를 제공하여야 한다(그림 29-1):

- 표의 제목은 간략하지만 명확하게 내용을 기술할 수 있어야 한다.
- 행과 열은 각각 기술적인 라벨(descriptive label)을 가져야 한다. 적용할 수 있다면, 단위(units) 또는 (연구 참여자들의 수에 대하여 *n*으로 표시하는) 표본크기(sample size)를 제공한다.
- 각각의 통계량에 대하여 신뢰구간(confidence interval), *p*-값(*p*-value), 평균이나 중위수에 대한 사분위수 범위에 대한 표준편차 또는 표준오차와 같은 불확신성에 대한 측도(measure of uncertainty)를 제공한다.
- 표 아래(또는 제목 막대)에서 주석은 일반적으로 통계적 유의성이나 관심이 있는 항목들을 표시하기 위하여 사용되는 별표(*)와 (†, ‡와 $와 같은) 다른 기호의 의미를 설명한다.
- 일관적인 서체(fonts), 행간(spacing)과 소수점의 수가 원고에 있는 모든 표에 사용하여야 한다.

그래프(*graph*)는 독자들이 본문의 관련된 내용을 읽지 않고도 해석할 수 있도록 제목, 그림, 범례(legend) 또는 핵심(key)에 대한 충분한 정보를 제공하여야 한다. 그림 29-2는 그래프가 정확하게 해석하는 것을 더 쉽거나 어렵게 만들 수 있는 몇 가지 특성을 강조하고 있다.

또한 저자들에 의해 제공된 고해상도의 사진(high-resolution photographs), 지도(maps), 흐름도(flowcharts)와 영상들이 그림으로 사용될 수 있다. 연구 참여자들의 사진들은 통상적으로 서면 승인없이 사용해서는 안된다.

올바른:

- 범주형 자료를 묘사하기 위하여 사용된 막대 그래프
- y축은 0%부터 100%까지 표시한다.
- 양축에 이름을 준다.
- 표본크기에 대한 정보를 제공한다.

문제있는:

- 범주형 자료를 묘사하기 위하여 사용된 잘못 덧붙인 선 그래프
- y축의 척도가 범주 사이의 거리를 실제 존재하는 것보다 더 큰 차이를 내포한다.
- y축에 있어 결측된 표는 값이 수보다는 백분율이라는 것을 불분명하게 만든다.

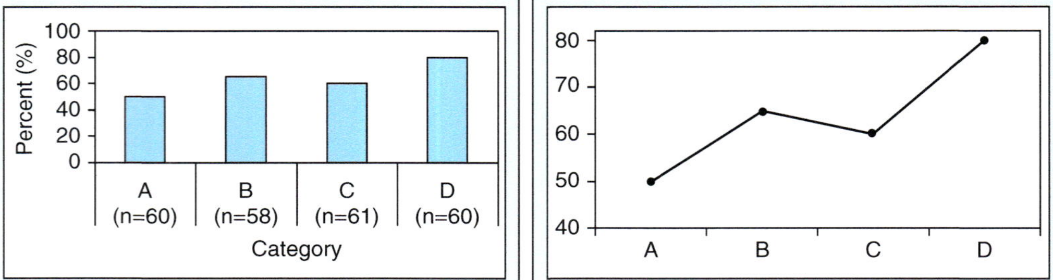

■ 그림 29–2 올바른 그래프와 문제있는 그래프의 예

29.8 점검표 작성

논문의 각 절에 포함되는 가장 일반적인 정보가 그림 29–3에 있다.

절	내용
초록/요약	핵심어를 이용하여 논문을 요약한다.
서론/연구배경	필수적인 연구배경에 대한 정보를 제공한다.
	연구의 목적(또는, 실험 연구에서 검정할 가설들)을 서술한다.
연구방법	연구 설계(또는, 실험 연구에서 무작위화 방법)를 확인한다.
	(표본추출 방법과 자격 기준, 필요하다면, 연구 참여자들을 모집하는 방법을 포함한) 연구가능 모집단 설정과 연구기간을 기술한다.
	핵심 노출과 결과 및 기타 변수들을 정의한다.
	자료를 어떻게 수집하였는가를 설명한다.
	연구에서 필요한 표본크기를 어떻게 추정하였는지에 대하여 기술한다.

■ 그림 29–3 개인 수준 자료의 분석을 보고하는 논문의 핵심 내용

절	내용
연구방법	(연구윤리위원회로부터 프로젝트가 승인되었는가, 연구 참여를 유도하기 위한 방법이 제공되었는가, 그리고 어떻게 사전 동의서가 기록되었는가와 같은) 윤리적 고려사항에 대하여 논의한다.
	분석을 위해 사용된 통계 방법들을 기술한다.
연구결과	(도움이 된다면, 연구의 각 단계에서 개인 연구 참여자들의 수를 보여주기 위한 업무 흐름도를 사용하여) 표본크기를 포함한 연구모집단을 기술한다.
	(가능할 때 표와 그림을 이용하여) 의의가 있는 결과들을 보고한다.
고찰	핵심 결과들이 연구 목적(가설)과 어떻게 관련되어 있는지 요약한다
	연구의 제한점에 대하여 논의한다.
	결과에 대한 잘 설명된 해석을 제공한다. (이전 연구들에서와 같이) 기존의 관련된 증거에 새로운 연구를 어떻게 부합시킬 것인가를 서술한다. 연구의 일반화(결과물들을 합리적으로 적용할 수 있는 모집단)에 대하여 논의한다.
부록	저널에서 요청한다면, 저자 각각의 기여에 대한 감사, (있다면) 저자권 범주를 충족하지 못한 사람들의 도움에 대한 감사, 자금원, (있다면) 잠재적 이해의 충돌
	참고문헌

■ 그림 29–3　개인 수준 자료의 분석을 보고하는 논문의 핵심 내용 (계속)

다수의 점검표들이 다양한 연구 형태에 대한 보고서에 포함될 내용들에 대하여 발전되어 왔다. 가장 널리 사용되는 점검표들 중 일부를 그림 29–4에 정리하였다.

연구방법	점검표	
체계적 검토	PRISMA	(개입의 평가에 대한) 체계적 검토와 메타-분석에 대하여 선호하는 보고 항목들
메타-분석	PRISMA	
	MOOSE	역학에서 관찰 연구에 대한 메타-분석
단면적 연구	STROBE-cross-sectional	역학에서 관찰 연구들의 보고를 강화한다.
환자-대조군 연구	STROBE-case-control	
코호트 연구	STROBE-cohort	
실험 연구	CONSORT	(무작위화 통제 시험에 대한) 시험을 보고하는 표준들을 통합한다.
	TREND	비무작위화 설계를 갖는 평가의 보고서를 명료하게 한다.
질적 연구	COREQ	질적 연구를 보고하기 위한 범주들을 통합한다.

■ 그림 29-4 일반적인 보고 가이드라인

CHAPTER 30

인용

Citing

새로운 연구의 방법, 결과와 결론을 지원하기 위하여 사용된 모든 출판물들에 대한 정확한 참고문헌 정보를 제공하여야만 한다.

30.1 과학적 문헌의 인용

모든 새로운 과학 논문의 저자들은 자신들의 새로운 연구가 이전의 연구들과 어떻게 부합하는지 설명할 필요가 있다. 일반적으로 원고의 서론에서는 새로운 연구의 중요성을 이해하는데 필요한 연구배경(background)을 제공한다. 전형적으로 고찰에서는 새로운 연구의 결과들과 이전에 출판된 연구들의 결과들과의 광범위한 비교를 제공한다. 일부 논문들은 몇 안 되는 수의 논문을 인용하고, 일부 논문(특히 종설 논문, review article)은 수 백 개의 논문을 인용하지만 보건의료 분야의 전형적인 논문들은 체계적인 심사를 한 저널에 게재된 약 20~30개의 논문들을 인용한다.

적절한 논문들은 전자 데이터베이스와 이미 확인되고 도움이 될 것으로 결정한 논문들의 참고문헌 목록을 조사함으로써 찾을 수 있다. 이 자료원들은 연구와 관련되어 있을 가능성이 있기 때문이다(관련된 논문들을 어떻게 찾는가를 검토하기 위하여 3장을 보라). 참고문헌 들은 연구의 중요성, 타당성과 결론을 지지하기 위하여 세심하게 선정되어야 한다. 또한 참고문헌 들은 사용된 대안적 방법론을 확인하는데 사용될 수 있다. 그리고 새로운 발견이 기존 문헌들과 일치하는지 또는 기존의 연구들과 상반되는지에 대한 부분을 확인하는데 사용할 수 있다. 정책에 대한 다양한 관점을 제공하고 연구의 결과를 실행하는데 사용되어진다.

논문을 인용하는 것은 (특정 결함을 지적할 필요가 있는 드문 예를 제외하고는) 논문 저자들의 연구를 지지하는 방법이다. 그러므로 인용된 모든 논문의 전문을 읽는 것은 중요하고 연구방법과 결론을 완전하게 만든다(전체 논문을 세심하게 읽는 것은 연구를 비판할 때 더 중요할 수 있다). 초록이 신뢰할 만 하다고 믿지 마라. 초록은 아마도 연구방법과 연구 결과들에 대하여 부정확하거나 완전하지 않게 요약될 수 있다. 예를 들면, 매우 작은 표본크기, 매우 낮은 연구 참여율 또는 수십 년 전의 자료를 이용하는 것 같은 중대한 정보를 빠뜨릴 수도 있다. 또한 초록은 가장 놀랄만하고 이전 연구와 가장 합치하는 통계량만을 보고할 수도 있다. 더불어, 초록은 가끔 연구 자료가 지원하지 않는 결론을 서술하기도 한다. 논문을 인용하기 전에 논문 전체를 읽고 이해하라.

책, 책의 장과 (정부 기관이나 국제 조직에 의해 출판된 것과 같은) 공식적인 보고서들을 받아들일 수 있지만, 저널의 논문들이 과학적 논문들에 대한 증거 지원을 위한 자료로 선호된다. 그림 30–1은 체계적으로 심사된 저널들에서 발견한 것과 같은 공식적인 보고서들의 특성을 요약하고 있다. 공식적인 온라인상에서 출판되지 않았거나 믿을만한 조직에 의해 인쇄되지 않은 자료표(fact sheet), 웹사이트와 기타 자료들은 더 믿을만하고 영구한 정보원을 이용할 수 없을 때에만 인용되어야 한다(그림 30–2).

공식적이고 과학적인 보고서
웹사이트, 신문이나 유명한 잡지가 아닌 체계적인 심사가 이루어진 저널(또는 보고서나 책)에서 출판되었는가?
연구 설계를 기술하고, 이 연구 설계가 연구의 목적에 대하여 왜 적절하지 설명한다.
연구모집단이 어떻게 선정되었는지 설명하고, 표본크기가 충분히 큰 가를 보여준다.
노출과 결과가 어떻게 정의되고 평가되었는지 설명한다.
사용된 분석 방법을 기술하고 쉽게 해석할 수 있는 표와 그래프를 이용하여 결과를 표현한다.
합리적이고 연구 자료에 기초한 결론을 산출한다.
연구의 제한점에 대해 논의한다.
새로운 연구와 이전의 연구를 비교한다.
과학적 저술을 위한 표준적인 개요와 기타 관례를 따른다.

■ 그림 30–1 공식적이고 과학적인 보고서의 특성

자료	공식적인가 비공식적인가?	인용할 수 있는가?	주목(Remarks)
웹사이트 또는 자료표	비공식적	거의 안함	웹사이트나 자료표는 비공식적인 연구에 대한 시작점으로는 유용할 수 있다. 그러나 웹사이트나 자료표는 신뢰있는 기관으로부터 작성되고 공식적인 논문이나 보고서가 동일한 정보를 제공하지 못할 때에만 인용될 수 있다.
신문 또는 인기있는 잡지	비공식적	거의 안함	인기있는 매체의 항목은 공식적인 과학 논문이나 보고서가 동일한 정보를 제공하지 못할 때에만 참고될 수 있다.
통계 데이터베이스	공식적	가능함	통계 데이터베이스와 보고서들은 자료를 수집한 사람, 자료수집 방법과 시기가 명확할 때만 인용한다.
공식 보고서	공식적	가능함	보고서들은 신뢰있는 기관으로부터 (할당된 출판년도와 기타 문헌 정보를 갖는) 공식적인 출판이 되었을 때에만 통상적으로 인용된다.
책 또는 책의 장	공식적	가능함	대부분의 과학적 소통이 책 보다는 저널을 통해서 일어나지만, 책은 공식적인 원고에 대해 받아들일 수 있는 자료원이다; 일반적인 교과서들은 적절한 자료원이 거의 아니다. 그러나 높은 수준의 기술적 교과서들을 인용하는 것은 적절하다.
초록	공식적	가능하지 않음	전문 논문들만이 인용된다(인용하기 전에 전문을 읽어야 한다).
논문	공식적	가능함	체계적인 심사가 이루어진 저널의 논문들은 공식적인 원고에서 선호되는 참고문헌이다.

▪ 그림 30-2 인용할 수 있는 자료

30.2 자기 자신의 단어로 글쓰기

아주 적은 수의 과학 논문들이 다른 자료의 단어를 직접적으로 인용한다. 다른 출판물로부터 인용하는 것을 피하는 많은 이유가 있다. 가장 중요한 이유 중의 하나는 다른 작가의 절이나 문장을 빌려오는 것은 글쓰기를 고르지 못하게 만들 수 있다. 인용을 사용하는 일부 사람들은 원 문장이 완벽하게 쓰여져서 다른 단어를 사용하여 동일하게 말할 수 없다고 느낀다. 이것은 사실이 아니다. 자신의 작성 방식에서 "같은 것(same thing)"을 말하는 것이 새로운 작업을 위하여 더 좋다. 왜냐하면 같은 것은 모든 글이 동일한 형태를 갖는다는 것을 의미하기 때문이다.

의역(paraphrasing)을 하는 또 다른 혜택은 인용한 논문을 이해하였다는 것을 확신하는데 도움이 된다. 정확하게 의역하는 것은 직접적인 인용을 하지 않았다는 이해의 수준을 필요로 한다. 완전히 이해하지 못한 것을 인용하는 것은 좋은 아이디어가 아니다.

의역은 원 자료를 인용하기 위한 요건을 무시해서는 안된다. 이는 인용부호가 사용되어서는 안된다는 것을 의미한다. 직접적인 인용이 논문으로부터 선택되고 재사용되었을 때 전체 인용은 반드시 인용부호 내에 있어야 한다(또는 인용의 길이와 저널 구성 선호도에 의존한 왼쪽 여백으로부터 들여쓰기). 추가적으로 본문 내 인용(in-text citation)이 제공되어야만 한다. 다른 학자들의 아이디어나 결과들을 다른 말로 바꾸어 표현할 때 (단어들을 복사하지 않기 때문에) 인용부호는 사용되지 않는다. 그러나 원 정보의 자료들에 대한 본문 내 인용은 여전히 제공되어야만 한다. 그림 30-3은 인용과 의역의 차이를 설명하고 있다.

30.3 상식이란 무엇인가?

특정 분야 또는 실험실 연구의 통계량이나 결과와 같은 어떤 **특정 지식**(*specific knowledge*)은 과

인용(저널의 논문들에서는 거의 사용되지 않음)	의역(가끔 사용됨)	참고문헌(인용이나 의역 중 하나가 반드시 요구됨)
캐나다 여성들의 난소암에 대한 위험요인을 조사하는 환자-대조군 연구에서 "처음 임신 시 연령이 난소암의 위험과는 연관성이 없다"[1]는 것을 발견했다.	캐나다 여성들에 대한 환자-대조군 연구에서 난소암과 연구 참여자들의 처음 임신 연령 사이에는 연관성이 없다는 것을 발견했다.[1]	1. Risch HA, Marrett LD, Jain M, Howe GR. Differences in risk factors for epithelial ovarian cancer by histologic type: results of a case-control study. *Am J Epidemiol* 1996;144:363-72.
저자들은 "흡연 시작 연령과 흡연 시 흡입의 깊이를 보정하지 못했기 때문에 결과에서 남성에서의 상대위험도와 비교한 여성에서의 상대위험도는 흡연 때문에 과소 추정되었다."[2]는 것을 인정했다.	연구의 저자들은 흡연 시 흡입 깊이 등 흡연 행동에 대한 통계적인 보정을 하지 않았기 때문에 남성 흡연자들에 비해 여성 흡연자들에 있어 폐암 증가의 위험은 과소 추정되었을 수 있다는 것을 지적했다.[2]	2. Zang EA, Wynder EL. Differences in lung cancer risk between men and women: examination of the evidence. *J Natl Cancer Inst* 1996;88:183-92.
조사자들은 "콜레라는 통상적으로 물로 전파되는 질병으로 고려된다. 그러나 이번 발생에서 이용가능한 증거는 식사에서 일부 음식이 가장 가능성있는 감염 매개체인 것으로 나타났다."[3]는 것을 언급했다.	조사자들은 콜레라 발생의 가장 가능성있는 원인은 비행기 승객에게 제공된 음식이라는 결론을 내렸다.[3]	3. Sutton RG. An outbreak of cholera in Australia due to food served in flight on an international aircraft. *J Hyg(London)* 1974;72:441-51.

■ 그림 30-3 인용과 의역의 예

학 논문에서 참조되었을 때 인용되어야 한다. 그러나 일반적 지식(general knowledge)이나 상식(common knowledge)은 인용할 필요가 없다. **상식**(*Common knowledge*)은 일반적인 사람들이 규율적으로 알고 있는 무언가를 말한다; 상식은 야채 가게에서 임의로 선택된 사람이 알고 있는 것을 말하는 것은 아니다. 예를 들면, 인플루엔자는 바이러스가 원인이라는 것과 독일이 유럽에 속해 있다는 것은 상식일 것이다. 이러한 사실 모두 잘 밝혀져 있고 인플루엔자나 독일에서 수행된 연구들의 논문에 대한 빠른 검색이 이 정보가 인용할 필요가 없다는 것을 보여준다. 반면에 독일에서의 플루(flu)에 대한 특정 역학 연구에 대한 견해나 특정 연도에 플루에 감염된 독일인의 비율에 대한 통계량은 특정 지식이다; 이 내용들은 인용할 필요가 있다. 어느 정도의 정보가 상식인가에 대해 의문이 있을 때 인용을 사용하는데 만전을 기해야 한다. 또한 논정이 되는 사실은 하나 이상의 믿을만한 자료원에 의하여 지원되어야 한다.

30.4 표절 피하기

표절(*Plagiarism*)은 다른 사람의 표현, 생각이나 창조적인 결과를 귀속없이 새로운 문서에 반복하였을 때 일어난다. 인용부호를 사용하지 않고 다른 사람의 동일한 단어를 복사하는 것, 전체 인용을 제공하는 것, 인용을 표시하지 않고 독창적인 이론이나 관찰을 다른 말로 바꾸어 표현하는 것과 허락이나 승인없이 이미지를 사용하는 것 모두 표절의 형태이다. 원 연구의 자료원을 인정하지 않는 것은 저자나 창안자들이 누릴 수 있는 권리를 허용하지 않는다. 이는 자신들이 수행하지 않은 연구에 대한 공적을 인정받은 표절자의 결과일 수도 있다.

표절은 학문적 진실성에 대한 중요한 위반이다. 그리고 전문 경력에서 장기적인 손상을 입힐 수 있다. 예를 들면, 많은 표절을 포함한 출판 논문은 취소되어 진다. 그리고 부정행위에 대한 영구히 공개된 기록에서 책임과 결과에 대한 공식적인 인정을 요구한다. (불필요한 출판이나 자료의 위조와 변조와 같은 일련의 표절과 다른 형태의 연구 위법 행위들은 출판 윤리위원회의 웹사이트에 자세히 논의되어있다.) 학생들은 표절의 결과로 학교로부터 퇴학당할 수 있다.

표절을 하지 않았다는 것을 확실하게 할 수 있는 여러 가지 습관들이 있다. 하나의 유용한 실행은 웹사이트, 논문과 논문의 초안 자료를 포함하고 있는 문서 파일 자료들로부터 정보를 잘라내서 붙여넣기(cut and paste)를 하지 않은 것이다. 잘라내서 붙여넣기는 원고의 본문에서 단어, 절, 또는 전체 문장이 고의성 없이 아주 쉽게 포함된다. 연구배경 자료에 대하여 웹사이트를 훑어볼 때 나중 검토를 위해 내용을 잘라내고 붙여넣기보다는 정보를 다른 말로 바꾸어 표현하기 위한 시간을 확보해라.

또 다른 좋은 습관은 나중에 인용이 필요할 수 있는 관찰에 대한 연구 노트에 참고문헌을 포함하는 것이다. 예를 들면, 논문이 새로운 프로젝트의 결과들을 설명하기 위한 이론을 표현한다면, 이론에 대하여 메모하지 말아라. 저널 원고에서처럼 이론을 쓰고 바로 옆에 저자와 연도를 괄호 안에 적는다. 또한 집필이 이미 시작되었다면 이론에 대한 자료원을 후에 쉽게 확인할 수 있도록 논문에 대한 모든 서지 정보를 자세히 작성해라.

30.5 인용 방식

인용은 일반적으로 두 가지 구성 형태를 보인다:

- 정보에 대한 자료들을 본문에서 간단하게 확인할 수 있는 있는 본문 내 인용(in-text citation)
- 각 자료들에 대한 모든 서지 정보를 제공하는 문서의 끝에 있는 참고문헌 목록(reference list)

보건의료 연구에서 하나의 인용 방식을 사용하지는 않는다. 대부분의 의학과 공중보건 저널들은 ICMJE(International Committee of medical Journal Editors) 방식, NLM(National Library Medicine) 방식 또는 AMA(American Medical Association)방식 등을 사용한다. 대안으로 APA(American Psychological Association) 방식이나 다른 방식을 적용한 저널들도 있다(APA 방식은 주로 사회과학 저널들과 간호학 저널들에서 사용되어진다). 일부 저널은 널리 사용되는 하나의 참고문헌 방식을 고수하지만, 많은 저널들이 자신들이 원하는 방식을 가지고 있다. 참고문헌 매뉴얼과 방식에 대한 안내서들을 널리 사용되는 모든 방식에 대하여 이용할 수 있다. 그리고 대부분의 저널들은 저널 자체 방식에 대하여 웹사이트에서 간결하게 설명한 안내서를 저자에게 제공한다. 목표 저널에 최근 게재된 논문들은 저널에서 선호하는 방식에 대한 추가적인 예제들을 제공한다. 게재를 위한 원고를 준비하든 덜 공식적인 보고서를 작성하든 간에 목적은 문서 전체에 대한 일관적인 인용과 참고문헌 방식을 사용하는 것이다.

본문 내 인용(In-text citations)은 논문 맨 뒤에 있는 참고문헌 목록에 있는 모든 참고문헌에서 인용된 논문에 대한 정보를 요약한 것이다. 본문 내 인용에 대한 구성 형식의 예를 그림 30-4에서 보여주고 있다(일부 저널들은 편집과 배열 과정에서 위첨자를 사용한 괄호로 된 인용으로 바꿀 수 있다. 저자 안내서는 선호되는 투고 방식을 보기 위하여 자세히 검토되어야 한다.)

논문의 맨 뒤에 있는 참고문헌 목록(reference list)은 제 1저자의 성에 따라 알파벳 순서로 배

문장에 대한 인용의 수	하나의 자료	두 개의 자료	세 개의 자료
제 1저자의 성과 출판년도	...(Ruiz, 2004).	...(Ruiz, 2004; Yamamoto, 2001).	...(Ivanov, 2008; Ruiz, 2004; Yamamoto, 2001).
저자와 출판년도	...(Ruiz, 2004).	...(Ruiz & Sanchez, 2004; Yamamoto et al., 2001).	...(Ivanov, 2008; Ruiz & Sanchez, 2004; Yamamoto et al., 2001).
괄호 안에 수(꺽쇠 괄호)	...[1]. ... .[1]	...[1, 2]. ... .[1, 2]	...[1–3]. ... .[1–3]
괄호 안에 수(둥근 괄호)	...(1). ... .(1)	...(1, 2). ... .(1, 2)	...(1–3). ... .(1–3)
위 첨자 수	...[1]	...[1,2]	...[1–3]

■ 그림 30-4 본문 내 인용 방식

열하거나 논문의 본문에 첫 번째 나오는 인용 논문의 순서에 따라 작성한다. 저널에 투고하기 위하여 원고를 준비할 때 저널 고유의 방식을 준수하고 있는지에 대하여 문서를 세심하게 점검해라. ICMJE 방식을 사용하거나 성과 이름의 첫자에 의하여 저자들을 나열한 저널들은 (적당한 명사의 대문자를 사용한) 연구제목, 간략한 저널 이름, 출판년도, 권과 페이지 번호를 적는다. 각 요소들은 마침표나 세미콜론, 쉼표를 이용하여 구분한다. 그러나 저널들은 이들 요소들에 대하여 최소한의 보정을 할 수 있다. 일부 저널들은 아무리 저자들이 많아도 모든 저자들을 포함하기를 기대한다. 일부 저널들은 6명 이상의 저자들에 대해서는 처음 세 명의 저자를 나열하고 나머지 저자들은 "et al"을 사용하는 것과 같은 요약된 판(abbreviated version)을 사용한다. 일부는 저널들에 대한 요약을 사용한다. 다른 저널들은 저널의 이름을 모두 사용한다. 일부 저널에서는 (202–209와 같이) 전체 페이지 번호를 나열하지만 일부는 (202–9와 같은) 약간 짧은 판을 사용한다. 일부 저널들은 서지 등재에 이탤릭체나 굵은 활자체를 사용한다. 핵심은 어떤 방식이 적용되던 간에 일관적이어야 한다는 것이다.

CHAPTER 31

논문작성 전략

Writing Strategies

이 장은 논문작성 과정을 성공적으로 수행하기 위한 정보를 제공한다.

31.1 논문작성 과정

연구자가 프로젝트에 대한 최종 보고서를 작성하는 준비를 할 때까지 연구의 대부분은 완성되어야한다: 연구문제를 확인하고 정제하여야 한다. 연구방법이 선정되고 프로토콜(protocol)이 개발되었으며 자료가 수집되고 분석되었어야 한다. 프로젝트의 끝이 시야 안에 있어야 한다. 그러나 프로젝트에 포함된 것 이상을 보급하기 위하여 고안된 보고서를 만드는 것은 겁먹는 일 일수 있다. 논문 작성과정을 연기하는 것은 쉽다. 논문 작성은 오래 동안 계속될 수 있다. 어떤 경우에는 완성하지 못할 수도 있다.

한 번에 생산성 있는 완전한 원고를 빠르게 만들어 내는 능력을 가진 연구자는 거의 없다. 대부분의 논문 작성자들은 높은 동기와 생산성의 주기를 경험한다. 그리고 자신들의 작업에 전혀 관심이 없을 때도 있다. 그러므로 대부분의 논문 작성자들은 논문에서 첫 번째 단어를 얻기 위한 전략을 발견해야 한다. 그리고 끝까지 가서 원고를 보게 된다. 그림 31-1은 논문 작성 과정에서 일반적인 논문 작성자의 생산성 수준을 설명하고 있다. 각 단계에 대한 지속기간은 논문 작성자와 논문들에 따라 차이가 있을 것이다. 그러나 논문 작성자들은 보통 세 번의 중요 시점에서 동기부여를

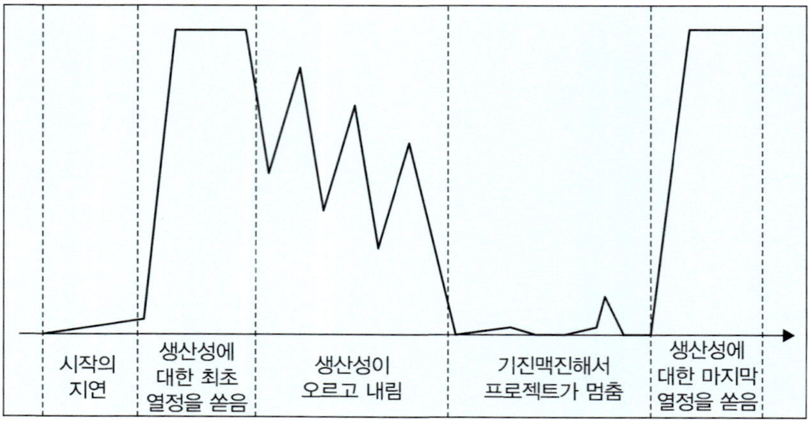

■ 그림 31–1 작성 과정 동안에 생산성의 전형적인 변동

할 필요가 있다:

- 첫째, 논문 작성자들은 시작할 때 장애물을 극복하여야만 한다.
- 둘째, 논문 작성자들은 논문 작성 프로젝트를 시작할 때 가끔 발생하는 높은 생산성을 갖는 기간을 지속할 수 있는 방법을 찾아야만 한다.
- 마지막으로, 대부분의 논문 작성자들은 논문 작성과정에서 피로를 느끼게 되며 어떤 시점에서는 모든 욕망을 잃어 자신들의 프로젝트에 대하여 생각하지도 않는다. 이러한 시점에서는 원고를 관리하고 완성시키기 위한 동기를 찾아야만 한다.

31.2 시작

과학 논문들은 표준 개요를 따른다(제 29장을 보라). 논문의 구조에 대하여 독창적으로 생각할 필요는 없다. 연구자가 연구문제를 확인하고 연구를 설계하고 자료를 수집하고 분석할 때까지 핵심 연구문제에 답하고 결과를 설명하기 위한 충분한 정보가 있다. 그 시점에서 논문 작성 프로젝트를 시작하는 유일한 방법은 논문작성을 시작하는 것이다.

연구자가 논문작성을 어떻게 시작할지 모른다면, 페이지 채우는 것을 시작하는 가장 쉬운 방법은 다음의 내용을 수행하는 것이다:

- 모든 공동 저자들의 이름과 함께 파일을 시작할 때 논문에 대한 제목을 넣는 것
- 초록, 서론, 연구방법, 연구결과, 고찰, 감사의 글과 참고문헌의 머리말을 붙이는 것

- 감사의 글에 감사를 표할 사람들의 이름을 넣는 것
- 페이지 번호를 붙이는 것
- 분석 과정에서 생성한 표나 그림들을 복사하여 붙이는 것, 이는 최종 보고서에 포함될 것이다.
- 프로토콜로부터 방법에 대하여 관련된 줄을 복사하여 붙이는 것

그런 후에 공백을 채우기 시작해라. 모델이 되는 논문을 찾아 논문의 각 절에서 무엇을 포함하고 있는지 정확하게 명시한 자세한 개요를 생성하기 위한 견본으로 이용해라. 예를 들면, 통계 방법과 윤리적 고려사항에 대한 절에서 머리말은 연구방법 부분의 맨 끝에 삽입할 수 있다. 이러한 절들 각각에서 무엇을 포함하고 있는가에 대한 간략한 목록은 모델이 되는 논문에서 무엇을 보고했는가에 근거하여 추가될 수 있다(모델이 되는 논문으로부터 어떤 아이디어나 문구를 표절해서는 안 된다는 것에 주의하라). 그리고 핵심 점에 대한 두 개의 문장을 작성해라: 사전 동의서에 대한 문장, 윤리위원회 심사에 대한 문장, 통계 검정에서 사용된 유의수준에 대한 문장 등.

원고의 내용은 특정 순서에 따라 추가할 필요는 없다. 과학 논문의 많은 저자들은 연구방법으로 시작하는 것이 가장 쉽다는 것을 발견한다. 그리고 결과를 작성하고 서론과 고찰을 작성한 후에 마지막으로 초록을 작성한다. 그러나 순서가 필요한 것은 아니다. 많은 저자들이 논문에서 시점에 대한 문장을 추가하는 것을 빠뜨린다. 일부 저자들은 연구 진행과정 내내 논문을 작성하는 것이 유용하다는 것을 발견한다. 연구문제가 확정되고 연구방법이 설계되고 자료를 수집하고 분석한 후에 결과가 나오자마자 서론에 대한 초안을 작성할 수도 있다. 그리고 고찰에 대한 초안을 작성하고 논문이 초점을 맞춘 이야기를 하고 있는지 확실히 하기 위해 원고의 초안을 일찍 편집할 수도 있다. 원고 작성이 시작되었을 때 좋은 계획은 단어를 입력할 준비가 되어 있는 논문의 부분을 우선 작성하는 것이다. 그런 후에 논문 작성을 계속한다.

31.3 동기 유지

대부분의 논문 작성자들은 전혀 논문 작성에 대한 의욕이 생기지 않는 경우를 경험한다. 몇 개의 단계들이 논문 작성자들로 하여금 동기를 다시 얻는데 도움을 준다. 떠때로 변하는 습관들이나 배경—새로운 장소나 새로운 날에 논문을 작성하거나 논문작성에 대한 집중을 방해하는 것을 제거하는 것—이 도움이 된다. 때로는 논문의 작은 부분을 완성하기 위한 시간표(time lines)를 만드는 것이 도움이 된다. 시간표는 작업의 달성을 쉽게 볼 수 있도록 만든다. 완성된 논문을 위한 한 방법

으로 중간의 성공을 축하하는 보상을 준비해라.

보건의료 저널들에 대한 많은 원고들이 최대 약 3,000개의 단어들로 제한된다. 그러므로 하루에 100개의 단어들—단 몇 개의 문장들—을 작성하는 것이 두 달 안에 원고의 첫 번째 초안을 완성하도록 할 것이다. 논문을 수정하는 것은 매일 작성하면 한 두 달이 걸릴 수도 있다(제 32장을 보시오). 시간표와 목적에서 이 과정을 잘 수립해야 한다.

조언자 또는 논문작성 집단과 매주 회의를 하는 것은 논문의 방향을 유지하는데 도움을 줄 수 있다. 원고의 내용에 대한 정신적인 장애가 실제적으로 일어난다면 동료와 함께 프로젝트에 대하여 논의하는 것이 유용할 수 있다. 또 다른 방법은 내용을 큰 소리로 읽거나 아주 비공식적으로 작성하거나 문장을 산산히 부수는 것이다. 이러한 연습으로부터 생기는 아이디어들은 후에 공식화될 수 있다. 대안적으로, 논문에서 작성하기 더 어려운 부분에 대한 생각을 기다리는 동안 다른 절로 작성을 이동할 수 있다.

31.4 논문 작성자의 장애 극복

때로는 일련의 **논문 작성자의 장애**(*Writer's block*)가 심각하고, 수 주 또는 수개월 지속될 수 있다. 그림 31-2는 다양한 형태의 논문 작성자 장애를 나열하고 있다. 각각의 경우에 부정적인 생각의 주기가 깨질 것이라는 것으로 발전할 수 있다. 아래의 이슈들—심사에 대한 두려움이나 실패에 대한 두려움은 흔하다—을 인정하는 것은 논문 작성으로 돌아가는 하나의 단계이다. 그러나 논문 작성자들은 성공을 가능하게 하는 새로운 행동들을 착수할 필요가 있다.

한 가지 해결방안은 논문 작성을 위해 매일 같은 시간에 약 30분 동안 어떤 일이 일어나도록 하는 것이다. 그리고 나서 논문작성을 위한 메모지나 문서 처리기(word processor)를 갖고 (비디오, 음악, 컴퓨터 게임과 이메일과 같이) 집중을 방해하는 것 모두 없이 30분 동안 책상에 앉아 있는다. 의미있는 결과를 작성하기 위해 바쳐진 논문작성 시간이 수 일 또는 수 주 걸릴 수 있지만 논문 작성자의 장애는 논문 작성자가 논문작성 시간에 우선권을 부여했을 때에만 극복될 수 있다. 추가적으로 중견 공동저자, 논문작성 지원 집단, 동료와 논문 작성자에게 동기부여에 도움을 줄 수 있는 사람들과 상의하는 것은 이러한 논문작성자의 장애 극복에 도움을 줄 수 있다.

완성된 원고는 완전하지 않을 것이다. 완전한 논문은 없다. 보고서가 작성되었을 때 확고하지 않은 많은 불완전함이 있을 것이다. 예를 들면, 연구 참여자들을 선정하기 위하여 사용된 방법은 바뀔 수 없다. 연구 참여자들은 설문지에 포함되지 않는 질문에는 답할 수 없을 것이다. 이러한 결

논문작성을 피하는 이유	현실적인 점검
"이 연구는 재미없고 중요하지 않다."	대부분의 연구들은 한 분야에서 다음으로 이동하는데 최소한의 기여를 한다. 그러나 어떤 기여를 할 수 있는 유일한 방법은 논문을 게재하는 것이다.
"이 연구 프로젝트는 몇 가지 심각한 결점을 가지고 있다: 주장의 전제가 나쁘다, 연구 설계가 좋지 않다, 자료 수집이 완벽하게 진행되지 못했다."	모든 연구는 결점을 갖는다. 그러나 치명적인 결점을 갖는 것은 거의 없다. 공동저자와 조언자들이 중대한 실수가 일어나도록 하지 않았을 것이다.
"나는 학술적인 논문을 어떻게 작성하는지 모른다."	어떻게 논문을 작성하는 가를 배우는 가장 좋은 방법은 논문을 작성해보는 것이다. 논문작성 지원 집단, 공동 저자와 조언자들이 이러한 과정에 도움을 줄 수 있다.
"나는 이 한 절에서 진행되지 않고 있다, 그리고 이 부분을 끝내기 전에는 어떤 작업도 할 수 없다."	동일한 절을 반복해서 작성하고 재 작성하는 것이나 증거를 지원하기 위한 더 많은 문헌조사를 위해 몇 주를 보내는 것은 둘 다 시간을 지연하는 일이다. 다음 단계로 이동하는 가장 좋은 방법은 논문의 다른 절에 대한 작업을 하거나 공동저자나 조언자들에게 도움을 요청하는 것이다.
"나는 다음에 무엇을 할지 모르겠다."	공동저자나 조언자들은 다음 단계로 어떻게 이동하는가에 대하여 조언하는 것을 즐거워 할 것이다.
"나는 지도교수나 관리자를 실망시키거나 비난받고 싶지 않다."	관리자는 논문이 할 수 있는 한 좋기를 원한다. 그리고 관리자가 공동저자들이라면 비평적 수정을 위한 제안을 할 의무를 가지고 있다. 논문작성 지원 집단과 지원해주고 격려해주는 정직한 동료들이 원고가 관리자와 공유되기 전에 초안을 검토해 줄 수 있다. 논문작성을 미루는 것은 평가받는 것에 대한 불안을 증가시킬 뿐이다.
"나는 좋은 논문작성자가 아니다." "나는 영어로 논문 작성을 잘하지 못한다."	공동 저자, 조언자와 동료들이 원고를 좋게 만드는데 도움을 줄 수 있다. 그러나 원고에 대한 초안이 작성된 후에만 가능하다.
"나는 이 프로젝트에 대한 어떤 내용을 출판할 만큼 이 프로젝트가 흥미롭다고 생각하지 않는다."	결과물들을 어떻게 적절하게 퍼뜨릴 가에 대하여 공동 저자나 조언자와 함께 점검하라.
"이 논문을 투고했을 때 게재가 거절된다면, 나는 당황할 것이다."	논문에 대한 논평은 사람에 대한 비판이 아니다. 원고의 상태에 대하여 알 수 있는 사람들만이 저자가 말하고자 하는 사람들이다. 관리자들은 많은 논문들이 게재가 승인되기 전에 여러 저널들에 투고되었다는 것을 알 것이다. 논문작성을 미루는 것은 심사 과정의 시작, 게재 승인과 게재의 가능성을 지연시킬 뿐이다.
"이 논문이 게재된다면, 누군가가 논문의 결점을 발견할 수 있고 이 점이 나를 당황스럽게 할 것이다."	공동 저자들, 논문 심사자들과 편집자들은 명백하게 결점을 가지고 있거나 나쁘게 작성된 논문이 출판되는 것을 허용하지 않을 것이다.
"나는 논문을 작성할 시간이 없다."	거의 모든 사람들이 논문 작성을 위해 하루에 15분에서 30분 정도 시간을 쓴다. 논문작성을 피하기 위한 구실로 "일(busyness)"을 이용하지 마라.

■ 그림 31-2 논문 작성자 장애의 형태

점들은 정상적이고 기대될 수 있는 것이다. 저자들이 할 수 있는 것은 다음과 같다:

- 실제로 사용된 방법을 완전히 설명한다.
- 모든 적절한 분석을 실행한다.
- 결과를 지지할 수 있는 유용한 참고문헌 들을 포함한다.
- 문체를 다듬는다.
- 연구의 제한점을 정직하게 확인하고 제한점들을 다루기 위해 무엇을 했는가를 설명한다.

CHAPTER 32

비평적 수정

Critically Revising

원고의 초안이 완성되면 수정하고 다듬을 필요가 있다. 공동 저자들과 기타 동료들은 이 과정에 대하여 도움을 줄 수 있다. 그러나 주 저자는 원고를 매우 주의깊게 점검할 책임이 있다. 세 가지 점검 대조표가 수정 과정을 가능하게 하도록 제공되어진다.

32.1 논문은 "줄거리"를 가지고 있는가?

모든 논문은 다음의 내용을 갖는 "이야기(story)"를 한다:

- 시작-서론에서 각 단계를 설명한다.
- 중간-연구방법과 연구결과가 무엇이 일어났는가를 말한다.
- 끝-고찰이 이야기의 모든 부분을 함께 묶는 결론을 제공한다.

줄거리는 하나 또는 두 개의 문장으로 요약되어질 수 있다. 정말로, 일부 저널들은 단어 35개 이내의 요약을 요구한다. 보고서에 대한 초록은 하나의 주곡할 만한 단락에 전체 이야기를 해야 한다. 전체 원고는 결합 메시지를 전달할 수 있도록 작업되어져야 한다(그림 32-1). 편집의 첫 번째 단계는 커다란 그림이 명확하게 전달되는 것을 확실하게 할 수 있어야 한다.

논문은 명확한 "줄거리(story line)"를 가지고 있는가? "줄거리(plot)"를 하나의 문장으로 요약할 수 있는가?
논문의 제목은 연구의 핵심 내용을 반영하고 있는가?
초록은 이야기의 핵심 부분을 말하고 있는가?
시작 단락이 독자들을 이야기 속으로 끌어들이고 있는가?
연구의 목적이 서론에 명확하게 언급되어 있는가?
연구방법이 연구문제를 해결하는데 어떻게 도움을 주는가를 연구방법에서 명확히 하고 있는가?
연구결과와 고찰이 연구문제의 답을 제공하는가?
이야기를 완성하고 주목할 수 있도록 만드는데 추가적으로 필요한 부분을 놓치고 있지는 않은가? 논리적으로 어떤 차이(gaps)가 설명되어질 필요가 있는가?
원고에서 필요하지 않은 부분은 없는가? 중요한 이야기에서 지엽적인 부분은 없는가? 이러한 내용들이 줄거리를 견고하게 하기 위하여 제거될 수 있는가?
결론이 자료에 의해 완전히 지원될 수 있는가?
각 단락에 주제가 있는가?

■ 그림 32-1 논문은 주목할 만한 "이야기"를 하고 있는가?

32.2 구조와 내용

논문의 이야기 부분들이 명확해지면, 다음 단계는 원고의 구조(structure)와 내용(content)을 점검하는 것이다(그림 32-2). 논문은 잘 조직화되고 완성되어야 하지만 무엇이 행해졌고 무엇을 발견했는가에 대하여 간결하고 정확하여야 한다. 본문(text), 표(tables), 그림(figures)과 참고문헌 목록(reference list)은 동일한 필요 사항을 모두 충족하여야만 한다.

논문을 잘 조직화하였는가? 내용은 초점이 있는가?
서론에서 필수적인 모든 연구배경 정보를 제공하고 있는가? (예를 들면, 사람, 장소와 시간이 초록과 본문 모두에서 자세하게 적혀 있는가?)
서론에 연구 프로젝트의 필요성과 중요성이 나타나 있는가?
서론에 연구가 왜 새로운가에 대하여 언급하고 있는가?
연구방법은 절적하고 자세하게 기술되어 있는가?
충분한 통계 분석이 행해졌는가? 논문에 포함된 각 통계량이 필요한 것인가?
표와 그림은 잘 설계되어 있는가?
모든 통계량들은 그림/표 또는 본문 중 한 곳에 나오는가, 아니면 두 곳 다 나오지 않는가?
고찰은 핵심 발견에 대한 간략한 요약을 제공하고 새로운 발견을 이전 연구의 맥락에서 분류하고 있는가? 고찰은 연구결과를 단순히 반복하는 것을 피했는가?
고찰에서 연구의 잠재적 제한점을 적절하게 설명하고 있는가?
고찰에서의 모든 주장은 인용을 통하여 지지되는가? 추가적인 참고문헌들이 논문의 핵심 메시지의 더 많은 지지를 위하여 추가되었는가?
목록화된 모든 참고문헌이 중요하고 필요한가? 참고문헌 목록에서 제외된 문헌이 있는가?
논문의 어떤 부분도 표절이나 다른 말로 바뀌어 표현되지 않았는지 확인하기 위하여 논문은 이중 검토되었는가?
논문의 모든 부분은 신뢰할 수 있는가? (예를 들면, 논문은 이상적인 방법보다는 실제로 사용된 방법을 보고하였는가? 논문이 통계적으로 유의한 결과를 산출하기 위하여 덜 적절한 검정의 결과보다는 가장 적절한 통계 검정의 결과를 보고하였는가?

■ 그림 32-2 논문의 구조와 내용에 대한 점검표

32.3 형식과 명확성

마지막으로 점검하여야 하는 것은, 형식(style)과 명확성(clarity)을 조사하기 위하여 각 단어, 문장, 단락과 절을 살펴보는 것이다(그림 32-3):

- 단어는 조심스럽게 사용하여야 한다.
- 문장은 간략하고 명확하여야 한다.
- 의견은 일관적이어야 한다.
- 문법과 철자는 전체적으로 적절하여야 한다.

단어는 정확하게 사용하였는가? (예를 들면, "연관된(associated)", "상관된(correlated)", "원인인(caused)"과 같은 용어가 적절하게 사용되었는가? "발생률(incidence)"과 "유병률(prevalence)"은 올바르게 사용되었는가?
불필요한 용어는 피했는가? 모든 핵심 용어에 대한 정의가 제공되었는가?
처음에 소개된 모든 약어를 사용하였는가?
작성 어조는 적절한가? 작성 형식이 감정보다는 사실에 기초하고 있는가?
논문이 일관적으로 3인칭으로 사용하였는가 아니면, 거의 없는 경우이지만, 일관적으로 1인칭("나(I)" 또는 "우리(We)")으로 사용하였는가? 해당된다면, 목표 저널에 대하여 인칭은 올바른가?
모든 주제(명사)는 연관된 동사와 일치하는가? (예를 들면, "자료(data)"는 복수이기 때문에, "data is ____?"보다는 "data are ____"이다. 모든 문법을 따랐는가?
가능하다면 수동형 동사보다는 능동형 동사를 사용하였는가?
동사의 시제는 일관적인가? (대부분의 논문에 대하여, 자료가 과거에 수집되었기 때문에 현재 시제보다는 과거 시제가 사용된다.
각 문장은 명확한가? 각 구(phrase)는 가능한 한 간결한가?
모든 단어의 철자가 정확한가? (각 보고서는 한 나라의 철자법을 일관적으로 따라야 한다.)
모든 구두점은 올바른가? (예를 들어, 추가적이거나 빠진 쉼표가 있는가?)
논문이 목표 저널의 투고 규정과 일치하는가? (원고가 저널의 게재를 위해 준비하는 것이라면)

■ 그림 32-3 형식과 명확성에 대한 점검표

CHAPTER 33

포스터와 발표

Poster and Presentation

연구결과들은 학술적 또는 전문적인 컨퍼런스의 구연 발표 또는 포스터 세션에서 처음 공개적으로 공유하게 된다.

33.1 컨퍼런스의 목적

대부분의 전문적이고 학술적인 컨퍼런스(conferences)의 가장 중요한 산물은 네트워크를 형성하는 것이다: 관심이 있는 동일한 분야에서 연구하는 새로운 사람들과의 만남, 오랜 동료 따라 잡기, 미래에 도움을 줄 수 있는 전문적인 관계를 만들고 육성하는 것. 컨퍼런스는 아이디어를 교환하는 장소이다: 이 분야의 다른 사람들은 무엇을 하고 있는가에 대하여 배우는 것, 새로운 연구방법이나 기술을 배우는 것, 다른 사람과 현재 연구를 공유하고 피드백을 받는 것. 포스터나 구연의 형태로 새로운 연구를 발표하는 것은 저널의 심사를 위하여 연구를 투고하기 전에 프로젝트에 대한 피드백을 받을 수 있는 유용한 방법이다. 결과물들을 공유하는 것은 다른 사람들이 프로젝트에 대하여 가장 관심있게 찾는 것은 무엇이고, 연구의 약점과 공식적인 출판 원고에서 설명할 필요가 있는 문제를 확인하는 것이다.

33.2 컨퍼런스의 구조

일부 컨퍼런스들은 수천 명의 참가자들을 유치하는 전문 조직의 후원을 받아 매년 행사를 한다. 다른 일부는 좁은 분야에서 연구하는 수십 명의 학자들의 작은 모임이다. 대부분의 컨퍼런스들은 다음의 혼합체이다:

- 기조 연설을 할 수 있는 총회
- 후원 조직의 주요 직책에 있는 사람이 진행하는 업무 회의
- 구연 발표의 여러 패널들이 같은 시간에 다른 장소에서 개최되는 동시 진행 세션(session)
- 연구 포스터를 검토하는 동안에 참석자들이 모일 수 있는 포스터 세션(session)

발표자들은 구연 발표나 포스터 발표 중 하나를 하도록 배정된다. **구연 발표**(*oral presentation*)는 많은 청중 앞에서 연설하는 것이 필요하고, 연구에 대하여 토의하는 공개된 질문–응답 시간이 포함될 수도 있다. 이러한 상호작용은 출판 전에 연구를 향상시키는데 도움을 줄 수 있다. 그러므로 일부 발표자들은 자신들의 연구에 대하여 관심을 보이는 청중이 없을 때 실망하기도 한다. 그러나 과정은 믿을 수 없을 만큼 스트레스 받는 일이다. 구연 발표자보다는 포스터 발표자들을 더 많이 배정하기 때문에 일반적으로 구연 발표가 포스터보다 더 훌륭한 것으로 고려된다.

포스터 세션(*Poster session*)은 덜 공식적인 장소에서 개최된다. 포스터는 장소의 벽을 따라 부착되어 있거나 행으로 긴 이젤에 전시된다. 참가자들은 포스터를 자신에게 맞는 속도로 볼 수 있고 프로젝트에 대한 더 많은 정보를 원한다면 발표자와 상호 교류할 수 있다. 한 연구에 대한 일대일 또는 소규모 토론은 매우 유용할 수 있다. 그러나 가끔 포스터는 구연발표보다 더 많은 준비를 필요로 한다. 포스터는 출력하는데 많은 비용이 소요될 수도 있으며 이동하는데 번거로울 수 있다. (그러나 포스터는 학술부서의 홀에 전시되는 것은 아주 좋으며 컨퍼런스 후 몇 개월 동안 게시될 수도 있다.)

33.3 초록 제출

컨퍼런스에서 발표에 관심이 있는 연구자들은 조직위원회의 심사를 위한 초록을 제출할 필요가 있다. 컨퍼런스 조직위원회와 기타 심사자들은:

- 제출된 초록들을 평가한다.
- 어떤 연구자를 발표에 초대할 것인가를 결정한다.

• 패널의 일부로서 구연할 사람과 포스터 세션에 배정할 사람들을 선정한다.

컨퍼런스에 의해 선정된 초록들은 참가자들이 쉽게 참고할 수 있도록 컨퍼런스 회보에 인쇄된다. 컨퍼런스 회보는 참가자들이 어떤 세션에 참석하고 어떤 포스터를 찾을 것인가를 결정하는데 도움을 준다.

좋은 초록은 핵심어(key words)를 포함하고 청중들이 컨퍼런스에서 기대하기에 적절한 하나의 명확한 건강 메시지를 전달한다. 컨퍼런스가 임상 실무에 초점을 두고 있다면, 초록의 적용된 메시지는 이미 환자 치료를 증진시키는 것으로 바뀌었을 것이다. 컨퍼런스가 연구 이론과 방법에 초점을 두고 있다면, 초록은 사용된 방법의 독창성과 다른 연구 토픽에 대한 적용 가능성을 강조할 것이다. 컨퍼런스가 보건의료 정책에 초점이 있다면, 초록은 명확히 정책에 대한 함축을 가지고 있을 것이다.

제출 마감시한은 컨퍼런스 개최 몇 개월 전이기 때문에 어느 정도의 예비 결과들이 초록에 포함될 필요가 있다. 그러나 연구목적과 연구방법은 명확해야 한다. 매우 중요한 것은 최종 결과들은 컨퍼런스 일정에서 공유되어야 한다는 것이다.

지원자들은 자신들이 선호하는 발표 형태에 대하여 문의할 수 있다. 이는 구연이나 포스터 발표를 희망하는 지원자들에게 자신들의 초록이 컨퍼런스에서 승인될 가능성을 증가시킬 수 있다.

고려해야 할 것은 초록의 제출은 발표자로 선정이 된다면 컨퍼런스에 참석한다는 것을 약속하는 것을 의미한다는 것이다. 컨퍼런스의 잘 인쇄된 설명서는 지원자에 대한 기대 사항을 구체적으로 명시한다. 예를 들면, 후원 조직은 중도포기를 추적하고 중도포기한 사람들에 대해서는 다음 컨퍼런스에 참석하지 못하게 할 수도 있다. 학교나 고용주가 경비의 전부 또는 일부를 지원해 줄 수 있지만, 대부분의 컨퍼런스 들은 발표자들이 (가끔 수 백 달러인) 등록비(registration fee)를 지불할 것과 발표자들이 자신들의 교통비 모두를 충당할 것을 요구한다.

33.4 포스터 준비

컨퍼런스 참석자들은 시각적으로 매력적인 포스터를 만든다. 그러므로 포스터를 준비할 때 포스터의 내용과 디자인에 똑 같은 관심을 가져야 한다(그림 33-1). 포스터는 잘 조직되고 초점이 되는 내용, 본문과 이미지, 흰 공백과 사용된 색 사이에 시각적으로 즐거운 균형을 이루고 있어야 한다.

포스터는 특별한 그래픽 디자인 소프트웨어나 파워포인트(PowerPoint)와 같은 단순한 소프

내용	하나의 핵심 메시지에 초점을 둔 내용을 유지해라.
	기술적인 제목을 선택해라.
	저자의 이름, 간략한 저자의 소속, 적어도 저자 한 명의 연락 정보를 포함해라.
	포스터에 컨퍼런스에 대한 (이름, 날짜, 장소와 같은) 정보를 나열하지 마라.
	공간을 줄이기 위하여 초록을 빼는 것을 고려해 보라.
	주요 목적, 특정 목표 또는 가설, 연구의 중요성을 명확하게 서술해라.
	서론/연구 배경, 연구방법, 연구결과와 결론/고찰을 갖는 구조화된 구성 방식을 사용해라. (그리고 이전 문헌들을 인용하였다면, 작은 글씨체로, 참고문헌 목록)
	간략하게 하라. 가능하다면 짧은 문장과 •와 같은 부호를 이용해라.
	그래프, 표, 순서도, 사진과 지도와 같은 이미지는 정보를 전달하는데 단어보다 더 효과적이다.
배치와 구성방식	컨퍼런스 조직자들이 포스터로 공간을 채울 수 있도록 만들어 제공할 전시 장소의 크기와 모양(수직적 또는 수평적)을 알아보라.
	하나의 큰 포스터로 출력(선호됨)할 것인지 아니면 컨퍼런스 장소에서 결합할 수 있는 작은 판들로 출력할 것인가를 결정해라.
	정보를 묶기 위해 상자(boxes), 색(color) 또는 선(lines)을 이용해라.
	배경(보통 밝게)과 내용(보통 어둡게) 사이를 적절하게 대비시켜라. 이는 사진과 다른 이미지 내용의 경계로 사용하는데도 유용하다.
	흰 공백을 적당히 남겨라. 그리고 색상을 단순하게 유지해라.
	포스터에서 여러 단계를 읽기 쉽도록 크고 일관된 서체를 이용해라.
	그래프를 단순화하고 멀리서 읽을 수 있게 해라.
	고해상도의 이미지를 사용해라(그리고 확대된 사진은 흐릿할 수 있다는 것을 기억하라).

■ 그림 33-1 포스터 내용, 배치와 구성 방식에 대한 제안

트웨어 프로그램을 이용하여 만들 수 있다. 슬라이드의 크기는 컨퍼런스에서 요구하는 크기에 부합하는 규모로 조정할 수 있다. 배치에 대한 예는 그림 33-2에서 볼 수 있고, 인터넷에서 여러 가지 포스터 구성 방식에 대한 예시들을 볼 수 있다. 출력하기 전에 포스트의 내용과 디자인 모두를 여러 사람이 확실하게 점검해야 한다. 또한 다음의 내용들을 알아보아야 한다:

- 출력 비용(포스터의 크기, 색의 양, 종이나 천의 형태와 라미네이팅(laminating)과 마운팅(mounting) 설치와 같은 특별한 선택 사항에 따라 유의하게 변동될 것이다.)
- 출력에 필요한 시간

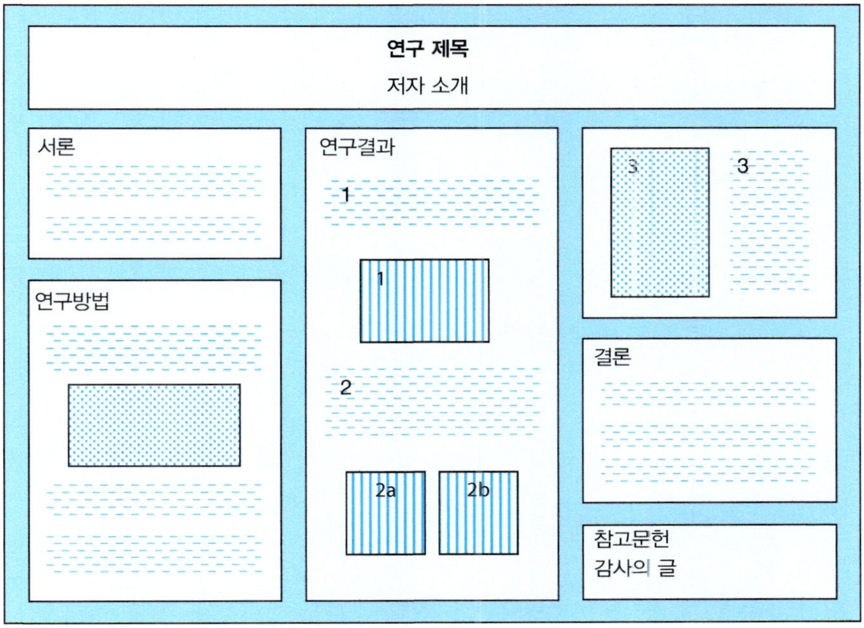

■ 그림 33-2 포스터 배치의 견본

- 특별한 휴대용 가방이 필요한가

33.5 포스터 발표

대부분의 컨퍼런스에서 포스터 발표자는 배정된 시간에 포스터를 설치할 책임이 있다. 일부 컨퍼런스 조직자들이 필요한 재료를 모두 제공하기도 하지만, 일반적으로 발표자는 컨퍼런스 장소에 도착한 후에 필요한 것이 무엇인가를 알아본다. 그러므로 포스터 발표자는 (포스터를 판에 고정하기 위한) 클립, (코르크판에 포스터를 붙이기 위한) 압정과 (벽에 포스터를 붙이기 위한) 테이프를 준비하여야 한다. 발표자는 또한 지정된 시간에 포스터를 내릴 책임도 있다. 누군가가 다음 기간에 포스터를 설치하기 위해 기다리고 있는 경우에, 일찍 포스터를 내리는 것과 배정된 시간 후까지 그대로 두는 것은 고려되어야 할 나쁜 유형이다.

일부 컨퍼런스들은 발표자가 자신들의 포스터 앞에 서서 청중들과 소통하기를 기대할 때 포스터 시간을 지정한다. 이 시간은 관심이 있는 사람들과 일대일로 대화할 수 있는 기회이다. 포스터를 보기 위해 서있는 사람들을 맞이하는 것이 적절하다. 따라서 발표자는 다른 모든 사람들을 무시하고 질문이나 논평을 하고 싶어 하는 한 사람과 맞물림이 없이 질문에 답하여야 한다. 일부 발표자들은 전체 포스터를 한 페이지 크기의 인쇄물 또는 가장 강조할 부분에 대한 한 장의 유인물을 준비한다. 대부분의 발표자들은 배포할 수 있는 연락 정보가 포함된 명함을 가지고 있다.

33.6 구연 발표 준비

전형적인 구연 시간은 약 15분 정도이다. 처음 설치와 마지막 질문을 위한 시간이 1~2분 필요하기 때문에, 약 10~12분을 실제 발표를 위해 이용할 수 있다. 보건의료 컨퍼런스에서 대부분의 발표자들은 자신들의 발표를 안내하고 청중들에게 정보를 제공할 수 있는 (전형적으로 파워포인트를 이용한) 슬라이드를 준비한다. 대부분의 발표자들이 1분에 1~2장의 슬라이드를 발표할 수 있기 때문에, 10~12분의 발표를 위해서는 약 12~20장의 슬라이드가 적절하다(그림 33-3). 슬라이드는 스크린에 논문을 복사해서는 안된다; 슬라이드는 적절할 때마다 말 대신에 이미지를 사용하여 발표의 핵심 메시지를 강조하여야 한다. 그림 33-4는 슬라이드 쇼 발표를 위한 슬라이드의 내

내용	슬라이드 수	메모
제목 슬라이드	1	제목, 저자 이름과 발표자의 연락 정보를 포함한다
연구 목적/중요성	1	핵심 메시지로 시작한다.
개요 또는 요약	1	
연구 배경/특정 목표	1~~2	언급한 이전 연구와 다른 자료로부터 가져온 이미지에 대한 (작은 글씨체로) 인용을 포함한다.
연구방법	2~4	
연구결과	4~8	통계 결과에 대한 표와 그림이 발표동안 읽을 수 있도록 아주 간단할 필요가 있다.
강점/제한점	1	
결론	1	핵심 메시지로 마친다.
감사의 말 또는 질문으로의 초대	0~1	
전체	12~20	

■ 그림 33-3 10~12분 발표를 위한 슬라이드의 배분의 견본

용과 배치를 위한 점검표를 제공한다.

슬라이드 쇼를 준비하는 것은 구연을 준비하는 첫 번째 단계이다. 그림 33-5는 발표 전 한 주 동안 집중적으로 연습해야 할 내용, 음성, 과제 실행과 관련한 목록을 제공하고 있다. 정직한 피드백을 줄 수 있는 사람 앞에서 연습해라. 연습을 비디오로 촬영하는 것을 고려해라. 비디오를 검토하고 향상시킬 수 있는 부분을 확인해라. 긴장을 포함한 컨퍼런스에서 부딪칠 수 있는 모든 문제

내용	각 슬라이드는 제목을 갖는다. 각 슬라이드의 내용은 정확해야 한다. 그래프, 표, 사진과 이미지들은 적절할 때마다 말 대신 사용된다. 핵심 단어나 절은 전체 문장 대신 사용된다. 한 슬라이드에 6줄 이상 포함하지 않는다. 모든 단어의 철자는 정확하여야 한다. 모든 절은 문법적으로 옳아야 한다. 한 슬라이드의 중요 항목 절 모두는 일관된 형태를 사용하여야 한다(예를 들면, 모든 단어는 "to-" 또는 "-ing"로 시작한다). 슬라이드의 수가 계획된 발표시간에 적절하여야 한다(질문을 위해 확보한 시간을 제외하고 1분에 약 1~2장의 슬라이드). 모든 슬라이드가 관련되어 있어야 한다. 슬라이드들은 논리적인 순서를 가지고 있어야 한다.
배치와 구성방식	슬라이드의 배경은 간단하고 산만하지 않아야 한다. 슬라이드의 배경과 본문 사이에 적절한 대비가 있어야 한다(밝은 배경에 진한 글자 또는 진한 배경에 밝은 글자). 대비는 서로 다른 조명 상태에 따라 적절해야 한다(예를 들어, 오버헤드 프로젝터의 불빛이 켜져 있을 때와 꺼져 있을 때). 일관적이고 읽기 쉬운 글자체가 전체적으로 사용되어야 한다. 표와 그림을 포함하여 큰 글자체가 전체적으로 사용되어야 한다. (표와 그림들을 단순화하고 다양한 요소에 대해 글자체를 크게 할 것을 요구할 수도 있다.) 일관적이고 쾌적한 색채가 전체적으로 사용되어야 한다. 슬라이드들은 너무 많은 것들을 어수선하게 포함해서는 안된다. 모든 표와 그림들은 읽기 쉬어야 한다. 음향, 만화적인 요소, 슬라이드 실행의 산만함과 같은 불필요한 느낌들을 피해야 한다.

■ 그림 33-4 슬라이드 쇼 발표를 위한 점검표

내용	시작 줄	정확한 시작 문장을 연습해라; 이것이 청중의 관심을 사로잡는데 필요하다.
	메시지	메모를 참고하지 않고 각 슬라이드에 대해 설명하기 충분하도록 슬라이드의 내용을 완전히 숙달해라.
	표현	능동형 동사를 갖는 상대적으로 짧고 간결한 문장을 사용해라.
	흐름	한 슬라이드에서 다음 슬라이드로 이동하는 것을 연습해라.
	맺음 줄	핵심 결론에 대한 정확한 맺음 문장을 연습해라.
음성	속도	느린 속도로 적절하게 말해라.
	음량	상대적으로 크게 말해라.
	높이	목소리의 억양을 다양화해라.
	말투	명확하게 말해라; 가능한 한 발음이 어려운 단어나 절은 피해라.
	발음	기술적인 단어나 이름들의 발음을 점검해라.
	삽입어	["음(um), ...아(ah), ...같은(like)...당신이 알고 있는(you know)"과 같은] 표현을 피하도록 노력해라.
실행	교류	미소를 짓고 청중들과 눈 맞춤을 해라.
	자세	당당해 보여라. 또는 똑바로 앉아라.
	전달	슬라이드를 읽거나 원고를 그대로 읽지 마라.
	움직임	꼼지락거리고, 흔들고 서성거리지 말고, 산만한 몸짓이나 움직임을 하지 마라.
	기술	(마우스, 키보드나 리모콘을 사용하여) 다음 슬라이드로 이동해라. 이용할 수 있다면 포인터를 이용해라. 가능하다면 이러한 도구들을 이용할 때 청중을 쳐다보라.

■ 그림 33-5 발표 전에 실행하여야 할 일들

에 대한 계획이 없는 사람은 없다. 그러나 연습은 더욱 더 긍정적인 경험을 줄 것이다.

컨퍼런스 몇 주 전에 발표장에 어떤 장비(컴퓨터와 LCD 프로젝터 등)가 제공되는지 확인해라.

- 일부 컨퍼런스들은 발표자가 자신의 휴대용 컴퓨터를 가져오기를 기대한다.
- 일부 컨퍼런스들은 발표자가 컨퍼런스 전에 발표 파일을 웹사이트에 올릴 것을 요구한다.
- 일부 컨퍼런스들은 발표자가 세션 사회자에게 파일을 이메일로 보낼 것을 요청한다.
- 일부 컨퍼런스들은 발표자들이 CD를 가져오기를 기대하고, 일부 컨퍼런스는 발표 파일을 USB로 가져오는 것을 선호한다.

어떤 방식이 선호되더라도 항상 발표 파일의 대체 복사본은 가져가야 한다.

33.7 구연 발표

그림 33-6은 발표 당일의 핵심 업무를 요약하고 있다. 컨퍼런스 조직자는 발표자들에게 다음의 내용들을 권고한다:

- 적어도 (개인 발표시간 15분 전이 아니라) 패널 시작 15분 전까지 발표 장소에 도착해라.
- 사회자와 함께 점검해라.
- 컴퓨터와 프로젝터를 설치하고 발표할 슬라이드가 도착했는지 확인해라.

발표자들은 자신에 할당된 제한 시간을 엄격하게 지킴으로써 다른 발표자들을 고려해야 한다는 것을 기억해야 한다.

대부분의 컨퍼런스에서, 각 발표가 끝난 후나 세션 내의 모든 발표가 끝난 후에 청중들로부터의 질문 시간이 배정된다. 질문을 하는 사람이 마이크를 사용할 수 없다면, 응답자는 질문에 답하기 전에 질문을 반복해야만 한다. 적절한 예절은 다음의 같은 내용들이다:

- 응답을 짧게 하는 것
- 연구를 향상시키기 위한 제안을 한 사람들에게 감사하는 것
- 연구의 강점을 부각시키기 전에 연구의 제한점을 인정하는 것
- 모든 사람들에게 경의를 표하는 것

세션의 마지막에 연구에 대한 일대일 또는 소집단 토론이 있을 수 있다. 발표자들은 관심이 있는 사람들에게 줄 수 있는 명함을 가지고 있어야 한다.

시간	업무	
배정된 발표 패널이 시작되기 전 15분	사회자	세션 사회자나 좌장과 함께 점검한다.
	질문과 대답	질문과 대답 시간이 각 발표 후에 있는지 모든 발표 후에 있는지에 대하여 사회자에게 질문한다.
	시간	발표를 위한 시간을 확인한다. 사회자에게 시간 기록원이 있는지와 배정된 시간이 거의 끝나갈 때 어떤 경고 사인을 주는지에 대해 사회자에게 물어라. 시간 기록원이 없다면, 도움을 주기 위해 앞줄에 앉아있는 우호적인 사람에게 부탁해라.
	컴퓨터	컴퓨터와 프로젝터를 사용할 수 있다면, 장비가 설치되어 있는지 그리고 발표 자료가 컴퓨터에 적재되어 사용할 준비가 되어있는지 점검해라.
	포인터	포인터나 리모콘을 사용할 수 있다면, 제대로 작동하는지 점검해라.
	마이크	마이크를 사용할 수 있다면 작동하는지 점검해라.
	물	음료수를 이용할 수 있는지 확실하게 점검해라.
	공동 발표자	세션의 다른 발표자들을 반겨라.
다른 발표자가 발표할 동안	경청	다른 발표에 주목해라; 이 시간동안에 개인적인 메모나 준비에 초점을 두어서는 안된다.
	연결	특히 질문과 응답 시간이 세션 후에 이루어진다면, 발표된 연구 사이의 관련성에 귀를 기울여라.
발표 동안	긴장 풀기	연습이 능숙한 발표의 결과일 것이라고 확신해라.
	통제	연설에서 추가적인 삽입어를 쓰거나 몸을 흔드는 것과 같은 불안해 보이는 행동을 조심해라.
	시간 유지	배정된 시간을 초과하지 마라.
발표 후	감사	사회자, 시간 기록원, 기술지원자와 동료 발표자에게 감사해라.
	소지품	잊은 개인 소지품은 없는지 점검해라.
	토론	추가적인 질문을 하고자 하는 사람이 있는 경우에 적어도 몇 분 동안 발표 장소에서 기다려라; 다음 세션을 위해 홀로 이동하여 토론을 한다.

■ 그림 33-6 발표 일에 할 업무에 대한 점검표

목표 저널의 선정

Selecting Target Journals

CHAPTER 34

잘 설계되고 세심하게 수행된 보건의료 연구 프로젝트의 정점은 적절한 출판을 통하여 결과를 알리는 것이다.

34.1 목표 저널의 선택

결과물을 출판하기 원하는 연구자들은 자신들의 보고서를 합리적으로 널리 알려줄 것으로 기대되는 하나 이상의 저널을 찾아보아야 한다. 집필 과정 초기에 **목표 저널**(*Target journal*)을 선정하는 것은 저널 독자를 위한 논문의 메시지를 다듬는 것을 더 쉽게 한다. 목표 저널에서 출판된 최근의 논문에 대한 조사는 다음의 내용에 대한 지침을 제공한다:

- 따라야 할 가장 좋은 개요
- 서론과 고찰 사이의 설명을 어떻게 나눌 것인가
- 연구방법에서 포함할 세부 항목
- 적절한 표현과 작성 방식
- 포함할 세부 항목의 양
- 참고문헌(reference)과 인용 방식(citation style)

목표 저널의 선택은 다음의 내용을 포함한 많은 고려 사항들이 수반된다:

- 저널의 목적과 영역
- 독자
- 영향력 지수(impact factor)와 기타 특성
- 출판 비용(게재 비용)
- 온라인 접근 선택권

34.2 목적, 영역, 그리고 독자

잠재적 목표 저널을 고려할 때 가장 중요한 고려사항은 연구 토픽이 저널의 목적, 영역과 독자에 대하여 적합한가이다. 일부 저널들은 초점이 너무 광범위한 반면에 일부 저널들은 초점이 매우 좁고 단지 하나의 하위 전문분야에 대해서만 출판을 한다. 일부 저널들은 전 세계의 연구를 출판할 수 있는 국제 저널이다. 일부는 매우 특정 지역에 초점을 두고 있으며 단지 해당 지역에 적절한 논문을 출판한다.

논문이 전문 저널이나 지역 저널에 적합한가를 결정하는 것은 때로는 간단한 일이다. 보기에서처럼 아르헨티나에서의 간 질환에 초점을 둔 저널은 몽고에서의 골다공증에 관한 논문에는 관심이 없을 것이다. 그러나 부에노스아이레스에서의 간경변에 대한 원고는 심사될 것이다. 동남아시아의 영양에 초점을 둔 저널은 스웨덴에서의 시력 장애에 대한 원고를 심사하지 않을 것이다. 그러나 캄보디아에서의 요오드 결핍에 대한 원고는 고려할 것이다.

어떤 토픽이 일반 저널의 영역에 속하는 가를 아는 것은 약간 더 어렵다. 일부 명성있는 일반 저널들은 임상 실무에서 유의하고 즉시 영향을 줄 것으로 기대되는 논문만을 게재할 것이다. 의학, 공중 보건, 간호학과 기타 보건의료 분야의 일부 일반 저널들은 저널의 목적과 아주 약간 관련이 있는 토픽에 대해서도 논문을 고려할 것이다.

원고에 대한 주된 독자를 고려하는 것 또한 중요하다. 예를 들면, 논문의 메시지가 초점을 둔 지역에서 일하는 사람들을 목표로 한 것이라면, 조직의 모든 구성원들에게 각 이슈에 대한 원고를 제공하는 지역의 전문 집단으로부터 후원을 받는 저널이 가장 최적이다. 이러한 저널에 게재하는 것은 가장 많은 혜택을 받을 사람들에게 논문이 제공된다는 것을 확신할 수 있을 것이다. 반면에 연구가 세계적인 독자와 관련된 결론을 얻었다면 전 세계적으로 독자를 가지고 있다고 알려진 저널이 더 적절할 것이다. 그러나 인터넷의 팽창이 지역 저널과 국제 저널 사이의 차이를 덜 갖게 한다. 도서관들과 연구자들은 세계 어디에서나 잘 알려져 있지 않은 출판물까지도 복사본을 구할 수

있다.

논문을 게재하기로 고려할 저널을 확인하는 한 가지 방법은 원고의 참고문헌 목록을 조사하는 것이다. 원고에서 가장 많이 인용된 저널들이 적당한 목표 저널일 것이다. 초록 데이터베이스와 도서관 소장 자료 또한 어떤 저널이 관심이 있는 지에 대한 감을 제공할 것이다.

34.3 영향력 지수

목표 저널을 저널의 영향력 지수(impact factors), 순위나 평판 때문에 우선적으로 선택하여서는 안된다. 영향력 지수는 저널에 속한 대표적인 논문이 게재 후 1년 또는 2년 내에 인용되어진 수를 기반으로 한다. 가장 유명한 저널 중(*Science, Nature, JAMA, The Lancet*과 *the New England Journal of Medicine*과 같은) 일부만이 영향력 지수 10 이상을 갖는다. 그러나 보건의료 분야의 대부분 저널은 영향력 지수가 1 또는 2이다. 전문 저널들은 영향력 지수가 1 미만일 수도 있지만 전문 분야에서는 여전히 중요할 것이다. 영향력 지수는 저널 웹사이트에 올려 있다. 그리고 (대학 도서관에서 이용 가능한 전자 자료인) Web of Konwledge와 같은 자료들이 많은 저널들에 대하여 순위를 매겨 놓았다.

34.4 저널 특성

잠재적 저널을 확인한 후에는 저널의 요구 사항을 찾아보아야 한다. 종설 논문(review article)에 대해서는 목표 저널이 종설을 인정하는 가를 확실하게 알아야 한다. 일부 저널들은 분명히 짧은 보고서만을 게재해 주려고 한다. 저자에게는 1,000개 또는 1,500개의 단어, 하나의 표와 그림, 제한된 수의 참고문헌만을 허용할 것이다. 이와 같이 간결한 원고들은 사례 보고, 소규모 환례군 연구나 이전에 게재된 논문에 대한 갱신을 위해서는 매력적인 선택이다. 반면에, 통상적으로 제한된 3,000개 또는 3,500개 단어와 4개로 제한된 표나 그림을 초과하는 대규모 연구의 종합적인 보고서는 단어에 대한 제한이 더 유연한 저널이 필요할 것이다.

일부 저널들은 승인에 걸리는 시간(투고에서 첫 번째 결정까지의 평균 시간)과 승인율(acceptance rates)에 대한 정보를 제공한다. 매우 낮은 승인율을 갖는 많은 유명 저널들은 아주 적은 수의 원고만이 외부 심사를 위해 보내지기 때문에 채택에 걸리는 시간(turnaround time)이 단지 몇 일 또는 몇 주이다. 더 높은 승인율을 갖는 전문 저널들은 세 명 이상의 외부 심사위원이 거의 모든 원고를 심사하기 때문에 채택에 걸리는 시간이 몇 달일 수도 있다.

또 다른 고려사항은 투고 방법이다. 대부분의 저널들은 온라인 투고 시스템을 운영하고 있다. 이 방법이 저자가 원고를 웹사이트에 올리고 자신들의 논문의 심사 과정을 추적할 수 있도록 한다. 일부 저널들은 저자에게 이메일로 논문의 복사본을 편집자에게 보내 줄 것을 요청한다. 일부 저널들은 여전히 여러 개의 논문 복사본을 우편으로 보내줄 것을 요구하기도 한다. 때때로 저자들은 자신들의 원고의 상태를 관찰할 수 있기 때문에 온라인 시스템을 선호하지만, 일부 연구자에 대해서는 최우선이 아닐 수 있다.

34.5 출판 비용

많은 저널들이 구독료, 광고비와 전문 기관의 지원을 통하여 비용을 충당할 수 있지만, 논문 수의 증가가 저자들이 출판 비용의 일부를 충당하도록 하는 다양한 메커니즘(mechanism)에 의지한다:

- 몇몇의 저널들은 저자들에게 작은 금액의 **투고비**(*submission fee*)를 지불할 것을 요구한다. 그리고 비용이 지불될 때까지는 논문을 심사하지 않을 것이다.
- 일부 논문들은 작은 금액이던 큰 금액이던 출판비(publication fee)를 받는다. 비용은 논문 1편당 금액일 수 있으며, 통상적으로 **진행비**(*precessing fee or processing charge*)라고 부른다. 또는 논문의 페이지 수에 따라 비용을 정할 수 있으며, **페이지비**(*page fee or page charge*)라고 부른다. 페이지 수는 투고된 원고의 페이지 수가 아니라 최종 게재된 논문에 의해 결정된다.
- 전문 기관에 의해 운영되는 일부 저널들은 채택된 논문의 교신저자(corresponding author)가 후원하는 기관의 구성원이 될 것을 요구한다. 이러한 경우에 출판하기 위해서는 회비를 지불해야 한다.
- 일부 저널들은 **공개 열람비**(*open access fee*)를 요구한다. 공개 열람은 저널이 논문을 아무런 제한 없이 온라인에서 출판 즉시 이용가능하게 하는 것을 의미한다.
- 일부 저널들은 저자들이 공개 열람을 위한 비용을 지불할 것인가에 대한 선택을 하도록 한다. 그러므로 지원을 받고 작성한 논문을 공개적으로 이용하는 것을 요구한 연구비 지원기관으로부터 후원받은 연구자들은 공개 열람에 대한 비용을 지불할 수도 있다. 연구비 없는 저자들은 비용없이 게재할 수도 있다.

비용을 받는 몇몇 저널들은 저자들이 저소득 국가의 국민이거나 프로젝트가 계약이나 보조금의 지원이 없는 경우에 일부 비용을 유예하는 것을 요청할 수 있도록 한다. 이러한 요청은 논문이 심사되기 전에 이루어져야 한다. 출판 비용은 저널의 저자 지침이나 저널 웹사이트 어딘가에서 그 내용을 공개하고 있다. 출판에 대한 선택을 고려할 때 이 정보를 살펴보아라.

34.6 온라인 저널

일부 저널들은 논문을 단지 인쇄본(print version) 만으로 출판한다. 그러나 인쇄본으로 출판된 저널 중 대다수는 공개 접근권(open access option)을 통해 공개적으로 이용할 수 없는 논문까지도 구독자들(일반적으로 도서관들)에게 온라인을 통한 접근을 허용한다. 이러한 저널들에 게재된 논문들은 이슈와 주어진 페이지 수로 배정되어진다. 그러나 이 논문들은 구독자들이 전자 파일로 이용할 수 있다.

최근에 발행된 일부 저널들은 온라인만을 이용할 수 있다. 이러한 많은 저널들이 오랜 기간 동안 이용할 수 있는 온라인을 유지하겠지만, 일부 연구자들은 증거가 될 문서가 없는 새롭고 입증되지 않은 저널들에 게재하는 것에 대하여 경계한다. 온라인으로 공개 열람이 가능한 새로운 저널들 중에는 엄격한 심사의 표준을 가지고 있지 않고 비용지불이 게재라는 평판을 받는다. 반대로 공개 열람이 가능한 일부 저널들은 빠른 시간 내에 강력한 전문가 심사 체계를 갖는 것으로 생각되어지는 높게 평가받는 저널이 된다.

온라인으로만 게재 가능한 논문에 투고하기 전에 저널이 적당한가와 관련 데이터베이스에 등재되어 있는지 확인해라. 예를 들면, MEDLINE 같은 경쟁력있는 데이터베이스에 등재되었다는 것은 저널의 정당성을 타당하게 한다. MEDLINE은 데이터베이스에 저널을 포함할 것인가를 승인하기 전에 모든 후보 저널들의 질과 편집의 엄격성을 조사한다.

투고, 심사와 출판 과정

The Submission, Review, and Publication Process

CHAPTER 35

상호–심사 저널에 제출된 원고들은 편집자와 외부 심사자에 의하여 평가되어진다. 이들은 원고를 어떻게 향상시킬 수 있는가에 대한 피드백을 제공하고 원고가 출판될 준비가 되어 있는가에 대한 의사결정을 한다.

35.1 원고에서 출판까지

훌륭하고 기교적으로 작성된 많은 논문들이 매년 출판된다. 그리고 매년 그렇게 훌륭하지 않은 많은 수의 논문들이 출판된다. 원고는 제대로 된 영어(또는 다른 언어)로 쓰여졌다면, 방법이 합리적으로 철저하고 타당성이 있다면, 그리고 결과물들이 명확한 적용이나 메시지를 가지고 있다면 최종적으로 출판되어질 가능성이 높다.

광범위한 과학 사회의 관점에서 출판되지 않은 프로젝트는 진행되지 않은 프로젝트이기 때문에 출판은 많은 보건의료 연구자들에게 우선 순위가 높다. 수정하고 다듬은 저널을 공들여 완성하자마자 저널에 투고하는 것은 대단히 중요하다. 보건의료 자료는 아주 빨리 쓸모없이 되고 더 이상 출판되지 않을 것이기 때문에 게재에 대한 지연은 연구를 쓸모없이 만들 수 있다. (작성 전략에 대해서는 제 31장을 보라.) 투고는 작성 과정의 끝이 아니다. 원고를 투고한 첫 번째 저널에서 논문 게재를 승인했을 때에도 추가적인 수정이 요구될 것이다. 이 점은 가능한 한 빨리 투고하는 것에 대한 또 다른 인센티브이다: 원고를 수정하는 것은 프로젝트가 머리에 생생하게 남아 있을 때 더 쉬운 일이다.

35.2 저널 선정

원고가 전문가 심사(peer review)를 위한 투고 준비가 되었다는 것에 모든 공동 저자들이 만족하면, 투고를 위한 첫 번째 저널을 선정하여야 한다. 제 34장에서 적절한 저널을 선정하기 위한 제안을 하였다. 예비 목표 저널은 참고로 제공하기 위하여 연구 초기 또는 작성 과정에서 선정할 수도 있다. 그러나 한번 원고가 완성되면 다양한 저널들이 다시 고려되어진다. 단지 한 저널만이 완성된 원고를 투고하기 위한 첫 번째 저널로 선정될 수도 있다.

동시에 두 개 이상의 저널에 투고하는 것은 보건의료 분야에서는 허용되지 않는다. 일부 인기 있는 잡지의 편집자들은 유급의 자유계약 저자로부터 원고를 완성할 수 있지만, 전문적인 보건의료 저널 체제에서 거의 모든 일은 자발적이다. 편집자들은 자신들의 시간에 대하여 거의 또는 전혀 보상을 받지 않을 수 있으며, 심사자와 저자들은 무급의 자원자이다. 모든 원고가 동시에 여러 저널에 보내진다면 편집과 심사 체계에는 중대한 부담이 된다. 그러므로 대부분의 저널들은 투고된 각 원고가 오직 한 저널에서만 고려되고 있다는 것을 확인할 수 있는 문서를 요구한다. 이 규칙은 모든 저널들에 대하여 진실이라는 것을 가정해야 한다. 한번 원고가 저널에 투고되면 저자는 원고가 거절되었다는 것을 통보받았거나 원고를 고려하는 것에 대하여 공식적으로 철회할 때까지 다른 어디에도 투고할 수 없다. 회원들이 수 천 개의 생의학 저널들의 편집자들로 구성된 출판윤리위원회의 웹사이트는 저자들의 적절한 행동과 표준 프로토콜을 위반한 사람들에 대한 추가적인 정보를 제공한다.

35.3 원고 구성 양식

각 저널은 원고를 어떻게 구성하여야 하는지를 서술한 **저자 지침서**(*author guideline*)를 제공한다. 지침서는 조심스럽게 따라져야 한다. 그림 35-1은 선호되는 구성 양식의 예를 보여주고 있다. 구성 양식은 저널에 따라 다양하다.

원고를 구성할 때 표, 그림과 이미지에 대하여 특별히 주목하여야 한다. 원고에서 표는 저널의 인쇄 형태와 똑 같을 필요는 없다. 대부분의 저널들은 본문을 보건의료 저널에서 인기있는 행간여백없음(single-space), 작은 서체(small font), 다단 구성(multicolumn format)으로 변환할 때 채택된 모든 원고들의 표를 자신들의 형식으로 재구성할 것이다.

그러나 그래프, 지도와 삽화들은 출판 전에 저널의 그래픽 디자이너에 의해 거의 다시 작업되지 않는다. 그러므로 모든 그림들은 투고 전에 다듬어져야 한다. 저널들은 특정 전자 구성양식으

내용	제목 만 제목 페이지에 나열되어야 하는가? 저자, 단어 수(words count), 핵심어(key words), 상부 표제(running header, 제목의 축약 판) 또는 기타 정보를 나열하여도 되는가?
저자 소개	(가능한 한 연구팀에 의한 사전 연구의 참고문헌에 대한 인용 정보를 포함한) 확인 정보를 원고에서 지워야 하는가? 아니면 저자의 이름이 나열되어야 하는가? 저자의 학위, 직위, 소속 기관과 연락 정보가 나열되어야 하는가?
초록/요약	초록은 ("연구 목적...연구방법...연구결과...결론"과 같은 각 절의 부제를 보여줄 수 있도록) 구조화되어 있는가? 구조화된 초록이 기대된다면 선호되는 부제인가? 초록에 대하여 단어의 제한이 있는가? 초록이 자신의 페이지에 나타나 있는가? "이 논문이 기여할 수 있는 것은 무엇인가?"와 같은 추가적인 한 문장의 요약이 필요한가?
핵심어	얼마나 많은 (논문과 연결될 조사 용어인) 핵심어를 제공할 것인가? MeSH(medical subject heading) 용어이어야만 하는가? 핵심어가 원고의 어느 부분에 나열되어 있는가?
절	문서 내의 절들을 어떻게 적고 구성하는 것이 선호되는가?
감사의 글/부록	자금원이나 개인적 도움에 대한 감사의 글이 원고의 마지막에 포함되어 있는가? 공동저자 각자의 역할에 대한 정보, 윤리위원회 심사에 대한 자세한 내용, 잠재적 이익의 충돌에 대한 선언이나 밝혀진 기타 사실과 같은 추가적인 내용이 포함되었는가?
본문 내 인용 방식	참고문헌 목록에서 나열된 논문들의 본문 내 인용을 어떻게 표시하는가: 위 첨자 수, 괄호 안의 수, 괄호 안에 제 1저자의 성과 출판년도 또는 다른 방법? (제 30장에 이 방법들에 대한 예를 보여준다.)
참고문헌 목록 순서	참고문헌 목록에서 입력은 (제 1저자의 성에 따른) 알파벳 순서인가 원고에 처음 나온 순서인가?
참고문헌 형식	저널이 참고문헌 목록에 대하여 어떤 구성을 필요로 하는가? 예를 들면 6명 이상의 공동저자를 갖는 논문에서 저자를 어떻게 나열할 것인가? 저널의 전체 제목을 적을 것인가 아니면 축약된 제목을 적을 것인가? 이슈와 양이 나열되어 있는가? 참고문헌의 어느 부분을 굵게 또는 이태릭체로 표시할 것인가?
페이지 구성	어떤 여백과 공백이 사용되는가? 각 페이지 위의 선이 페이지를 매기는데 필요한가?
페이지 번호 매기기	페이지 번호가 각 페이지 아래 중앙, 각 페이지 위의 오른쪽에 있는가? 아니면 다른 위치에 있는가?
글꼴과 크기	어떤 글꼴과 크기를 사용하는가?
단어 제한/페이지 제한	단어나 페이지에 대한 제한이 있는가? 단어 제한이 논문의 주요 본문만 포함하는가? 아니면 초록, 참고문헌, 표도 포함하는가?
표와 그림	표와 그림의 수가 제한되어 있는가? 표와 그림이 원고에서 처음 언급된 절에 나와 있는가? 아니면 참고문헌 뒤인 원고 파일의 마지막에 표와 그림이 모두 있는가? 표와 그림은 분리된 파일로 저장되어 있는가? 아니면 표는 원고 파일의 마지막에 남아 있고 그림은 분리된 파일로 저장되어 있는가?

■ 그림 35-1 저널의 저자 가이드라인에 의해 설명된 요구사항을 구성한 원고

로 이미지 파일을 요구할 수 있다. 표준 파일 형식이 있을 수도 있고 없을 수도 있다. 대부분의 저널들은 컬러 이미지를 인쇄하는데 비용을 부과하지만 흑백 이미지에 대해서는 비용을 부과하지

않는다. (대안적으로 일부 저널들은 온라인 판에서는 원고에서 칼라를 사용하는 것에 대하여 비용을 부과하지 않지만 인쇄판에서는 색에 대한 비용을 부과하기도 한다. 이러한 경우에 저자들은 이미지에 대한 컬러 판을 투고할 수 있지만 흑백 판이 적절한 색조와 적당한 대비를 가지고 있다는 것이 확실해야 한다.) 또한 이미지는 출판 전에 크기가 조정될 수 있다. 각 이미지가 왜곡됨이 없이 확대시키거나 축소시킬 수 있는지 점검해라.

35.4 첨부편지

대부분의 투고가 우편 대신에 컴퓨터를 통하여 이루어지지만, 대부분의 온라인 투고 체계는 여전히 자료를 올리기 위한 첨부편지(cover letter)를 기대한다. 그림 35–2는 첨부편지의 내용을 요약하고 있다. 편지는 원고를 요약하여야 하며 논문이 중요하고 타당하며 독창적이고 저널의 목적에 잘 부합한다는 것을 확신시킬 수 있어야 한다. 한 번 투고되면, 게재를 위하여 논문을 심사할 것인가에 대한 편집위원의 결정은 초록이나 첨부편지에 기초하여 이루어 질 수 있다. 그러므로 이 두 항목 모두 주목하지 않을 수 없다.

인사말(Salutation)	일반적인 표현("Dear editor")이거나 이름으로 편집자에게 편지를 보낸다.
기본 정보 (Basic information)	(저널이 다른 범주의 논문을 게재한다면) 원고의 제목, (원저 연구, 종설, 해설, 보고서와 같은) 논문의 형태를 제공한다.
요약(Summary)	연구 설계와 핵심 결과에 대한 간단한 요약을 제공한다.
중요성(Importance)	원고가 왜 중요하고 유의하며 독창적인가에 대하여 설명한다.
부합성(Fit)	원고가 왜 저널에 잘 부합하는가에 대하여 설명한다.
요구되는 진술 (Required declarations)	일부 저널들은 첨부편지에서 원고가 다른 저널에서 심사받고 있지 않고 이전에 게재된 적이 없다는 것, 나열된 모든 공동 저자들이 저널에 대한 원고투고의 승인을 포함한 저자 기준을 충족한다는 것과 이익에 대한 어떤 충돌도 편집자에게 드러나지 않는다는 것을 확실하게 할 것을 요구한다. 일부 저널들은 추가적으로 공동저자 각자의 특별한 기여와 연구 프로젝트의 자금 지원자에 대한 정보를 요구할 수도 있다.
감사의 글(Thanks)	원고를 심사와 게재가 가능하도록 고려해 준 편집자에게 감사한다.
이름/서명 (Names/signatures)	일부 저널들은 첨부편지에 모든 저자들의 서명이 있을 것을 요구한다. 서명된 편지는 컴퓨터로 스캔하여 저널의 투고 웹사이트에 올릴 수도 있고 팩스로 저널 편집국에 보내질 수도 있다.

■ 그림 35–2 첨부편지 내용 견본

35.5 온라인 투고

한번 원고 파일이 준비되고 요구되는 추가 정보와 자료들이 편집되면, 원고는 투고될 준비가 된 것이다. 저자는 원고의 복사본을 파일이 포함된 컴퓨터 디스크와 함께 우편으로 보낼 필요가 있을 수 있다. 반면에 저널이 저자들에게 원고와 첨부편지를 이메일로 보내게 할 수도 있다. 그러나 대부분의 저널들은 온라인 투고(online submission)를 요구한다.

저널 투고 웹사이트에 사용자 계정을 만드는 것은 불과 몇 분 밖에 걸리지 않는다. 교신저자(*corresponding author*)—저널과 의사소통하고 논문이 게재된 후에 독자들의 질문에 답할 공동저자—는 등록할 필요가 있다. 교신저자는 제 1저자, 중견 공동저자 또는 가장 안정적인 이메일 주소와 소속을 갖고 있는 공동저자일 수 있다. 원고의 투고를 용이하게 하는 것과 더불어 온라인 계정은 원고의 심사 과정에서 원고의 진행 정도를 추적할 수 있도록 한다. 대부분의 온라인 체계는 편집국이 논문을 고려할 때, 논문에 대한 외부 심사가 진행될 때와 결정을 기다릴 때를 보여줄 것이다. 온라인 투고는 요구되는 정보의 양과 자료를 올리기 위한 단계의 수에 따라 차이가 있지만 일반적으로 30분 정도 걸린다.

대부분의 투고 웹사이트는 제목, 초록과 핵심어와 같은 논문의 기본 정보를 묻는 것으로부터 시작한다. 핵심어는 입력하고 붙여질 수 있으며 저널에 의해 제공된 목록으로부터 선택될 수 있다. 일부 저널들은 다음의 내용들을 요청할 수 있을 것이다:

- 논문의 형태(원저 연구 original research, 종설 논문 review article 또는 편지 letter)
- 단어의 수
- 표의 수
- 그림의 수
- 윤리 승인, 자금원, 가능한 이해의 충돌과 저자의 기여
- 논문이 한 저널에만 투고되었는가에 대한 확신

두 번째 단계는 기여한 모든 저자들의 정보를 요청한다. 교신저자는 공동저자들이 이름에 대한 선호하는 양식에 대하여 공동저자들과 사전에 점검하여야 한다. 보건의료 분야에서 대부분의 저자들은 논문을 게재할 때 중간 첫 자를 사용하는 것을 선호한다. 왜냐하면 Pubmed와 다른 여러 초록 데이터베이스들이 저자들을 성과 첫 번째와 중간의 첫 자에 의하여 나열하기 때문이다. 일부 저널들은 모든 저자들의 직위, 소속과 연락 정보를 요구한다.

추가적인 단계들이 있을 수 있다. 예를 들면, 저널은 세 명이상의 잠재적 심사자의 이름과 연락정보나 알려진 이해의 충돌 때문에 심사자가 될 수 없는 사람들의 명단을 요청할 수 있다. 일부 저널들은 투고가 진행되기 전에 잠재적 심사자들에 대한 명단을 요구한다. 일부 저널은 이런 정보가 선택사항이다.

마지막 단계는 원고 파일을 올리는 것이다.

- 일부 저널들은 특히 심사자들도 저자들의 이름을 모르고 저자들도 심사자의 이름을 모르는 이중 눈가림 심사(double blind review)를 한다면, 제목 페이지(title page)가 원고의 나머지로부터 분리되어 올릴 것을 요구한다. (일부는 단일 눈가림 심사를 사용한다. 심사자들에게는 저자의 이름이 제공되지만 저자에게는 심사자의 이름이 제공되지 않는다. 다른 저널에서는 공개 심사 과정을 사용한다.)
- 많은 저널들은 표와 그림이 분리된 파일로 표현되기를 요구한다. 그림에 대하여 채택되는 파일 양식은 저널에 따라 다양하다.
- 저널은 모든 저자들에 의해 서명된 게재 동의서, 요구되는 내용이나 구성에 대한 준수 여부를 보여주는 점검표와 같은 추가적인 파일을 요청할 수 있다.

모든 원고 파일들은 전형적으로 투고 과정 동안에 하나의 PDF 파일로 합해진다. 교신저자는 최종적으로 투고하기 전에 완성, 페이지 번호 매기기, 표와 그림의 적격성을 위하여 자세하게 검토하여야 한다. 저자는 올린 논문을 html 판으로 검토하고 정확성을 위해 참고문헌을 점검할 기회를 가질 수도 있다. (일부 체계는 자동적으로 원고의 참고문헌과 초록 데이터베이스가 연결된다. 그래서 심사자들은 쉽게 인용된 논문들의 초록에 접근할 수 있다. 잘못된 참고문헌은 오류를 갖는 것으로 표시될 수 있다.) 원고와 지원 파일이 옳다고 확인되면, 투고는 완성되는 것이다.

35.6 최초 심사

한번 원고가 투고되면 저널의 편집위원이 예비심사를 하고 원고를 외부 전문 심사자에게 보낼 것인지 심사없이 거부할 것인가를 결정한다(그림 35–3). 저널들의 조직적인 구조는 다양하지만 전형적으로 저널을 감독하는 편집장은 최초 심사를 위하여 새로운 투고를 보조 편집자에게 할당한다. 심사할 가치가 있다고 생각되어지는 원고에 대하여 보조 편집자들은 즉석(*ad hoc*)에서 심사자를 찾는다. 심사자들은 논문의 토픽이나 연구방법에 대한 전문 지식을 갖고 있기 때문에 전문 심사자로 활동할 것을 요청받은 사람들로 구성된 저널의 편집위원회에 속하지 않은 심사자들이다. 몇몇 저널들은 심사자에게 거의 모든 원고를 보낸다. 일부 저널들은 전문가 심사를 위하여 원고 중 적은 부분 만 선정한다.

심사없는 거부(때로는 **책상 거부** *desk rejection*라고 불린다)는 원고의 질에 대한 논평은 아니다. 결정은 저널의 현재 관심에 대한 논문의 인지된 적합성에 기초한다. 논문이 심사없이 거부되었다면 저자들은 더 잘 부합하는 다른 저널을 찾고 새로운 저널에 맞도록 편집하고 재구성하여 새 저널에 투고하여야 한다.

최초 심사 과정의 이점 중 하나는 저자들로 하여금 자신들의 연구를 더 알맞은 저널에 빨리 투고할 수 있도록 한다는 것이다. 어떤 경우에는 통보가 3개월 이상 걸리기도 하지만, 저자들은 투고 후 2주 이내에 심사없이 거부되었다는 결정에 대한 통보를 받는다. 논문이 외부 심사를 위하여 선정되었을 때 통보는 길지 않다면 적어도 2~3개월 걸릴 것이다. 일반적으로 저자들은 투고 후 적어도 4개월까지는 자신들의 원고의 상태에 대한 질문을 편집국에 하지 않는다. 그때까지도 논문의 상태가 온라인 투고 관리 시스템에서 갱신되지 않은 경우에는 갱신을 위한 요청을 할 수 있다.

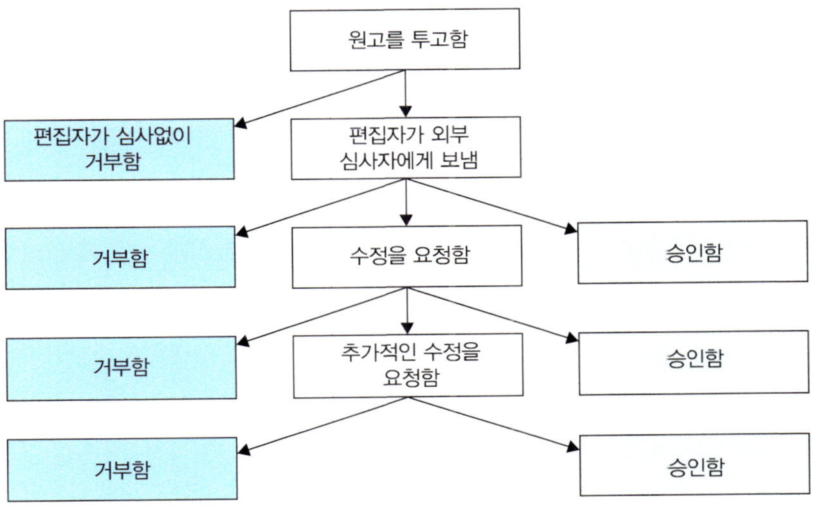

■ 그림 35-3 저널 심사 과정

35.7 외부 심사 결과

전문가 심사 후에 보내진 결정 편지(decision letter)는 한 명에서 네 명의 심사자들에 의하여 제공된 지적 사항을 포함한다. 심사자들은 통상적으로 저널에 두 종류의 지적사항을 제공한다:

- 첫 번째 지적사항은 원고의 질에 대한 내용이다. 이러한 관찰들은 저자들과 공유되어 질 것으로 생각되며, 저자들이 원고를 강화하기 위하여 설명하여야 하는 특정 의견을 포함한다.
- 두 번째 지적사항은 편집자에 의하여 생각되어진 것이다. 심사자들은 논문의 질과 더불어 저널에 대한 원고의 참신함, 중요성과 적합성을 평가할 것을 요청받을 수 있다.

외부 전문가 심사는 다음의 세 가지 가능한 결과를 이끌 수 있다: 거부(rejection), 수정 후 재투고할 기회(opportunity to revise and resubmit)와 승인(acceptance)(그림 35-3). 방법론적으로 견고하고 잘 작성되었다고 결정된 논문이 저널에서 관심이 있거나 관련이 있는 분야에서 낮은 점수를 받을 수도 있다. 그러므로 저자와 공유된 모든 지적 사항이 아주 긍정적일 경우에드 원고가 거부될 가능성이 있다. 반대로 논문 작성의 질이 다소 부족하다고 생각되어지는 논문이 토픽의 독창성과 연구의 명확한 유의성 때문에 높은 점수를 받을 수 있고 수정 후 재투고할 수도 있다. 한 명 이상은 매우 비평적이고 다른 한 명 이상은 아주 긍정적으로 심사가 섞여 있을 수 있다. 섞여진 심사는 편집자로 하여금 논문을 거부할 것인지 수정 후 재 투고할 기회를 줄지를 결정하게 할 수 있다.

35.8 거부

몇몇의 원고들은 잘못 작성되고 불완전하거나 프로젝트에서 직접적으로 포함되지 않은 제한된 관심 때문에 거부된다. 그러나 거부된 많은 원고들이 잘 작성되고 철저하며, 많은 독자들에게 흥미가 있다. 많은 저널들은 낮은 승인률(acceptance rate)을 가지고 있고 일상적으로 질 높은 논문들을 거부한다. 거부된 원고를 재 고려해달라고 편집자에게 호소하는 것이 거의 다른 결과를 주지 않는다. 그러므로 저자들은 다른 저널에 투고하기 위하여 원고를 수정하는데 자신들의 에너지를 사용한다.

거부는 논문이 모든 저널에서 거부되었다는 것과 어디에도 게재될 수 없을 것이라는 것을 의미하는 것은 아니다. 이는 단순히 한 저널에서 논문이 독자에게 적절하지 않다고 결정했다는 것을 의미한다. 많은 저자들은 거부에 대한 실망으로, 심사자의 지적 사항에 대하여 분통을 터뜨리며, 그리고 편집과 관련한 의사 결정에 대하여 불평을 하면서 몇 일을 보내는 것이 도움이 된다는 것을 발견한다. 그러나 한 번의 거부—또는 여러 번의 거부조차도—는 논문이 절대 게재될 수 없다는 것을 의미하는 것은 아니다. 심사자 지적사항(comments)은 논문을 강화할 수 있다. 대부분의 논문들은 치명적인 결점을 가지고 있지는 않다. 말하자면 구제될 수 없을 만큼 아주 잘못 설계되었거나 수행되지 않았다는 것이다. 승인을 얻는 것이 수 주 또는 수개 월의 추가적인 작업이 필요하더라도 대부분의 논문들은 게재에 알맞은 곳이 있다. 연구자들이 심사자들의 지적사항에 대하여 배우기 원하는 한 원고는 각 투고에서 더욱 더 강화될 것이다.

거부 편지(rejection letter)를 받은 후 가능한 한 빨리 수정을 위한 작업을 시작해라. 자료수집과 분석을 마친 후에 시간이 흐를 때 원래 목적, 방법, 결과들에 대하여 다시 기억하는 것이 더욱 더 어려워질 것이다. 적절한 편집과 함께 모든 심사자 지적사항을 읽고 세심하게 고려하여야 한다. (다음 절에서 심사자 지적사항을 어떻게 해석할 것인가를 기술한다.) 심사자에 의해 첫 번째 제공된 조언의 이점을 취하지 않고 두 번째 저널에 투고하지 마라. 한 예를 들자면 이러한 피드백은 논문을 향상시킬 것이다. 다른 예를 들자면, 동일한 심사자에게 보내질 수 있다. 심사자는 자신들이 평가가 무시된다면 만족스러워하지 않을 것이다. 수정 과정은 상대적으로 적은 시간을 필요로 할 수도 있고 원고의 모든 절에 대하여 유의한 재작업을 요구할 수도 있다. 연구배경과 고찰은 새로운 논문의 중요성에 대한 더 많은 강조와 관련이 있는 문헌의 더 많은 인용을 포함하여 확장시킬 필요가 있다. 연구방법은 사용된 기법에 대하여 더 자세하게 설명할 필요가 있을 수 있다. 연구결과에서는 추가적인 통계 결과를 보여줄 필요가 있을 수 있다.

한 번 원고가 모든 공동저자들이 만족하도록 편집되면 새로운 목표 저널을 선정하여야 한다. 논문의 작성 형식과 구성은 투고 전에 새 목표 저널의 양식을 반영하여 갱신할 필요가 있을 수 있다.

35.9 수정 후 재투고

저자들이 동일한 저널에서 원고가 **수정 후 재투고**(*revise and resubmit, R&R*)에 초대되었을 때 원고를 편집하고 심사자 지적사항에 응답할 준비가 필요하다. 저자들에게는 재투고를 위한 마감시한이 주어질 수 있다. 마감시한을 놓치면 수정된 원고는 새로운 투고로 간주될 수 있으며 새로운 심사자에게 보내질 수 있다. 이렇게 되면 승인될 가능성은 유의하게 감소할 수 있다. 모두는 아니지만 몇몇 저널들은 심각하지 않은 수정(minor revision)과 중대한 수정(major revision) 사이에 차이를 둔다. **심각하지 않은 수정**(*minor revision*)은 재투고 후에 보조 편집자 단독으로 심사할 수 있다. 반면에 중대한 수정(major revision)은 두 번째 심사를 위하여 원래 심사자들에게 다시 보내질 수 있다. 저널은 심각하지 않은 수정이 돌아오는데 아마도 3~4주의 아주 짧은 시간을 허용할 수 있다. 중대한 수정에 대해서는 3달 이상의 마감시한이 주어질 수 있다.

원래 심사자들이 원고에 대한 재-심사를 요청받으면 자신들의 지적사항에 대한 저자들의 답변을 제공받을 것이다. 따라서, 모든 답변은 주의깊게 구성되고 정중하여야 한다. 지적사항에 대한 답변의 예를 그림 35-4에서 보여주고 있다.

오자의 수정, 표의 재구성이나 약간 더 많은 인용을 추가하는 것과 같은 몇몇 심사자의 제안—가끔 "심각하지 않음"으로 표시된—은 답변하기 쉬울 것이다. 다른 심사자들의 제안—가끔 "중대

지적 사항의 표본	표본 답변
이 논문의 특정 목적이 원고의 앞부분에서 명확하게 기술되었는가.	논문의 세 가지 특정 목적인 (1) ...하는 것, (2) ...하는 것과 (3) ...하는 것을 명확하게 하기 위하여 서론의 마지막 단락을 수정했다.
....에 대한 단락이 명확하지 않다.	우리는 명확성을 높이고 ....을 강조하기 위하여 이 단락을 다시 작성했다.
	우리가 분석한 자료에는 ...에 대한 변수가 포함되지 않았다. 그러나 이러한 정보가 없어도 우리의 분석은 ...이라는 것을 보여준다.
	질문할 유용한 문제였다. 그러나 불행하게도 설문지 안에 포함하지 못했다.
조사에 ...에 관한 질문이 포함되어 있는가?	우리는 이 논문에서 기초 조사 시 이 문제에 대하여 질문하지 못했다. 그러나 내년에 추적관찰 연구에서는 ...문제에 대한 질문을 할 것이다. 이 문제는 조사할만한 관심이 있는 문제일 것이다.
	우리는 이 문제를 질문했고 ...을 발견했다. 우리는 이 결과들을 연구결과에 추가했다.
	우리는 이 문제를 질문했고 ...을 발견했다.
표본크기가 이 연구 설계에 대한 적당한 검정력을 갖기 위해서는 너무 작은 것처럼 보인다.	우리에게 필요한 표본크기를 추정하기 위하여 연구 시작 전에 ....소프트웨어를 사용하였다. ...의 기대되는 입력과 80%의 검정력을 가질 때 ....의 표본크기가 필요하다고 추정되었다. ...을 보여준 우리 연구의 결과와 자료 분석 동안의 검정력에 대한 추정치에 기초하여 추정된 표본크기는 유의한 결과를 산출하기 위한 충분한 검정력을 가지고 있다.
표 3이 불완전한 것처럼 보인다. 각 행에 ...검정에 대한 결과를 보고해야 한다.	우리는 요청한 추가적인 분석을 시행했다. 그리고 ...검정의 결과를 보여주기 위하여 표 3에 새로운 열을 추가하였다. 우리가 발견한 것은 ....이다. 이는 우리의 다른 통계 검정 결과들과 일치한다.
...을 분석하기 위하여 ...검정을 사용했지만 ...검정이 더 적절할 같다.	우리가 사용한 ...검정은 ...때문에 적절한 검정이다. 대안적인 ...검정은 ...이기 때문에 적절하지 않다.

■ 그림 35-4 심사자 심사 사항에 대한 표본 답변

지적 사항의 표본	표본 답변
고찰에서 저자들은 ...을 주장했지만 ...이 일어났다는 것이 가능한가?	...이 일어났다는 우리의 주장은 ....에 근거한다. 이러한 해석은 ...을 포함한 최근의 여러 출판물들에 의해 지지를 받고 있다. 이러한 결론에 대한 합리성을 상세히 했고 이전 문헌에 대한 추가적인 참고문헌들을 추가했다. 심사자가 관심을 불러 일으켰다. 이러한 해석 모두가 가능하다는 것에 동의한다. 그리고 이제 고찰에서 두 가지 관점에 대하여 논의할 것이다.
...에 대한 결론은 자료에 의해 지지되지 않는다.	우리는 이 주장을 삭제했다. 결과에 의해 완전히 지지되는 우리의 주요한 결론은 ...이다.
...의 논의가 포함되어야 한다.	이러한 관심에 대하여 감사한다. 우리는 그찰에서 ...에 대한 해설을 추가하였다. 이 점이 관심이 있는 토픽이라는 것에 동의한다. 하지만 ...은 우리의 특정 목적과 별로 관계가 없기 때문에 이 논문에서 논의하지 않았다.
연구의 제한점에 대한 단락이 추가될 필요가 있다.	고찰에 제한점에 대한 단락을 추가하였다.
최근의 여러 출판물들이 당신들의 연구 주제를 다루고 있으며 ...과 ...를 포함하여 인용되어야 한다.	이와 같은 논문들을 우리에게 알려준 것이 대하여 감사한다. ....와 ... 논문 모두 우리의 결과를 지지하는데 유용하며 참고문헌에 포함시켰다.
연구가 국제 저널에 게재되어야 할 만큼 중요한지 확신을 가지고 있지 않다. 지역 저널에 더 적합할 수 있다.	우리의 결과에 대한 새롭고 유의한 것이 무엇인가를 강조하기 위하여 서론에 단락을 추가하였다. 또한 다른 장소에 대한 우리의 결과물들의 영향을 논의하기 위하여 고찰에 단락을 추가하였다. 우리의 논문이 ...때문에 중요하다는 것을 확신한다.
...페이지 ...줄에 오자가 있다.	오자를 찾아준 것에 대하여 감사한다. 오자 모두를 수정했다.

■ 그림 35-4 심사자 심사 사항에 대한 표본 답변 (계속)

함"으로 표시된—은 더 많은 생각과 시간을 필요로 할 수 있다. 찬사인 지적사항과 저자들이 자신들이 논문을 강화하는데 동의하는 것에 대한 답변은 아주 쉽다.

비평적인 지적사항에 대한 답변이 더욱 더 어렵다. 심사자의 제안에 동의하지 않는 저자들이 심사자에게 맞도록 논문을 바꾸는 것은 감사의 마음을 우러나게 하는 것은 아니다. 그러나 저자들은 심사자들의 관점에서 사려 깊고 절충적인 설명을 적을 필요가 있다.

- 때때로 심사자 지적사항은 "전체 원고에서 초점과 명확성이 부족하다."와 같이 판독하기 어렵거나 애매모호하다. 적절한 답변은 논문의 어느 부분을 어떻게 향상시켰는지 정확하게 나타내는 것이다.

- 때때로 심사자의 지적사항은 이해의 부족 때문이기도 하다. 심사자가 무관심하게 읽었다고 가정하는 것은 구미가 당기는 (때로는 정확한) 일이지만 저자들은 명확성을 높이기 위하여 원고의 부분을 어떻게 수정할 것인가를 고려하여야 한다.
- 때로는 두 심사자가 서로 상반되는 충고를 제공한다. 두 지적사항에 대한 답변은 두 지적사항을 요약하고 결정에 어떻게 도달했는지 설명하여야 한다.

심사자 지적사항에 대한 답변은 원고와 분리된 파일로 준비하여야 한다. 추가적으로 몇몇 저널들은 첫 번째 투고와 재투고 사이에 변경된 내용을 강조하거나 추적한 문서로 된 원고를 요구한다. 수정이 완성되면 새로운 첨부편지, 수정된 원고와 심사자 지적사항에 대한 답변을 저널 투고 웹사이트에 올릴 수 있다. 첨부편지는 수정 후 재투고할 기회를 준 편집자, 지적해 준 심사자에게 감사하여야 하며, 편집자나 심사자의 충고가 논문을 향상시켰다는 것을 기술해야 한다. 그리고 심사자 각자에 대한 지적사항을 검토하고 답변하였다는 것을 확언하여야 한다.

두 번째 심사를 위해 필요한 시간은 몇 주에서 수개월까지 저널에 따라 아주 다양하다. 이는 얼마나 많은 당사자들이 재-심사에 포함되어 있는가에 의존한다.

35.10 승인 이후

논문들은 게재를 위하여 거의 승인되지 않는다. 특히 첫 번째 투고에 대해서 바로 승인되지 않는다. 승인은 가끔 원고를 약간 수정하여 제출할 때까지 최종 승인이 보류된 잠정적 승인(provisional acceptances)이다. 잠정적 승인이 제안된다면, 저널들은 요구되는 갱신을 한 주 이내의 짧은 기간 동안에 해 줄 것을 요청할 것이다. 저널이 수정된 원고를 받은 후에 최종 승인 편지가 통상적으로 이메일을 통하여 교신저자에게 보내질 것이다.

논문이 한번 공식적으로 승인되면, 일반적으로 논문이 문법, 철자와 저널 양식을 따랐는가를 자세하게 점검할 교열 담당자(copyeditor)에게 보내진다. (몇몇 저널들은 저널에 게재되는 논문에 대하여 선호하는 구절, 용어, 축약과 철자를 정의한 교열 담당자에 대한 양식 매뉴얼을 가지고 있다.) 그리고 논문은 저널에 게재된 다른 논문들과 같은 형태의 문서로 구성하기 위한 배치 전문가(layout specialist)에게 보내진다. **페이지 조판 교정쇄**(*page proofs*) (**또는 교정지** *galley proofs*)가 검토를 위하여 일반적으로 PDF 파일로 교신저자에게 보내진다. 저자들에게는 일반적으로 문서를 세심하게 점검하고, 편집자로부터의 질문에 대하여 응답하고 기타 편집에 대한 요청사항을 정리하기 위하여 단지 하루에서 사흘 정도가 주어진다. 이 시간은 어떤 실질적인 변경을 위한 시간은 아니다. 제안된 수정은 서식 설정 오류와 본문의 의미를 변화시키는 교열 수정과 같은 새로운 문제에 대하여 제한된다. 그러나 모든 줄을 자세히 읽어라. 명확하고 산뜻함을 위하여 그림을 점검해라. 저자들의 이름에 대한 철자, 교신저자에 대하여 제공된 연락 정보와 참고문헌의 순서와 같은 세부 사항을 점검해라. 이것이 오류를 잡기 위한 마지막 기회이다.

저자들이 페이지 조판 교정쇄를 다시 보낸 후에 논문 게재에 소요되는 시간은 저널에 따라 다르다. 몇몇 저널들은 자신들의 웹사이트에 있는 수정된 페이지 조판 교정쇄의 PDF *advance access article*나 견본 인쇄(preprint)를 우편으로 보낼 것이다. 논문은 승인 후 단순히 몇 주 안에 게재될 수도 있고 페이지 조판 교정쇄가 승인된 후에 몇 달 후에 게재될 수도 있다. 논문이 게재되자마자 초록은 저널에 색인된 데이터베이스에 추가될 것이다. 게재된 논문들은 약 1년 후 또는 출판 후에 다른 논문에 처음으로 인용될 수 있다. 이 시점에서 연구 사이클이 완성되는 것이다!

왜 출판하여야 하는가?

Why Publish?

CHAPTER 36

연구자들은 많은 이유로 연구 프로젝트를 출판하기 위한 모든 방법을 알아보는데 시간과 노력을 투자한다.

36.1 과학적 대화

전문가 심사 출판 시스템(그리고, 보다 작게는 전문적 컨퍼런스 네트워크)은 과학자들이 소통할 수 있는 주요한 방법이다. 심사를 위하여 저널에 원고를 투고하는 것은 연구 프로젝트에 대한 일련의 대화를 하기 위한 첫 번째 단계이다. 편집자와 심사자 사이의 대화가 왔다 갔다 한다. 논문이 출판된 후에, 대화는 다른 연구자들이 논문을 읽고 논의하고 인용하고 적용할 때 계속된다. 그러므로 연구의 결과들이 출판되지 않는다면, 모든 실질적인 목적에 대하여 연구는 전혀 이루어지지 않은 것이 된다. 결과물들은 프로젝트의 공식적인 기록이 없기 때문에 과학자들 사이에 대화의 부분에 해당하지 않는다. 연구자가 공식적으로 작성하지 않았더라도 프로젝트로부터 배워지는 것이 있을 수도 있지만, 끝맺지 않은 보고서는 더 이상 과학적인 지식이 아니고 실무에 적용할 수 없을 것이다.

36.2 비평적인 피드백

자세한 심사 과정은 높은 수준의 논문을 만드는데 중요한 단계이다. 심사자들은 통상적으로 논문에서 약점을 확인하고 저자들에게 문제 분야에 대한 생각과 문제에 대한 응답을 조심스럽게 요청하는데 능숙하다. 편집자들과 심사자들이 저자들에게 제안한 응답에는 다음의 내용들을 요구한다:

- 서로 다른 관점을 이해하고 인정하기
- 논문의 강점이 무엇인가에 대한 갈등이 있는 충고에 대한 균형
- 고안된 목적을 명확하게 하기 위하여 논문의 전체 부분을 재고려하고 재작성한 필요에 대한 불만의 처리(명확하지 않은 작성은 적어도 원고의 일부를 완전히 잘못 이해한 심사자에 대한 비난일 수 있기 때문에)
- 냉혹한 심사로부터의 회복과 앞으로 나아가기

원고가 비판과 거부의 가능성을 가지고 있는 것은 겁나고 유쾌하지 않은 일이다. 그러나 자세한 심사 과정은 강력한 원고와 더 좋은 과학자를 만든다.

36.3 연구 참여자들과 공동 연구자들에 대한 경의

연구 참여자들이 프로젝트에 시간을 기부하였다면, 연구자는 연구 참여자들의 시간이 낭비되지 않았다는 것을 확신할 수 있는 윤리적인 의무를 갖는다. 이러한 책임을 이행하고 연구 참여자들의 기여에 대한 경의를 표현하는 한 가지 방법은 다른 사람들이 결과를 널리 배울 수 있도록 연구의 결과들을 공유하는 것이다.

프로젝트가 노출과 결과 사이에 유의한 연관성을 발견하였다면, 결과는 과학적 문헌의 한 부분이 되어야 한다. 프로젝트가 노출과 결과 사이에 유의한 연관성을 발견하지 못하였다면, 다른 과학자들이 동일한 결과를 얻기 위해 시간과 자원을 낭비하지 않도록 결과들은 출판하는 것이 더 중요할 수도 있다. (유의한 차이가 없다는 결과를 갖는 연구를 출판하는 것은 기대하지 않았던 또는 강력한 연관성을 발견한 연구를 출판하는 것보다 더욱 더 도전적일 것이다. 그러나 연관성이 없다는 발견은 타당한 연구방법을 사용한 연구에서는 통계적으로 유의한 연관성을 보인 결과만큼 중요하다.)

프로젝트를 완성했을 때 공동 연구자와 멘토들에게 경의를 표해야 한다. 논문에서 공동 저자나 감사의 글에 이름을 올리는 것은 연구과정에 도움을 준 모든 사람들에 대한 감사에 대한 보상 또는 표현이다.

36.4 추후 연구를 위한 단계

연구과정은 반드시 보고서로 끝나는 것은 아니다. 연구과정은 순환 과정(cycle)이다. 자료 분석과 보고는 자연스럽게 새로운 연구문제의 형성(그림 36-1)과 개인적 연구 궤도의 설정으로 피드백 되어야 한다. 출판의 흔적은 이러한 순환과정에서 중요한 단계이다.

정확하게 동일한 토픽을 두 번 출판하는 것은 적절하지 않다. 과도하거나 중복된 출판은 전문적인 표준에 대한 위반이며, 논문 취소의 결과가 될 수도 있다. 그러나 첫 번째 출판에서 포함되지 않은 자료의 측면들은 탐색할 가치가 있다. 새롭게 출판을 할 연구자는 관련된 연구 프로젝트가 추구할 가치가 있는지를 고려하여야 한다. 보고서는 아마도 조사되어질 수 있는 문헌에서 차이를 확인하여야 한다. 더불어, 연구 문헌에 대한 기여를 통하여, 출판된 논문은 다른 보건의료 연구자들이 출판된 보고서에 의해 일어날 수 있는 새로운 연구를 조사함으로써 연구과정을 계속적으로 진행하는 것을 가능하게 한다.

36.5 개인적 이익

출판은 저자의 이력서(resumes/CVs)를 향상시킨다. 이러한 점은 학문적 공동체의 일부라는 것을 나타내며, 프로젝트를 완성시킬 수 있으며, 건설적인 비평을 할 수 있는 능력을 갖도록 한다. 출판된 논문은 각 저자의 영구적인 기록의 한 부분이 된다. 논문은 수십 년간 초록 데이터베이스에 색인될 것이고 각 저자의 경력을 확실히 늘려줄 것이다. 학문적 저널 논문의 저자가 자신들의 저술에 대하여 보상받지는 않았지만(사실, 저자들이 출판 비용을 지불하지 않았을 때 가끔은 행복하

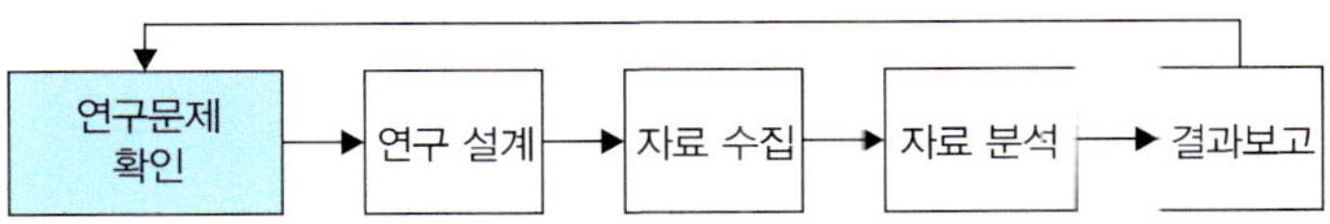

■ 그림 36-1 각 연구 프로젝트는 미래 프로젝트들에 의하여 탐구될 새로운 연구문제를 불러일으킨다.

다), 보상이 더 좋은 직업의 기회와 승진에 대하여 나타날 수도 있다. 과학적 출판은 사람들에게 명예와 재산을 가져다주는 것 같지는 않다. 그러나 저자가 읽고, 계획하고, 자료를 모으고, 통계 분석을 시행하고 저술하는데 많은 시간을 보낸 후에 유형의 결과물을 제공한다. 출판된 논문은 개인과 지역사회의 건강을 증진시키기 위한 저자의 전문적인 기술과 헌신의 증거이다.

찾아보기

Index

한글 찾아보기

영어 찾아보기